# 도박의 굴레에서 벗어나기

- 도박 중독자 가족을 위한 지침서 -

Edward J. Federman, Ph. D.
Charles E. Drebing, Ph. D.
Christopher Krebs, M.A.

경북대학교 사회복지실천연구회 중독분과
옮김

圖書出版 하나醫學社

# Don't Leave It to Chance

by Edward J. Federman, Charles E. Drebing
and Christopher Krebs

# 추천의 글

"이 책은 도박 중독자와 그 가족을 위해서 아주 좋은 지침서입니다. 나는 특별히 이 저자들이 도박 중독자를 진심으로 이해하고 이들을 존중할 뿐 아니라 깊이 동정하면서 글을 써내려간 것에 감사를 표합니다. 이 책은 가족이 도박의 파멸에서 평화의 자리로 옮겨가는 영적 방식을 고수하도록 도와줍니다."

– Kathleen M. Scanlan, M.A., Executive Director,
Massachusetts Council on Compulsive Gambling

"이 책은 도박중독자와 그 가족이 무모한 도박으로부터 생기는 이차적 피해들을 극복하는 현명한 방법들을 제안해 줍니다. 이 책은 많은 사람들에게 좀 더 나아지는데 도움이 되는 첫 단계를 제공합니다."

– William R. Eadington, Professor of Economics and Director,
Institute for the Study of Gambling and Commercial Gaming,
University of Nevada, Reno

"이 책은 도박중독자의 점점 더 나빠지는 악순환에 개입할 수 있도록 그리고 전체가족을 잘 돕도록 설계된 탁월한 책입니다. 이 저자들은 도박문제에 대한 최근의 지식들을 잘 조합시켜, 도박 중독을 둘러싼 미신들을 떨쳐버려 줍니다. 도박중독자와 그 가족을 도울 수 있는 유용한 충고와 실천 정보는 저자들 개인에 대한 설명이나 임상경력속에 잘 나타나 있습니다. 이 책은 도박문제를 가진 모든 가족의 필독서입니다."

– Jeffrey L. Derevensky, Ph.D., child psychologist and Professor, School and Applied Child Psychology and Associate Professor of Psychiatry at McGill University

"만약 당신과 가까운 누군가가 도박문제를 가지고 있다면, 이 책은 당신에게 의미가 있을 겁니다. 이 책은 독자에게 도박중독자를 어떻게 직면해야 하는지, 재정적인 곤란함을 어떻게 다시 해결하는지, 선택의 문제를 어떻게 다루는지에 대해 실천적 안내를 제공합니다."

– Durand F. Jacobs, Ph. D., A.P.B.B. Clinical Professor of Psychiatry, Loma Linda University Medical School, Loma Linda, California.

# 헌정의 말

메리를 위해서

– Edward J. Federman, Ph.D.

자식의 꿈을 이루기 위해 선 인생을 다 바친 나의 아버지를 위해서

– Charles E. Drebing, Ph.D.

자기 자신이 누구인지, 또 어떤 인물은 될 수 없는지에 대해서 잘 알고 계셨던 나의 선생님들을 위해서

– Chistopher Krebs, M.A.

# 서 문

메사추세츠, 베드포드에 Edith Nourse Rogers VA Medical Center안에 도박 중독을 위한 센터를 건립하기 위해 우리와 협력한 많은 분들의 노고에 감사를 표한다. Walter Penk 박사는 서비스가 계약체결되던 시점에 새로운 프로그램을 육성할 수 있는 환경을 만들어 주었다. 의사인 Godchard Oepen박사는 많은 사람들이 다른 길을 찾고 있었을 때, 도박 중독에 대한 중요성을 밝혀주었다. Dewey Jacobs 박사는 풋내기로 갓 시작된 프로그램을 인내심 있게 지도해 주었다. 우리의 박사동료들과 박사 과정생들-Melinda Salman 박사, Eric Goodman 석사, Rico Mello 석사, Tom Sheeran 박사, Robin Abrams 박사, Lori Azzarra 석사, Ron Vallee 석사, 그리고 Robert Tepley 박사-도 임상적 통찰과 조사에 대한 조망으로 또한 힘든 과정에 셀 수 없는 시간으로 기쁘게 헌신해 주었다.

우리는 강박적 도박 메사추세츠 협회로부터 제공받은 원조와 지지에 감사를 표한다. 고인이 된 Tom Cummings는 대부분의 사람들이 도박 중독이 무엇인지 알기 전부터 몇 년간을 지칠 줄 모르고 일해 주었다. Kathy Scanlan과 Blase Gambino 박사, Joann Cailler, Dana Forman, 그리고 Peggie Milisci는 메사추세츠 협회의 직원으로서 전문적인 지식과 시간을 관대하게 베풀어 주었다. Howard Shaffer박사가 도박 중독에 대해 과학적으로 이해하려했던 소명은 우리들뿐만 아니라 전반적인 영역까지 생산적인 역할을 수행해 오고 있다.

또한 Mike Workzman의 도움에도 감사를 표한다.

우리는 Matt McKay박사의 창조적인 자극, 그리고 Catharine Sutker, Kayla Sussell, Amy Shoup, 또 Kirk Johnson의 기여에 뉴햄셔의 모든 직원의 존경심을 가지고서 감사함을 전한다.

우리는 또한 우리가 서비스를 제공했던 환자와 그 가족들에게도 고마움을 전하고 싶다. 그들은 우리에게 있어서 최고의 선생이었다.

# 역자 서문

사람이 자신의 주체성을 상실하고 다른 어떤 것에 의해 자신의 소중한 시간과 물질, 정신과 에너지가 좌우되는 것 만큼 상실감과 좌절감을 낳는 것은 없을 거라는 생각에서 중독에 관심을 가지기 시작했다. 그 가운데에서도 물질중독(알코올, 마약…)과 비물질 중독(인터넷, 쇼핑, 도박…) 모두를 통틀어 충동과 쾌감에 있어서 비준할 만한 것이 없다는 도박에 유독 초점을 맞추어 번역을 하겠다고 결정한 것은 내 논문의 주제가 도박이기 때문도 있지만, 아직 도박에 대해 그 실체를 정확하게 기술하거나 그 해결책에 대해 도박중독자나 가족에게 도움이 될만한 일반서적을 칮을 수가 없었기 때문이었다.

우리 사회의 지향적으로 부인할 수 없는 돈과 그 돈을 추구하는 잘못된 신념과 방법들, 그로 인해 병들어간 우리 사회의 구성원들이 이 번역서를 통해 조금이나마 도움을 얻으면 좋겠다는 소박한 마음이다.

처음 도박중독자와 그 가족을 위한 번역을 해보고 싶다는 의도에 이렇게 좋은 원서(Don' t Leave it to Chomoe)를 추천해 주신 강북삼성병원의 신영철 과장님께 깊은 감사를 표한다. 또 번역에 대한 책임성을 강조해주신 신성자 교수님과 오랜기간동안 번역이 나올때까지 참고 인내로 격려해 주신 하나의학사의 오무근 사장님께 큰 감사를 드린다. 그리고 무엇보다도 우리 사회를 흔드는 우상을 분별하는 눈을 주시고 좋은 분을 알게 하셔서 원서를 선택케하시고, 끝까지 좋은 동료들과 번역을 마무리할 수 있게 도우신 하나님께 영광과 감사를 올린다.

2005년 9월
복현골에서

# 차 례

제1장

# 도박 중독 : 거짓과 진실

미국에서는 일년에 6,000억 달러가 합법적으로 내기를 거는데 사용된다–이것은 전체 연방 예산의 약 3분의 1에 해당하는 엄청난 금액이다. 이 금액은 미국에서 모든 남성, 여성, 아이들을 위해 각각 2,000달러씩 사용하는 것보다도 더 많은 돈이다. 이 돈은 합법적으로 내기를 건 돈이고, 불법 내기에 거는 돈은 이 금액의 두 배까지도 될 수 있음을 쉽게 짐작할 수 있다.

도박 중독단계에서는 소득이 어느 정도이든지 간에, 도박장에서 만족함이란 있을 수 없다. 사람들은 카지노가 세워지는 즉시 카지노를 채운다. "만약 당신이 카지노를 세운다면, 사람들은 몰려올 것이오."라는 말이 바로 정확하게 이 현상을 설명해 준다. 미국에서는 도박을 쉽게 접하게 된다. 성인 가운데 80%에서 90%가 적어도 일 년에 몇 번 도박을 하고(Dickerson, 1984), 성인의 4% 이상이 도박을 하면서 문제를 야기한다. 이런 높은 문제 상황에도 불구하고, 도박문제는 다음의 사례에서 설명하는 것처럼 매우 드문 일이라고 하는 잘못된 생각이 세간에는 더 우세하다.

## 거짓 1 : 도박문제는 거의 드문 일이다

◉◉◉

크리스는 몇 달동안 우울해 있었다. 이것은 그가 예전에 회사가 사향길로 접어들어 해고의 위협을 끊임없이 받았을 때 느꼈던 것과 비슷했다. 그 때는 크리스와 린다가 결혼한지 얼마되지 않은 때였고 그들의 두 아이가 탄생하기 전의 일이었다. 그러나 린다는 이번이 그전과는 좀 다르다는 것을 알았다. 최근들어 크리스는 무슨 생각을 하는지 거의 말이 없고, 종종 집에 자주 늦으면서도 '회사에 잡혀 있었다'는 둥, '집에 오는 길에 맥주 딱 두 잔 마시러 술집에 들렀다'는 둥 던지는 투로 한 마디 하는 것이 다였다. 만약 린다가 자세히 묻기라도 하면, 크리스는 오만상을 다 찌푸리고 말하는 것이었다.

크리스의 행동이 그전에 린다가 봐오던 행동과는 너무나 달랐기 때문에, 린다는 일문제가 그 이유가 된다고만 생각할 수가 없게 되었다. 그녀의 마음에 그가 아픈 것일 수도 있고 고민이 있을 수도 있다는 생각이 점점 더 확고해졌다. 그녀는 더 많은 정보가 필요했고, 예전에 부도수표를 처리했을 때를 생각해 내었다. 크리스가 가족의 청구서 대부분을 관리해 오고 있었는데 크리스가 두 사람의 회계장부에서 수표장의 균형을 맞추는 일을 했던 것이다. 지금 린다는 통장을 살펴보고 있다. 통장이 바닥난 것뿐 아니라 담보 잡힌 것까지 두 달동안 지불된 것이 하나도 없었다. 그녀는 재빨리 그들의 또다른 중요한 통장을 찾아보았는데, 2만 달러이상 저축되어 있었던 돈이 사라지고 없는 것이었다.

린다는 아연질색 했다. 장기간으로 병원에 입원한 것도 아니고, 특별한 수술을 받은 것도 아니면서 이만한 돈을 지출할 만큼의 일이란 그녀가 알기로는 없었던 것이다. 또 그녀는 이 정도의 많은 돈을 소비할 만한 문제가 크리스에게 있다고는 생각할 수 없었다. 그렇다면 크리스가 다른 아파트를 하나 더 샀는가? 혹시 애인에게 줄 사치스런 명품 선물을 샀단 말인가?

그날 저녁, 크리스는 집에 들어오자마자 부엌 식탁위에 놓여있는 가계부를 보았다. 그는 아내의 고정된 응시를 직면할 용기가 없었다. 린다는 인내하면서 불안했었던 몇 달동안에 대해 잠시 생각하면서 조용히 앉아있었다. 그리고 나서 비난을 쏟아 부었다. 크리스는 사업이 잘 안되었던 것이 전적으로 문제였다고 변명하려 애썼다. 그러나, 그건 믿기지 않는 설명임을 그도 알고 있었고, 린다가 크리스 자신에게 고민거리가 있다고 확신한다는 것도 알게 되었다. 크리스는 결국 속여 왔던 몇 년간 자신이 도박을 해왔었고 많은 돈을 잃었다는 것을 인정했다.

크리스는 항상 카드놀이를 하는 거랑 스포츠에 내기를 거는 것을 좋아 했었다. 이들은 크리스가 마권 판매자에게 급하게 전화를 건다고 농담을 하곤 했었지만, 그의 도박은 항상 여유를 부릴 수 있는 한도는 지켰다. 린다는 크리스가 내기할 생각을 쫓아버리도록 해왔다. 그는 스포츠에 대해서 굉장히 많이 알고 있었고, 린다도 수퍼볼 파티를 즐기곤 했나. 왜냐하면 그들은 한 번 내기해서 100달러를 번적도 있었기 때문이다. 운 좋게 대학에 들어가서 크리스는 몇 달동안 도박생각에만 빠져있기도 했다. 그러나, 지금과 같지는 않았다.

린다는 이 하나의 사건이 그들의 결혼을 파괴시킬 수도 있음을 알았는데, 이런 두려움이 잠시 가시 이후에 안전할 수 있었다. 그러나, 그녀는 목숨과도 같이 저축한 돈이 사라진 것에 대해 대단히 격분했다. 그날 밤, 크리스는 그녀에게 모든 것을 털어놓았다. 몇 년동안, 그는 그녀가 알고 있었던 것보다 훨씬 더 많이 도박을 해왔던 것이다. 거기엔 항상 사무실 팀과 주중 1회 모이는 카드게임 모임이 있었다. 처음에는 그도 단지 큰 게임에만 내기를 걸었었다. 예를 들어, 슈퍼볼이나 NBA 결승전, 그리고 월드시리즈 같은 것이었다. 린다는 거기에 대해서는 잘 알고 있었고 그녀 역시 크리스가 매번 16번째 일요일 프로축구경기가 열릴 때 내기를 걸었다는 것을 알고 있었다. 그러나, 그 이후에, 크리스는 비밀리에 그 정도를 증가시켜왔던 것이다.

크리스는 축구, 농구, 야구가 있는 곳에는 항상 내기게임이 생긴다는 것을 알았고, 전문적인 프로게임을 위한 전문대학이 있다는 것도 알았다. 그는 내기를 할 수 있는 큰 게임들 사이의 몇 주를 기다리는 것이 싫어졌고 대신 오락게임으로 내기를 하면서 그 "지루한 빈 주간"을 보내기 시작했다. 얼마 지나지 않아, 한 주가 너무나 길게 느껴졌고, 심지어 나중에는 도박 장소를 다시 찾아가게 되는 3일의 공백을 참을 수 없게 되었다. 그의 도박은 매일 도박을 하게 되기까지 이런 식으로 그 정도가 심해진 것이었다. 한 2년 정도는 이 수준에서 머물러 있었고, 일년에 3,000달러를 넘기지 않았다. 그가 모든 재정관리를 해오는 동안은 숨겨올 수 있었던 것이다.

그러나, 여섯 달 전, 그가 연속적으로 내기에 지게 되면서 바로 한 달전에는 6,000달러를 잃게 되었다. 그리고 나서 그는 도박에 몰두하여 액수를 올리기 시작했고 잃은 돈을 만회하기 위해 더더욱 자주 도박을 하게 되었다. 그가 또다른 4만 달러를 잃는데는 겨우 다섯 달 남짓밖엔 걸리지 않았다. 그들의 생명보험(life savings)인 2만 달러뿐 아니라 나머지 빚으로 얻은 2만 달러까지도 다 날려버렸다. 그 중에는 그를 괴롭혔던 고리대금업자에게 갚겠다는 맹세를 한 돈도 있었다.

더 있었다. 크리스는 가족들로부터도 돈을 빌렸던 것이다. 그는 그들 부부에게는 지독한 결점이 있다고 말하면서 린다가 만약 이 사실을 알게되면 끔직스러울 정도로 부끄러워할 것이므로 절대로 린다에게는 비밀로 해야 한다고 요구한 것이었다. 크리스는 린다의 두 형제로부터 각각 2천 달러씩 빌렸고 린다에게는 한 마디도 하지 말라고 했다.

린다는 자신이 몇 년동안 이 사실을 몰랐다는 것이 믿기지 않았다. 그녀는 항상 크리스와 자신에게는 늘 투명하고, 정직한 관계였으며, 서로에게 모든 것을 말하는 사이라고 생각해왔던 것이다. 아니, 크리스가 그녀의 형제들에게 빚을 지고 있었다니! 이 소식은 그녀로 하여금 고독하고 부끄럽게 느끼도록 만들었다. 그녀는 몇몇 사람들이 도박문제를 가지고 있다는 이야기를 듣고 있었지만 개인적으로 알고 지내는 사람은 없었다. 더구나, 그들은 크리스와 같은 사람들이 아니었나. 크리스는 똑똑하고, 사회성이 있고, 가족도 있었다. 그는 이런 차이점을 알고 있었다. 크리스는 도박이 자신에게 하나의 오락꺼리 같은 것이라고 여겼다; 그는 지불하고, 조종하고, 또 어디에서 시작하고 멈추어야 하는지를 알았던 것이다.

◉◉◉

## ▣ 도박문제를 깨닫게 되는 데는 종종 시간이 오래 걸린다.

크리스와 린다가 처한 상황의 몇 가지는 도박중독자 가족이 갖는 공통된 내용이다. 첫째, 도박중독자는 자신의 문제를 가능한 오랫동안 비밀에 부치는데, 도박이란 속임과 철저한 거짓을 요구하는 것이다. 그 문제가 드러나는 때에는, 결국 가족관계, 재정영역 그리고 정서적 안녕까지 위험에 처한다든지, 직장문제, 불법적 행위들 그리고 외부로부터의 압력이 생겼을 때라고 볼 수 있다.

비록 린다가 많은 문제의 암시들을 보았거나, 다음과 같은 도박 중독에 대한 개념을 잘 알고 있었음에도 불구하고 이런 어려움이 생기는 것이 바로 도박문제라는 사실을 고려해보지 않았다.

"도박 중독은 생활의 주요영역(정신적, 신체적, 사회적, 혹은 직업적 영역)을 파괴시키는 내기 행위이다."(도박 중독 국립상담소, 1999, website)

더욱이, 그녀는 도박 중독이 아주 드물다고 믿었기 때문에 크리스한테서 발견한 변화의 원인이 도박 중독일 수 있다는 사실을 간과했던 것이다. 이런 생각은 가족이 있는 사람들한테나, 직장인들은 도박 중독자가 되지 않는다는 잘못된 신념에 의해 더 견고해지는 것이다.

린다와 같이 대부분의 사람들-심지어 정신건강 전문가들까지-은 비록 텔레비전, 신문, 라디오에서 도박 중독에 대한 이야기를 전한다고 해도 그 문제의 내용을 충분히 이해하지는 못하고 있다. 다시, 이것은 대부분의 도박중독자들과 그 가족들이 문제에 대한 비밀을 지켜나가기 때문이라고 할 수 있다. 그래서, 모든 미국 성인의 4%가 도박문제를 가지고 있다(청소년과 전문대학생들 사이에서 도박문제 비율은 더 높다)는 사실을 당신이 알게 된다 하더라도, 당신의 일상생활에 이들이 관련되어 있지 않다면 이 통계는 당신에게 별 의미가 없는 것이다. 이 통계가 당신 사생활에 깊이 연루된다고 생각해 보라. 12세 이상의 사람들(가족, 친구, 지인, 직장과 교회, 다른 조직들, 가게, 서비스센터를 통해서 아는 사람들, 그리고 이웃들)을 당신은 얼마나 알고 있는가? 만약 당신이 200명 정도 알고 있다면, 그들 가운데 평균 8명은 도박문제를 숨기고 있다고 할 수 있다; 만약 당신이 400명 정도 알고 있다면, 16명이 도박으로 인한 어려움을 가지고 있다고 할 수 있다. 이제 도박문제를 가지고 있는 당신의 지인들에 대해 생각해 보라. 많은 사람들에게 있어서, 그들이 관심을 가져왔던 가족 중 한사람이 그들이 인식하기에 도박문제를 가지고 있는 유일한 혹은 최초의 사람일 수 있는 것이다.

만약 이것이 당신에게도 사실이라면, 도박 중독은 아주 드문 일이다, 혹은 적어도 당신이 아는 사람들 사이에서는 아주 드문 일이다라고 생각하는 것은 당연한 것이다. 이런 거짓이 당신으로 하여금 도박 중독을 이해하지 못하게 할 수도 있고, 가족, 친구, 그리고 주변의 지역사회로부터 적절한 도움을 얻지 못하게 할 수도 있는 것이다.

## ▣ 도박의 역사 요약

도박 중독은 오늘날 굉장히 확산되어 있다. 이것은 역사기록을 보더라도 마찬가지다. 도박에 대한 설명은 고대문서를 보더라도 나타난다. 초기 로마인들은 전차 바퀴를 개조해서 룰렛 바퀴에 적용하는 선구자였다. 현대기술은 이 테마에 대한 다양한 오락꺼리들을 양산해 내었다

(예를 들어, 인터넷 도박, 전화부킹, 승리마이 분배판(pari-mutuel boards)). 그러나, 도박에 대한 기본적인 개념과 그것의 매력은 변함없이 유지되고 있다. 도박의 지속되는 매력은 다시 말해서 몇 가지 창조물이 만들어진다는 것이다; 얼(Earl)은 가지고 다닐 수 있는 음식인 샌드위치를 고안해 내었는데, 그로인해 그는 게임하는 것에 방해받지 않으면서 게임테이블에서 먹을 수 있게 되었다. 샌드위치는 그의 인내력을 유지시켜 주었다.

시대를 거슬러서 도박의 지속적인 매력은 이것의 대단한 인기로 인해 주기적으로 금지령을 맞으면서도 감추어져 온 것이다. 19세기 중반을 지나면서 미국에서는 도박의 합법화가 확산되게 되었고, "로또 매니아"가 1812년쯤 미국에서 처음으로 기록되었다. 비록 정부가 그 때에 로또로부터 짭짤한 세입을 얻어냈다하더라도, 도박과 연관된 사회적 병리현상들이 증가하게 되면서 19세기 말에는 도박금지령이 내려지게 되었다. 캐나다, 프랑스, 그리고 영국에서도 동일한 상황이 벌어졌다. 미국에서는, 최초의 현대적 주정부 후원 로또가 1960년대에 다시 나타났는데, 금지된 이후로 약 100년 뒤였다. 2000년까지 37개 이상의 주에서 주정부 운영의 로또를 허가해 주었다. 종교계에서도 도박에 대한 서로 다른 입장을 표명했다. 많은 종교단체들은 도박을 통해서 소득을 올리기도 하고, 또다른 종교계에서는 그것을 전적으로 금지하기도 한다. 종종 이렇게 정부의 강한 금지 명령은 도리어 무절제나 도박 중독을 확산시키는 결과를 낳게 되었다.

주기적으로 도박을 금지시키게 만드는, 또한 소득을 올려주는 차려진 밥상을 포기하게 만드는 사회적 병리현상들이 무엇이란 말인가? 도박의 매력만큼이나 도박의 어두운 그림자는 시대를 거슬러 주목을 끌만큼 지속되어 오고 있음을 보여준다. 그리스도가 탄생하기 약 1500년 전쯤에, 도박 중독이 인더스 강가 부족인들 사이에서도 발견이 된다.

중세 초기에도, 도박 중독은 군인의 무기구입을 방해했고, '악질적인 살인자, 강도, 중범죄자'가 되게 하였다(Blaszczynski, 1996).

1619년에 출판된 한 원고를 보면 "대부분의 게임가들은 작은 게임에서 시작한다; 그리고 내기금액이 점점 더 큰 액수로 증가한다; 어떤 사람들은 처음에 자신의 모든 돈을 걸고 내기를 하기도 하고, 그들의 반지, 코트, 말 등을 걸기도 하는데, 심지어는 농장까지 걸기도 한다; 그리고 결국에는 자신의 주권까지"(Brenner and Brenner 1990). 오늘날 우리가 볼 수 있는, 도박 중독에 관련한 어려움들-직장과 가정이 와해되는 것, 우울, 자살 그리고 반사회적 행위들-은 늘 현존해온 것들이다.

## 거짓 2 : 도박은 매력적인 것이다

◉◉◉

그레그의 부모님은 그에게 "우대권"—카지노의 환상적인 숙소와 음식에 대한 자유이용권—에 대한 이야기를 해 주시곤 했다. 밥 삼촌은 그에게 카지노가 해줄 수 있는 것들에 대한 짜릿한 이야기를 들려주곤 했다. 17세 때에는 그는 벌써 2년 정도 친구들과 주말에 포커게임을 해오던 중이었다. 포커는 기술을 요하는 게임이었는데, 그레그는 친구 모임에서 지속적으로 늘 이기는 사람이었다. 그들은 최대로 돈을 낼 수 있는 스테이크를 걸고서 게임을 했다; 미국에서는 이런 종류의 게임이 한 주에 백만 건도 더 된다. 그는 카지노에 들어갈 수 없는 나이가 되기 전까지는 도박을 하고 싶어했고, 이 포커게임보다 다른 합법적인 내기를 더하고 싶어했다.

그레그는 지니라는 친구가 있었는데, 로또복권을 사서 당첨이 되었던 다섯 살 위의 사람이었다. 그는 케노(일종의 빨리 움직이는 도박게임)를 해서 당첨금액의 5%와 세일가격의 5%를 그에게 주곤했다. 그레그가 사는 보스톤 외곽지는 편의점과 술집 등지에 드라이브로 한 5분 정도로 걸리는 거리였다. 그레그는 지니와 함께 편의점에서 지니가 내기를 걸어서 상금을 만회하는 동안 잡지를 읽는 척하곤 했다. 이러한 거래에서 이윤을 만들어내는 데에는 세 영역(지니, 편의점 사장, 메사추세츠 주정부)이 합법적으로 만들어내는 것이다.

그레그는 많은 돈을 아주 빠르게 잃게 되었다. 처음에 그는 자신의 저축한 돈을 걸었다. 그 다음에는 아버지 ATM 카드를 사용했고 매일 회수금을 만들었다. 그는 아버지가 눈치채기 전에 그 돈을 되돌려 놓는데 한달이 걸릴 거라고 계산했었다. 그러나, 매일의 거래에 대해 카드회사에서 아버지에게 통보하는데 두 주 밖에 걸리지 않았고, 그레그가 아버지 계좌에서 4,000달러를 다 써버리기에는 충분한 기간이었다. 그의 첫 번째 불법적인 내기로부터 아버지한테 전화하는 데는 겨우 두 달이 걸린 것이다.

◉◉◉

미국 변방의 전문도박사에서부터 몬테카를로의 제임스 본드까지, 도박사는 매력적으로 보인다. 정부에서 지원하는 로또와 수백만 달러의 카지노 그리고 세련된 경마장에 대한 광고는 켄터키에 있는 처칠 거리를 닮아있고, 영국의 에스컷 경마장은 도박의 화려한 이미지를 더 강렬하게 만든다. 18, 19세기 미국 서부에서 **전문 선상 도박사**는 자신의 로맨틱한 이미지를 개발하거나, 가장 멋진 신사 옷차림을 하였다.

이런 매혹적인 아름다움은 모두 계산된 것이었다; 이러한 치장으로, 도박사는 자신이 도저히 끼일 수 없는 부자들의 게임숙소와 클럽이 열리는 선상에서 게임에 초대받게 되었다(Fabian, 1990). 이러한 계산은 매혹적인 아름다움, 재미, 흥분 그리고 부에 대한 가능성을 강조하는 식으로 오늘날의 합법적 도박 광고에도 쓰이고 있다. 턱시도를 입은 모습이 흠잡을 데 없는, 장래를 멋지게 내기 걸거나 삶을 던지듯이 도박에 거는 그 완벽한 제임스 본드는 돈 하나를 위해 도박으로 오만함을 보여주는 것이다. 이렇게 도박에 쓰이는 돈을 비웃는 태도는 유럽의 귀족정치 몇 세기부터 미국의 1870년에서 1898년까지 경제확장이 이루어지던 시대를 거쳐 아주 오랜 유산이 되었다(Fabian, 1990). 이러한 태도는 최근에도 제임스 본드의 풍자적인 삶에서 뿐만 아니라 전 세계의 화려한 경마장에서도 여전히 살아있다. 경마장에서 내기하는 대다수의 사람들은 말 소유주가 조용하게 큰 상금을 챙기면서 동시에 영광스럽게 그 상징적인 트로피를 따내는 그 태도를 열망하면서 자신의 돈을 잃게 된다.

리비에라(Riviera)같은 해안관광 보양지가 죽음의 계곡인 것처럼 도박중독자의 화려한 이미지도 바로 실존인 것이다. 도박을 하는 대다수의 사람들은 돈을 잃는다; 도박을 하는 대다수의 사람들은 아주 많이 돈을 잃게 된다. 생활의 많은 영역을 상실하고 사는 사람들은 매력과는 거리가 먼 생활을 한다. 그런데도 여전히 도박이 매력적이다라는 거짓이 지속되는 데에는 아주 중요한 부정적인 영향 두가지가 있다.

첫째, 도박이 매력적이다라는 생각은 도박에 대한 어떤 비현실적인 호감을 만들어낸다. 비록 많은 사람들이 문제없이 도박을 할 수 있다 하더라도, 그레그와 크리스처럼 어떤 사람들은 도박 중독의 결과를 다룰 준비가 되어있지 않다. 둘째, 이 화려한 거짓은 도박을 지역사회에 심각하게 끌어옴으로써 정신건강을 해친다. 비록 도박 중독에 잘 숙달된 정신건강 전문가들의 수가 증가한다 할지라도, 적은 수 일뿐이지, 결코 많다고는 할 수 없다. 우리의 조사연구를 보면, 대학의료센터, VA 병원, 지역사회정신건강센터들의 전국 표본 가운데 10% 미만의 환자들 중에서 가끔씩 도박 중독을 발견하게 된다는 것이다. 그러한 사실에도 불구하고, 이것은 환자들 가운데, 4분의 1은 그들 생활속에서 일종의 도박 중독을 가질 수 있다는 것을 말한다. 더 나아가, 우리 조사연구에서는 도박문제를 가진 환자들 가운데 2% 미만이 수년 간에 걸쳐 치료를 담당해온 치료사와 상담사가 규정내리는 이런 문제들을 가지고 있다는 것이 발견되었다. 요약하면, 도박에 대한 이런 매력적인 이미지는 아주 극소수의 도박 중독자와 그 가족에게 전이된 것이다.

## 거짓 3 : 도박 중독자는 늘 청년층이나 중년층의 남성이다

◉◉◉

메를린과 죠는 가끔씩 타호호수나 아틀란틱 도시에서 휴가를 보내곤 했는데, 어느 여름 그들은 선상카지노에서 선박여행을 한 적이 있었다. 죠는 테이블 게임을 좋아했는데, 특별히 블랙잭과 룰렛을 매우 좋아했고 메를린은 슬롯머신을 선호했다. 그들은 돈을 잃어도 되는 한도내에서 내기를 했고, 항상 한도를 넘지 않는 선에서 멈추었다.

죠가 죽은 이후에도, 메를린은 언제나 그녀가 그랬던 것처럼 활기차게 살았다. 그녀가 75세가 되지, 20년 이상 지속해 온 가르치는 일을 그만두게 되었고, 그녀의 네 아이들은 모두 성장했다. 그럼에도 불구하고, 그녀는 사회적으로 활동적이었고 10년 전쯤해서 시작한 유화그림에 정열적으로 집중했다. 그녀가 80세가 되었을 때, 그녀의 마음은 언제나 젊었지만 점차로 치료할 수 없는 시력장애를 갖게 되었고 그녀는 더 이상 그림을 그릴 수 없었고 운전도 할 수 없게 되었다. 그녀의 가까운 친구들 가운데 단 한 사람만 아직 살아있었는데, 그녀 또한 운전을 못했다. 메를린이 남 코네티컷 주 그녀의 집 근처에 있는 시니어센터에서 폭스우드 카지노까지 매일 운행하는 셔틀버스를 타겠다고 처음 결정하였을 때는 참 고독하고 의기소침한 상태였다.

새로운 모험에 대한 열망이 그녀와 죠가 카지노에서 시간을 보낸 시절에 대한 향수로 변해갔다. 그녀는 동석자가 대화를 시작하려는 첫 마디 말을 제외하고는 기억이 나지 않았다. 팔이 그녀의 등을 감싸안은 바로 그 느낌 때문에 자신이 전에 한 번 만난 적이 있는 어떤 사람과 깊숙히 대화에 빠져있다는 것을 깨닫게 되었고, 이런 경험은 최근 몇 년 동안 경험해 보지 못했던 것이었다.

슬롯머신은 거대한 표식으로 빛나고 있었고, 메를린은 슬롯머신이 지루한 일상생활에서 벗어나게 해주는 고마운 수단으로 보여졌다. 그녀는 슬롯머신의 손잡이를 잡아당기는 것을 좋아했다—이런 동작은 오래된 경험들 중 한 부분이었고 그녀를 과거의 시절로 옮겨 주었던 것이다—즉, 그녀를 공허감이나 허전함을 벗어나 죠가 바로 길 건너편에서 있었던 몇 년 동안의 그 시절로 옮겨다 주는 것이었다. 심지어 그녀의 팔이 피곤에 지칠쯤에는, 버튼을 누르거나 손잡이를 밀 수도 있었는데, 그러면 핀들은 쉴새없이 돌아가고 벨은 울리며 몇 분의 시간이 지나가는 것이었다.

그 첫날, 그녀는 자신이 가진 돈보다 더 많은 돈을 잃게 되어서 매우 놀랐다. 왜냐하면, 예전에 항상 주머니사정에 맞추어 내기를 하라는 그런 훈련을 받아왔기 때문이었다. 돌아오는 버스안에서, 그녀는 다시 생기있는 대화를 하게 되었다; 그녀는 몇 달 만에 최고의 경험을 해본 날이었다고 말했다. 곧이어 메를린은 시니어클럽을 마치는 매주 수요일마다 그 버스를 타게 되었다. 규율은 깨어졌지만 수요일은 주중 최고의 날이 된 것이다.

처음에 그녀의 네 자녀들은 엄마가 다시 즐거워하면서 생기있어 보여서 매우 기뻤다. 그리고 "도박하는 할머니"라는 호칭을 들을 때도 즐거웠다. 그러나, 그녀가 일 년 동안에 5,000달러 이상을 잃었다는 것을 알게 되면서 매우 놀랐다. 가장 가까이에 있는 딸은 운전해서 두 시간 거리를 달려왔고, 다른 자녀들은 가장 빠른 비행기로 도착했다. 그렇게 비록 그들이 관심을 표현하면서 세 자녀는 어머니께 이사해서 같이 살자고 요구했다해도, 평소에 그렇게 자주 보러오는 것은 아니었던 것이다. 그녀는 40년을 지내온 집에 남아있기를 원했고, 그녀가 여전히 즐거워하는 그 활동이 방해받지 않기를 바랬다. 그들은 모두 그녀의 재정상태가 한계에 달했고, 아주 적은 금액만 남아있다는 것을 알게 되었다. 비록 자녀들이 제각각 그들이 할 수 있는 한 경제적으로 도울려고 해도, 그만한 돈을 채워 넣을 수 있는 경제적 상황에 있는 사람은 없었다.

◉ ◉ ◉

## ▣ 도박 중독자는 모든 인구층의 구석구석에서 나타난다.

우리 조사연구에 의하면, 대부분의 사람들은 도박 중독자는 다른 문제(예를 들어, 최저 임금이나 물질남용 같은)를 가진 청년이나 중년층의 남성으로 생각하는 경향이 있다(Mello, Drebing, Federman, Krebs, et al. 1999)는 것이다. 비록 많은 도박 중독자가 그런 특성을 가지고 있다손 치더라도, 대다수가 그런 것은 아니다.

메를린처럼, 도박 등의 문제를 가진 노인층 수가 증가하면서 삶의 후반기에 문제들이 양산되고 있다. 여성이라고 도박에서 면제된 것은 아니다; 도박 중독자의 3분의 1이 여성이다. 우리는 이미 성인의 4%가 도박 중독으로 발전한다는 것을 알고 있다. 청소년 중에서도, 도박 중독의 비율이 성인의 3배 정도로 놀랍게 증가하고 있고, 대학 내의 대학생 가운데에서도 도박 중독자의 비율이 점점 더 높아지고 있다. 결국에는, 린다가 발견한 것처럼, 좋은 직장을 가지고 있으면서 다른 주요한 문제를 가지고 있지 않은, 잘 기능하는 개인들은 도박문제로 발전하지 않는다는 주장 또한 이제 사실이 아니다. 도박 중독자는 모든 인구층 구석구석에서 나타나고 있고, 당신 가족의 직업적, 교육적, 경제적 특성을 유사하게 가진, 비슷한 나이와 사회성을 가진 사람들 중에서도 많이 나타난다.

도박 중독의 진실(위에서 설명한 세 가지의 거짓과는 반대되는 진실)을 인식하는 것은 이러한 거짓으로 인해 부과된 혼란함을 벗어버리도록 도와주며, 도박 중독으로부터 야기되는 주요한 문제들을 직접적으로 설명해준다.

## 도박 중독이 개인과 사회에 미친 영향

위스콘신에서 실시한 한 연구에서는 도박 중독자 개개인은 매년 건강, 복지, 직업에 관련된 그리고 범죄재판소에 관련된 곳에 거의 만불씩 사회적 댓가를 지불한다고 산정해 내었다(Thomson, Gazel, and Rickman 1996). 시카고 대학에서는 병적 도박중독자가 도박문제를 가지고 있지 않은 사람에 비해 매년 1,200달러 이상을 건강을 돌보기 위해 더 지불한다고 보고하였다(National Opinion Research Center 1999). 일리노이 대학의 킨트교수는 '도박을 통해 주(state)소득 1달러를 벌어들이기 위해, 그 주는 사회기관과 범죄재판시스템에 3달러의 댓가를 지불해야한다.' 라고 계산했다(New York Time 9/25/95). 로또를 통해 주소득이 매년 200억 달러를 넘는다는 것을 생각해보면, 도박과 관련된 문제들에 지불되는 사회적 비용이 600억 달러로 엄청나다는 것을 의미한다.

로또를 통해 벌어들이는 주소득이 200억 달러 이상이라고 생각해보면, 이것은 도박에 관련한 문제들에 매년 사회적으로 지불되는 비용이 600억 달러로 엄청나다는 것을 의미한다. 이런 깜짝 놀랄만한 사회적 비용은 개개 가족의 수백, 수천 가지 고통스런 이야기를 반영하는 것이다; 이런 각각의 이야기들과 도박이 당신 가족에 끼친 영향은 우리의 최우선적인 관심사이다.

도박중독자는 개인적으로 재정손실과 압박, 직업상실의 가능성, 우울과 또 다른 정신적 문제가 증가할 수 있는 위험성 뿐만 아니라 악물 남용의 위험도 증가할 수 있다는 가능성을 직면하게 된다. 더불어, 도박 중독은 자해적인 행동(예를 들어, 자살같은), 공격성 행동, 불법적인 행위의 위험이 증가하는 것을 포함해서 행동상의 변화를 가져온다. 이런 고위험 행위들은 과거에는 전혀 그런 행동을 해 본적이 없는 사람에게도 발생할 수 있다는 것이다.

가족에게 나타나는 첫 번째 타격은 경제적 손실이나 신뢰관계가 깨어진다는 것, 그리고 도박 중독자와 같이 공유할 수 있었던 시간과 에너지를 상실하게 된다는 것이다. 이러한 우선적인 영향은 가족 내에 긴장과 정신적인 스트레스를 증가시키고, 중요한 것과 친구를 잃게 되고 또한 종국에 가서는 가족구조가 깨어지는 결과를 낳게 된다.

도박 중독자가 직면하는 가족의 일반적인 문제들이 있다. 물론 그 가족들 사이에서도 차이는 있다. 우리는 이 책 전체를 통해 나타나 있는 핵심인 도박중독자와의 관계성을 고려해보면서, 그 다양성의 근원을 알아볼 것이다. 당신의 파트너가 크리스와 같이 도박문제를 가진 배우자인가, 아니면, 그레그와 같이 자녀인가 혹은 메를린처럼 나이 많은 친척인가?

비록 도박문제가 냉혹한 결과를 만들어낸다 해도, 이 책은 당신으로 하여금 반복되는 악순환을 끊을 수 있도록 돕고 당신의 가족을 더 나은 모습으로 재구성하는데 도움이 되도록 쓰여졌다. 우리는 앞서 언급한 가족 갈등과 정서적 혼란만큼이나 돈, 시간, 신뢰와 같은 귀중한 자원에 대한 중요한 이슈를 자세히 설명할 것이다. 이 책은 당신으로 하여금 이러한 이슈를 이해하도록, 그리고 당신과 당신의 가족이 회복되기 위해서 이런 영역들을 잘 관리할 수 있도록 한 단계씩 안내할 것이다.

제2장

# 도박 중독 깨닫기

베블리는 심리학자를 찾아가 상담했는데, 그녀가 "갑자기" 남편이 도박문제를 가지고 있다는 것을 깨닫게 되었다는 것이다. 그녀에게 얼마나 이 문제가 지속되어 온 것 같으냐고 질문하자, 그녀는 "약 17년 정도" 지속된 것 같다고 대답했다. 이 대답은 곧 그녀의 남편이 그들의 결혼생활 17년 동안 심각한 도박문제를 가지고 있었으며, 이전에도 수많은 세월동안 도박을 해왔다는 것을 명확히 해주는 것이다. 이런 행동은 내내 이어져 왔는데, 그녀는 이것을 "문제"로 인식하지 못했던 것이다. 베블리에게 있어서 남편의 도박은 하나의 취미나 소일꺼리, 시아버지한테서 배운 나쁜 버릇, 스트레스 해소 방식, 혹은 성격적 결함이지, 문제는 아니었던 것이다. 도박을 다른 어떤 것들처럼 간과해 온 세월이 지난 이후에, 베블리는 결국 도박이 "문제(가족이 지금까지 경험한 많은 어려움들의 원인)"라는 것을 깨달았다.

우리가 보는 것은 우리가 보기를 기대하거나 보기 원하는 것들이 실현된 것을 보는 것이다. 만약 우리가 10대 아들이 친구들과 포커나 축구게임에 내기 걸면서 재미있는 시간을 보내도록 기대한다면, 우리는 잠재된 문제에서 나타나는 모든 암시를 "애들다운 행동"이 나타나는 것으로 간과해버리게 된다. 만약 우리의 배우자가 자신은 도박을 많이 하지 않는다고 말할 때, 그것을 믿고 싶다면, 혹은 은행계좌의 돈이 바닥났는데, 사업이 잘 안되어서라고 말할 때, 또, 그것을 믿고 싶다면, 우리는 그들의 변명을 확증해 주는 증거들에 초점을 맞추고 반대의 증거에 대해서는 무시하는 경향이 있게 된다. 도박중독자와 그 가족은 둘 다 의식적으로 혹은 무의식적으로 문제를 인식하지 않으려 할 수 있다.(5장을 참조하라)

**[표 2-1] DSM-IV 표준 - 병적 도박 -**

A. 아래 내용에서 5가지 이상에 적용되는 것으로써, 끊임없이 재발하는 부적합한 도박행동

1. 도박에 열중하는가? 혹은 사로잡혀 있는가?
   (예를 들어, 도박으로 돈을 따는 방법을 생각한다든지, 다음 도박판을 계획한다든지, 과거 도박의 경험이나 결함을 수정하려고 열중하는가?)
2. 도박 흥분을 충족시키기 위해서 더 큰 액수의 돈을 걸거나 더 긴 시간동안 도박을 계속한다.
3. 도박을 절제하거나 줄이거나 중단하려는 노력이 거듭 실패한다.
4. 도박을 줄이거나 중단할 경우에는 불안해지거나 성급함을 보인다.
5. 문제로부터 도피하거나 나쁜 감정(예를 들어, 우울, 분노, 죄책감, 고립의 느낌)에서 벗어나기위해 도박을 하게 된다.
6. 도박으로 돈을 잃은 이후에, 잃은 돈을 만회하려고 다시 도박하러 간다.
7. 자신이 도박에 연루된 것을 숨기기위해 가족, 치료사, 혹은 다른사람들에게 거짓말을 한다.
8. 도박중독자금을 마련하기 위해 부도수표, 사기, 절도, 또는 공금유용 등과 같은 불법 행동을 자행한다.
9. 도박 때문에 중요한 대인관계, 직장 또는 교육 및 사회경력의 기회를 잃거나 망가뜨리게 된다.
10. 도박으로 인한 재정손실을 다른 사람이 해결해 줄 것을 기대하며 의존한다.

B. 도박행동은 조증환자의 행동으로 설명되어서는 안된다.
(조증환자의 행동중에도 도박행위가 나타나는데, 조증의 현상으로 나타나는 도박행위를 가지고 병적 도박을 설명할 수는 없다는 뜻)

도박 중독을 정확하게 규정하려면, 당신은 당신과 관계된 사람의 도박을 명확히 직면하려는 의지, 그 암시와 증상이 무엇인지에 대해 알고자하는 동기가 있어야 한다. 도박 중독은 두 가지 유형 혹은 심각성의 단계가 있다; 심각한 수준의 도박 중독 severe problem gambling(병적 도박으로 알려져 있음)-미국정신의학협회 american psychiatric association의 표준상 표 2-1에서 보여주는 내용(DSM-IV 1994)과 가벼운 수준의 도박 중독 mild problem gambling-도박중독자나 그 가족에게 유의하지만 아주 극적인 것은 아닌 문제를 야기하는 내용. 1장에서 말한 것처럼 도박 중독은 심각하거나 가벼운 영역에 대부분 포함되고 현재 가장 많이 활용하는 규정안에 포함되어 있다.

## 심각한 수준의 도박 중독(병적 도박)

심각한 수준의 도박 중독은 병적 도박으로도 알려져 있는데, '충동통제장애'의 일종으로 '특정인이나 다른 사람에게 어떤 해로운 행동을 하고 싶은 유혹, 충동, 욕구에 대한 거부가 실패'하는 특징이 있다(DSM-IV 1994)('병적'이라는 용어는 도박의 파괴적인 결과를 언급한다. 이것은 그 인격에 대한 판단이 아니다). 이러한 장애 가운데에는, 문제행위에 선행하는 긴장이나 흥분이 증가하는 단계가 있다. 한번 그 행동이 시작되면, 긴장이 풀어지거나 혹은 쾌감의 기분이 들고, 그 다음 종종 죄책감이나 후회감이 밀려온다. 이러한 느낌이 거부하기 어려운 도박충동의 한 부분이다.

병적 도박은 약물중독이나 알코올중독과 유사함을 갖고 있다. 유사함이란 그런 행동에 선행하는 자극을 포함해서, 그 행동 때문에 경험하게 되는 후회감이나 쾌감, 그 행동을 절제하기 어려움, 그리고 그 행동에 집중하는 왜곡된 사고 등을 말한다. 병적 도박을 위한 치료는 효과적인 약물치료와 알코올치료를 겸한 특별프로그램을 제공한다. 그런 생리적 중독증세가 있는 사람들을 위한 많은 유용한 자원들은 도박중독자에게도 물론 도움이 될 수 있다. 그러나, 병적 도박은 적어도 중요한 한 국면에서 대부분의 중독자와 다른 점이 있다; 외부 약물에 의한 신체적 영향이 없다는 것이다.

## 가벼운 수준의 도박 중독(문제성 도박)

가벼운 수준의 도박 중독은 일련의 부정적인 결과를 가진다. 그러나, 심각한 수준의 도박 중독의 진단에서 필수적으로 따르는 규정이 모두 포함되는 것은 아니다. 일반적으로 파괴성은 떨어지지만, 여전히 도박 문제를 해결하는 방법을 찾으려는 도박중독자와 그 가족에게 미치는 위험한 영향들은 문제가 된다. 가벼운 수준의 도박 중독자는 심각한 수준의 도박 중독자의 3분의 1정도로 나타난다. 도박 중독의 집단안에는 몇몇의 다른 하위집단이 존재한다; 더 심각한 장애형태로 발전하는 사람들, 심각한 유형에서 회복되는 사람들, 그리고 도박 중독의 가벼운 증상을 가진 사람들.

도박 중독자는 장애를 설명해 내는 표 2-1의 내용에서 5가지 이상의 행동을 보여야 한다. 도박 중독자는 그런 행동 4가지 중 1가지는 만족시킬 필요가 있다.

당신은 도박중독이 문제성 수준인지 병적 수준인지를 구분하는 것보다, 어떤 문제의 실체를 규정해 내는 것과 효과적으로 반응하는 것이 더 중요하다.

### ▣ 도박 중독에 대한 개념

도박 중독 증상들은 종종 문제가 되지 않는 도박과 구분하는 것이 어려울 때가 있다. 병적 도박은 더 극적일 뿐만 아니라, 전형적으로 매우 두드러진 최말단의 단계에 존재한다.

## 문제가 되지 않는 도박

도박을 하면서도 문제를 경험하지 않는 사람들.
(Dickerson 1984 ; Shaffer, Hall, and Vanderbilt 1997)

#### 사교나 오락을 위한 도박자

이런 사람은 오락거리나 사회적 활동 중의 한 형태로 도박을 즐긴다. 이들은 다른 사람이 영화관이나 파티에 가듯이 친구들과 같이 카지노나 경마장을 찾아간다. 도박은 다른 사람과 시간을 보낼 때에 흥분이 가중되기도 하고, 혼자 보내는 시간에는 휴양하기도 한다. 이들은 도박을 중단하는데 전혀 문제가 없고, 도박을 하지 않는다고 긴장이 발생하지도 않는다. 또한 도박에 대한 왜곡된 사고도 적다. 이들 중 어떤 사람은 도박을 자주하거나 정규적으로 하기도 하고, 또 다른 사람은 정말 가끔씩 하기도 한다. 이들은 도박을 해서 돈을 잃을 수도 있지만, 계획을 세운 정도안에서 도박을 하고 그 한계에 이르면 도박을 그만둔다.

#### 도박 초보자

이들은 도박을 이해하기 위해서 그리고 이길 수 있는 현실적인 대안을 궁리하기 위해서 시간을 보낸다. 어떤 도박 초보자 중에는 가끔 청소년이나 청년이 있기도 한데, 도박에 대한 비현실적인 신념을 가질 수 있고, 그로 인해 큰 손실의 고통으로 주변사람의 관심을 끌 수도 있다. 도박 중독은 지속적이고 또 재발한다. 도박 초보자는 초기문제를 만들 수 있지만, 그런 행동이 지속되지는 않는다. 도박의 부정적인 결과들이 수정 가능한 행동으로 바뀌어진다.

### ※ 전문 도박사

도박중독자 중 극소수 집단이 전문 도박사이다. 이들은 도박을 돈을 벌기위한 수단으로 생각한다. 그리고 도박을 사업하는 방식으로 추진한다. 이들은 포커나 풀(돈을 걸고 하는 당구의 일종)같은 기술적 게임에 집중하는데, 이런 게임들은 시간을 초월해서 승리의 가능성을 허용하기 때문이다. 이들에게 있어서, 도박은 통제 불가능한 충동이 아니라 조절되고 계획적이며 이윤을 남겨주는 기획사업인 것이다.

## 도박 중독의 표식과 증상 개요

도박 중독에 있어서 변화의 열쇠는 크게 두가지 범주에서 존재한다; 일상생활과 도박을 하는 특유의 행동이 그것이다. 일상생활의 변화는 도박문제를 가진 개인 내부에서 일어나지만, 이 변화는 도박문제의 특이성에서 발생하는 것은 아니다. 정신적 질병이나 약물남용과 같은 그런 문제도 일상생활 안에서 동일한 변화를 야기할 수 있다. 그래서 특유의 도박행동을 변화시키기 위해서는 날카롭게 문제를 지적하는 것이 필요하다.

### ▣ 일상 생활들

당신은 친척이 도박을 한다면, 그들과 함께 살 수 없다. 그러므로 그들의 일상생활 변화에 주의를 기울여야 한다.

### 1. 가정생활에서의 변화

도박이 점점 더 중요해짐에 따라, 생활의 다른 영역이 덜 중요해 질 수밖에 없다. 일반적으로, 사람들은 중요한 시간과 노력을 가족생활과 그 관계형성에 투자한다. 이러한 활동에 관심과 노력을 줄여간다면, 왜 그런지를 물을 필요가 있다. 그 에너지가 어디로 가고 있단 말인가? 가족들은 공통적으로 가족들과 보내는 시간이 줄어들거나, 관계에서 충돌이 많아지거나 정서적인 분리가 증가한다면, 변화를 감지한다.

### 2. 직장생활에서의 변화

유사하게, 당신의 친척이 일과 교육에 대한 투자를 줄인다면, 관심을 기울여야 된다. 특별한 증상으로는 관심이 줄어드는 것, 성취가 줄어드는 것, 야망이나 사기가 줄어드는 것 등이 포함된다.

### 3. 경제력에서의 변화

재정적 손실은 가장 확실한 도박 중독의 표시이다. 도박 중독에서는 재정적 변화가 비교적 적고 쉽게 인식이 잘 안 된다. 이들은 도박활동이나 도박여행을 위해 사용되는 돈이 증가한다든지, 도박비용을 마련하려고 가족적금을 해약한다든지, 현금 예비비 안에서 해명이 안 되는 변화가 생긴다든지 하는 정도의 표시가 나타난다.

## ▣ 도박 행동들

일상 생활에서도 많은 유형의 문제들을 발견해 낼 수 있기 때문에, 만약 당신이 인식한 변화가 도박에 기인한 것인지를 알아보기 위해 판별해 낼 수 있는 독특한-도박에 대한 증상들을 규정해 내는 것이 중요하다. 초기 단계에서 도박 중독자는 적어도 그 문제를 감추려 하거나 감출 수 있는 기술도 가지고 있다. 종종, 이들은 경마장이나 카지노에 갈지 안 갈지에 대해 그리고 돈을 어디에 쓸 것인가에 대해 거짓말을 할 필요성을 못 느낀다. 이들은 심지어 자신이 도박중독자로서 가질 수 있었던 행운에 대해서 자랑하기도 한다. 이런 것이 당신으로 하여금 도박행동 그 자체에서 특별한 변화를 관찰해 내는 기회를 제공하게 된다.

1. **도박의 증가** : 도박으로 보내는 날 수, 도박을 하는 시간의 양, 도박하는 돈의 액수나 혹은 매번 내기하는 평균 금액이든지간에, 도박 자체내에서 실제적인 증가를 볼 수 있다.

2. **통제의 상실** : 저축된 돈보다 더 많은 돈을 잃는다든지, 계획된 시간보다 더 많은 양의 시간을 도박하는데 허비한다든지 하는 것은 통제력의 상실을 보여준다. 다른 계획이나 활동들을 잘 잊어버리거나 취소하기도 한다. 우선, 어떤 일이 일어나는가에 대한 충분한 이해가 없는 도박중독자에게 있어서 통제력 상실은 놀라운 일일 수 있다. 그는 자신이 도박하다가 어떤 중요한 일을 잊어버렸다거나 다른 곳에 쓰여져야 하는 돈을 써버렸다는 것 때문에 후회감이 들 수 있다. 사과를 하기도 하고, 그 일들을 가장하려는 노력을 할 수도 있고 도박을 피해보려는 노력을 할 수도 있다. 일반적으로, 대부분의 사람들은 통제력을 상실하는 것을 좋아하지 않는다. 그리고 이런 투쟁의 증거들은 종종 문제 초기단계에서 가장 쉽게 발견된다.

3. **보상** : 보상은 도박을 추가적으로 반복해서 잃은 돈을 만회하려는 노력에 대한 개념이다. 이것은 도박 중독자들 사이에서 공통적으로 나타난다. 이것은 돈의 많고 적음에 상관없이 돈을 잃는 바로 그 순간

에 시작된다. 그들이 그렇게 많던 돈을 잃었다는 것, 혹은 그 돈이 "줄어들고 있다"는 그 사실은 도박을 더 자주하게 만드는 원인이 된다. "나는 곧바로 이겨서 50달러를 되찾아야 해." 일반적으로 보상은 더 큰 손실로 이어진다는 것은 그리 놀랄 일이 아니다. 이러한 손실이 추가될수록, 멈출 시간을 감지하기보다 보상에 대한 욕망이 더 강렬해진다. 이러한 반복은 돈이 다 떨어질 때까지 혹은 그 댓가가 너무 높아 결국에는 포기하게 되는 시점까지 지속된다.

보상은 도박 중독에서 독특한 것이다. 다른 충동통제장애나 약물 중독, 알코올 중독에서는 문제를 야기했던 바로 그 행동과 바로 그 물질이 이전에 저지른 결과에 대한 보상책으로 떠오르지는 않는다는 것이다. 즉, 술을 마시는 사람이 술로 인해 야기된 문제를 술로 해결할 수 있다고 생각하지 않는다는 말이다. 그러나, 도박을 추가적으로 계속한다는 것은 도박 초기에 손실된 돈을 만회할 수 있는 가능한 방식으로 생각한다는 말이다. 이런 결과는 심각한 재정적 손실을 가져오는 강렬한 도박의 단계에서 나타난다.

**4. 승리를 쫓으며 계속되는 도박** : "내가 이기기만 하면, 곧바로 그만 둘꺼야." 이런 말은 블랙잭 테이블이나 경마장에서 승리자와 함께 되돌아오는 사람이 나타내는 공통된 표현이다. 도박 중독자는 도박을 더 할 수 있는 돈을 주머니에 남겨가지고 되돌아오는 것이 얼마나 어려운지를 알게 된다.

**5. 도피처로서의 도박** : 어떤 사람에게 있어서, 도박은 문제를 잊을 수 있게 하거나 부정적인 감정을 피하도록 해주는 하나의 방법이다(3장을 참조하라). 때때로, 우리 대다수는 우리의 문제를 즉각적으로 잊어버릴 수 있는 혹은 분노, 좌절, 화, 우울 등의 감정에서 도피할 수 있

는 방법을 찾는다. 도박은 우리의 문제를 즉각적으로 잊을 수 있게 하는 아주 효과적인 방법 중의 하나가 될 수 있다. 이것은 흥분되고, 재미있으며, 일반적으로 우리 일상의 삶과는 상당히 다른 영역에서 색다른 사람들과 더불어 일어나는 일이다. 즉각적으로 충족될 수 있다는 환상이 자유롭게 펼쳐진다. 그럼에도 불구하고, 대부분의 사람들은 문제를 회피하기 위해 도박에 의존하지는 않는다. 왜냐하면 도박이 그런 문제들에 대한 현실적인 해결책이 될 수 없을 뿐 아니라, 도리어 문제를 더 가중시킬 수 있기 때문이다. 도박 중독자에게 있어서는, 도박이 문제의 진정한 해결책이 아니라는 이런 도박의 결점이, 도박할 때 느끼는 도피감보다 중요하게 여겨지지 않는 것이다.

당신은 종종 우울, 분노, 좌절, 혹은 권태라는 감정 상태를 통해 자신이 편치 못하다는 것을 알게 된다. 그러나, 도박하는 동안, 도박중독자는 달라진다-흥분되어 있고, 여유롭고, 혹은 편안하며 자신의 문제들을 잊어버린 듯 해 보인다. 도박의 결말에는 그들이 회피해온 문제들(더 나아지지도 않았고, 심지어 더 나빠져 있는 문제들)에 직면해야 한다는 것을 의미한다. 도박 중독자는 도박 이후에 긴장과 스트레스를 경험한다.

**6. 자극으로서의 도박** : 우리는 많은 도박 중독자에게 왜 도박을 하느냐고 묻기도 한다. 가장 공통된 답변은 "나는 흥분을 원해"이다. 표 2-1에 제시되어 있는 규정가운데 하나는 도박과 연관된 각성이나 도취감 단계가 있다는 것이다. 도박 행위에 대해 다른 사람이 눈치챌 수 있는 정도로 긴장하는 것이 종종 보여지는 신체적 반응도 있다. 도박 중독자가 아닌 사람도 역시 흥분을 경험할 수 있다. 그러나, 일반적으로 도박 중독자보다 덜 긴장할 뿐 아니라, 자주 나타나는 것도 아니다.

◉◉◉

**사례 :** 1장에서 논의했었던 크리스는 많은 성인들이 그래왔던 것처럼 도박을 시작했다. 그는 매년 큰 스포츠 이벤트에 아주 적은 금액을 걸고 재미로 도박을 한 것이다. 그러나, 그가 도박하는 횟수가 극적으로 증가하였고, 다른 게임들에서도 도박을 시작했다. 그러면서, 매주말, 심지어는 주중에도 도박을 하게 되었다. 그건 매우 흥분되는 일이었고, 그가 게임에 돈을 걸 때는 자신이 최고가 되는 기분이었다. 그가 도박에 대한 관심이 증가하게 되면서 일에 대한 관심이 줄어들게 되었다. 린다는 크리스가 문제에 대해 대화하기를 중단했음을 알아차렸다. 그는 아버지 역할에 대해 덜 흥분하고 남편의 역할에 대해서도 더 멀어지는 듯이 보였다. 정서적 에너지는 도박하는 친구들과 함께 하는데 더 많이 허비했다; 도박, 도박한 과거의 경험과 도박에 대한 미래 계획들에 대해 말하고 생각하는 것. 린다는 이러한 단서들이 일상생활이나 특이한 도박 행위안에 속하는 것으로 생각했지, 문제라고 인식하지를 못했다. 크리스는 초기손실을 만회하려고 애쓰다가 계획 세운 도박의 한계를 넘어서 더 많이 잃게 되었다. 그는 이 문제에 대해서 린다와 이야기해야 하지 않을까하고 느꼈다. 그러나, 크리스는 도박을 사랑했고, 점점 더 문제를 비밀에 부치면서 도박행동을 감추기 시작했다.

◉◉◉

## 심각한 수준의 도박 중독에 대한 개념

도박 문제의 초기 단계에서는 이런 표식들을 알아차리기가 곤란할 수도 있다. 시간이 지날수록 변화들은 더 극적으로 변해간다. 불행하게도, 부인하거나 기만하는 정도가 증가하며, 때때로 이런 변화의 몇 가지는 발견하기 어렵기도 한다. 문제가 심각해져가는 시기를 알아차릴 수 있는 주요한 표식들은 다음과 같다.

## ▣ 일상 행동들

**1. 가족에게 나타나는 결과들** : 도박중독자에게는 도박이 가족보다 더 중요하다. 이것은 도박에 대한 관심 증가와 도박에 관련된 사람들에게 그 일부 책임이 있다. 이것은 또한 도박 문제를 수치스러워하여 부정직해지는 것에도 관계가 있다. 도박을 지속시키는 부정직이 증가하는 동안, 가족관계에서의 신뢰는 줄어든다. 가족은 사이가 점점 더 멀어져 간다는 것을 알아차리게 되고, 그들 사이에 결핍된 신뢰를 다시 복구하려고도 한다. 도박중독자의 행동을 이기적이라든가, 사랑이 없어서라든가 하는 것으로 해석하게 되면서, 가족은 정서적으로 멀어지기 시작한다.

**2. 일에 나타나는 영향** : 유사하게, 일과 학교에 대한 투자는 이 시기에 지속적으로 줄어들게 된다. 전문직을 얻고자 하는 야망 같은 장기적 목표를 성취하려는 노력은 감퇴한다. 이것은 성취율이 줄어드는 것, 일에 대한 사명감과 흥미가 줄어드는 것, 병가의 증가, 낮은 실적 등과 함께 점점 더 심해진다. 때때로 낮은 실적은 도박 중독자의 생활상에서 나타나는 혼란이나 우울 등에 책임이 있기도 하다. 때때로 이런 것이 더 직접적으로 나타나기도 한다. 예를 들어, 그의 몸이 직장 사무실에 있는 시간이 줄어들고, 경마장에서 보내는 시간이 증가하기 시작하는 것이다; 그는 약속 상대를 만나기 위해서는 제때에 경마장을 떠나야 하는데, 떠날 수가 없어서 약속을 취소한다.

비록 일에 대한 관심이 줄어든다 해도, 어떤 도박 중독자는 빚을 청산하기 위해 직장에서 보내는 시간이 더 증가할 수도 있다. 초과수당으로나 또 다른 직업을 통해서 소득을 더 올리려는 노력은 절박한 재정적 곤란을 피하려고 필사적인 도박중독자에게는 이해되는 행동이다. 당신은 도박중독자가 많은 일을 함에도 불구하고 재정적 결핍을 겪는 현상을 보게 된다.

3. **비밀** : 손실이 점점 더 드러나게 되면서, 도박중독자는 다른 사람들이 알게 될 것이라는 것 때문에 점점 더 스트레스를 받게 된다. 의도적으로 계획한 것이 아니라, 도박에 대한 수치감이나 추가되는 장애로부터 도박중독자는 자신을 보호하려고 부정직함이 증가하게 된다. 부정직으로 인해 도박 중독을 규정내리기가 점점 더 어려워진다. 로또 티켓은 불태워지고, 도박과 관련된 사람들은 감추어진다. 도박에 대해 조심스럽게 이야기하는 패턴은 증가하는 혐의를 피해보려고 개발되어진 것이다. 회피와 부정직으로 인해 야기된 결과들은 도박이 점점 더 심각한 수준으로 진행된다는 것을 보여주는 주요한 표시가 될 수 있다. 공통적으로 다음과 같은 왜곡들이 나타난다.

- 심각한 재정적 손실을 부인하는 것
- 도박중독자가 도박을 하는 동안 어디에 있었는지에 대해 거짓말하는 것
- 통장에 남이있는 돈에 내해 서싯발하거나 방어적이 되는 것

종종 재정 상태를 높여서 한꺼번에 보고를 하려는 시도를 하게 되는데, 한 클라이언트는 자신의 남편에게 자신이 가족을 위해 모든 재정을 도맡아 잘 하고 있다고 확신시키려 애썼다. 그래서 그 남편은 돈에 대해서 그렇게 걱정을 하지 않았던 것이다. 그러나, 실제로는 그런 행동이 그녀가 잃은 돈에 대해 숨기려는 방법이었던 것이다.

도박행동은 또한 비밀스러움에 초점이 맞추어져 있다. 경마장과 카지노에 가는 횟수가 많아지면 많아질수록 그것을 숨겨야 하고, 감출 수 있는 이야기들을 지어내게 되는 것이다. 도박중독자는 “친구들과 함께

있었다"거나 "남아서 더 일했다"는 이야기를 잘한다. 그런 변명들은 어느 정도 애매한 것을 제외하면 일정 부분 진실이다. 만약 그 변명에 도전을 한다면, 도박중독자는 더 많은 증거들을 들이대면서 화를 내거나 방어적으로 반응한다. 다시 말해서, 이런 반응의 패턴은 그 자체가 문제라는 것을 증명해 준다.

4. **분위기나 인격에서의 변화** : 당신의 가족이 마치 다른 사람이 된 것처럼 느껴질 수 있다. 공통된 변화로는 성급함과 화, 짜증, 친절함과 온화함이 줄어들고, 에너지 수준에 변화가 생기는 것들이다. 종종, 그런 행동상의 변화가 가치관의 변화를 반영해준다–지금 중요해 보이는 것이 이전에는 중요하지 않았던 것이다. 보통 사람들 사이에서는 아주 중요한 문제가 발생하지 않는다면, 인격이나 기분이 갑작스럽게 변화하는 일은 잘 없다. 비록 청소년들 사이에서 일어나는 어떤 변화가 일반적이라 하더라도, 기분이나 인격에서의 명확한 변화는 관심을 가질 필요가 있다.

5. **재정면에서 납득되지 않는 변화** : 손실이 증가할수록, 재정적 신호는 더 두드러진다. 도박중독자는 청구서 지불에 핑계를 대기도 하고 지출을 줄이기도 한다. 그는 어떤 방식으로든지 자기 생활비를 줄이려고 애쓴다. 신용회사로부터의 전화가 더 잦아지고, 지불되지 않은 청구서가 반복된다. 신용등급이 떨어지기도 한다. 신용카드로 돈을 빌리는 것은 빚을 처리하는 한 방편이 되기도 한다. 가족 중 누군가는 가족예금이 납득가지 않게 서서히 줄어들다가 큰 손실에 의해 중단될 것이라는 것을 눈치채기도 한다. 당신은 이런 경로를 모르는 채 이런 현상들을 지켜볼 수도 있다. 당신의 친척은 사업상의 문제나 예상치 못한 지출로 인해 야기된 이런 변화를 설명할 수도 있다.

## ▣ 도박 행동들

도박은 그 자체가 횟수와 강도면에서 지속적으로 증가한다. 통제력 상실이라는 특징이 생겨난다. 예를 들어, 초기단계에서, 도박중독자는 통제력 상실로 인한 에피소드 때문에 놀라기도 한다. 시간이 지날수록, 문제를 해결할 수 있는 잠재력은 종종 부인하는 쪽으로 흘러가 버린다. 도박중독자는 통제력 상실에 대해서 스트레스를 줄이는 것이라고 표현하기도 한다. 그는 도박을 끊으려고 노력할 것이다. 그러나, 이러한 노력들은 그가 도박을 끊는데 도움이 되는 사람들과 개방적으로 대화를 나누지 못한다. 보상을 좇아가는 것은 더 잦아지게 되고 끊는 것은 더 어려워진다.

## ▣ 가장 심각한 상황시에 나타나는 증상들

최후의 단계는 종종 가장 비극적이며, 완전히 통제력을 상실하는 극단적인 결과를 보인다.

◉ ◉ ◉

**사례 :** 어떤 가족 중 한 사람이 누이의 도박문제를 가지고 의사에게 의뢰하러 왔다. 그는 누이가 도박에 대해 치료사를 만나기 꺼려했기 때문에 병원을 찾은 것이었다. 그녀는 많은 세월동안 복권을 긁어왔고 케노(Keno)에서 도박을 해온 56세의 독신 여성이었다. 지난 5년동안 도박이 심각한 문제가 되어왔던 것이다. 그녀는 혼자 살았는데, 점차로 그녀는 자매들이나 남형제들과 사이가 멀어져 갔다. 그들은 그녀가 집을 잃게 되었다는 것과 법적인 문제를 안게 되었다는 것을 발견했다. 그녀는 도박이 점점 더 심각해져서 집을 저당잡고 그 저당금으로 즉석에서 도박으로 써버린 것이었다. 그녀는 많은 신용카드를 만들어서 현금을 선불로 받았다. 그녀는 카드를 잃어버렸다고 신고하기 시작했고,

조사가 시작되었다. 그녀의 가족은 그녀가 자살시도가 실패한 이후에 병원에 입원하게 되었다는 것을 알게 되었다.

의사가 이 주제를 끄집어 내었을 때, 그녀는 "가끔씩" 도박을 했지, 그 이상은 아니라고 부인했다. 그녀는 자신의 돈을 잘 관리해온 형제들에 의해서 재정적이고 법적인 문제를 해결해 왔다고 거짓말함으로써 변명했다. 그녀는 과거에는 우울한 경험이 거의 없었다는 것을 인정했다. 그러나, 이 자살시도는 "아무것도 아닌" 것이라는 것이다. 그녀는 자신이 문제를 가지고 있다는 것에 동의하지 않았다. 자신이 우울하거나 자해적이라는 진단을 거부할 경우에는 의사가 어떤 도움도 제공해 줄 수가 없는데도 말이다.

◉◉◉

1. **부인/부정직** : 이 단계에서는 도박의 결과가 매우 심각해서, 숨기는 것이 불가능해진다. 도움을 받아야 할 문제에 대한 직면을 피할 수가 없어진다. 그럼에도 불구하고, 몇몇 사람들은 계속해서 부인할 것이다.

2. **경제적 타격** : 이 시점에서 도박은 재정적 황폐를 가져온다. 저축한 돈은 다 써버리고 신용은 바닥난다. 도박중독자는 가능한 모든 사람들로부터 돈을 빌리게 되고 관계는 깨어진다. 합법적인 수단이 고갈되면, 이 단계의 도박중독자 중에서는 놀랍게도 많은 수가 도박을 지속시킬 수 있는 불법적 수단으로 전환할 것이다.

3. **가족에의 영향** : 가족과의 관계는 심각하게 손상된다. 거짓말, 비밀, 재정적 손실은 그들 관계를 유지시켜 왔던 신뢰와 돌봄에 금이 가게 한다. 충돌이 잦아지고 정서적 거리가 멀어지게 되면서 이혼이나 별거상태에 들어가게 된다.

**4. 도박 행동들** : 도박은 이들 생활의 중심을 조정해가기 시작하고, 사고와 행동, 감정을 지배하기 시작한다. 도박중독자는 잃은 돈을 만회하기위해 자주 도박을 할 수 있기 때문에, 통제의 구실이 거의 없는 것이다.

## 증상과 징표의 인식

**나이** : 10대들과 청년들 가운데 도박 중독으로 나타난 비율이 다른 세대에 비해 3배에서 6배 정도 된다. 이 세대에서는 충동통제나 판단이 덜 발달될 수 있다. 전형적으로, 도박을 해서 장기적인 결과를 얻을 기회가 적은 것이다. 이러한 요소들이 이 세대에 도박문제 비율을 높이는데 기여할 수 있다. 그러므로, 다음에 주의해야 한다;

- 도박으로 인해 나타나는 특이한 행동(gambling-specifices behaviors)에는 조심스럽게 주의를 기울일 것
- 도박과 직접적으로 연관되지 않은 척도에는 중요성을 부여하지 말 것
- 시간이 지날수록 증상이 지속되면 조심스럽게 고려해 볼 것

**성** : 남성과 여성은 도박 비율에서 또한 도박의 선호도와 도박 패턴에서 차이가 나타난다. 남성은 도박문제가 발생하는 것이 여성에 비해 거의 두 배가 된다. 남성은 여성에 비해 그들 인생 초기에 도박을 시작하는 경향이 있고 더 자주하게 된다. 남성과 여성의 사회적 경험을 보면, 남성이 여성보다 더 도박에의 열정으로 이끌리게 된다. 이것은 많은 여성이 진단 미확정으로 치료에서 멀어져 있는 반면에 남성은 도박문제를 조기발견 할 수 있는 것을 통해 알 수 있다.

**도박 선호** : 다양한 도박행동은 수용이나 가시도의 단계에 따른 차이만큼이나 징표들도 다르게 나타난다. 예를 들어, 도박의 유형이 많아지면서 인터넷상에서의 주식매매도 포함된다. 많은 사람이 이 도박을 간과하기 때문에, 전통적인 징표들을 놓치곤 한다. 즉석 로또 복권과 같은 도박의 어떤 유형은 매우 비밀스러운 것일 수 있는 반면, 카지노 같은 매우 공개적인 세팅에서 행해지는 다른 유형도 있는 것이다.

특별하게 모든 도박행동에 대해서 의문을 제기하는 것이 중요하다. "당신 도박하나요?"하는 식의 일반적 질문만으로는 충분치 않다. 표 2-2에서는 당신이 더 정확하게 질문할 수 있도록 돕는 도박행동에 대한 목록을 제시해 준다.

**문화** : 어떤 문화에서는 도박이 사회적인 것으로 인식되고 있다. 이런 문화에서는 도박 중독 비율을 문제가 안 되는 도박 비율과 비교하면서, 문제로 증명해 내기란 무척 곤란하다. 그럼에도 불구하고, 도박 중독의 표식이 되는 징표들과 가족에게 나타나는 영향은 여전히 도박 중독을 규정할 수 있게 도와준다.

**정신적 문제들** : 정신적 문제를 가진 사람은, 알코올 중독과 약물 중독을 포함해서, 심각한 도박문제를 가지고 있는 비율이 매우 높다. 때때로, 이런 다른 문제는 도박을 감출 수 있게 해주기 때문에, 가족이나 전문가들로 하여금 눈치채지 못하게 만들기도 한다. 또 다른 사람들에게서는 도박이 정신적인 이런 문제들과 함께 부상해서 떠오르기도 한다. 예를 들어, 어떤 사람은 술을 마시거나 우울할 때만 심하게 도박을 하는 것이다. 이러한 요소를 통해, 다음의 안내를 따르는 것이 중요하다.

• 물질남용이나 기분장애를 가지고 있는 친척들한테 도박문제가 없

는지 주의 깊게 살펴보라.

- 노박 중독이 나타나든지 나타나지 않든지 간에, 그들 스스로 정한 도박행동에 초점을 맞추고 있으라.
- 만약 당신의 친척 중에 조울증이라고 불리는 양극성 장애를 가진 사람이 있는지 알아보라. 그런 사람들은 질병의 한 부분으로 도박을 할 수 있다.(3장을 보라)

**[표 2-2] 도박행동 유형**

- 돈을 마련하려고 신용카드를 사용한다.
- 말이나 개, 다른 동물에 내기를 건다.
- 어떤 유형의 스포츠에 내기를 건다.
- 카지노에서 도박을 한다.
- 숫자 게임을 하거나 로또에 내기를 건다. (케노, 메가박스)
- 즉석복권이나 막대기를 잡아당기거나 "종이"게임을 한다.
- 돈을 위해 빙고 게임을 한다.
- 주식시장, 옵션 그리고/혹은 생필품 시장을 이용한다. (인터넷 매매)
- 슬롯 머신, 포커 머신, 혹은 다른 도박용 머신(기계)을 이용한다.
- 인터넷 도박.
- 돈을 위해 기술을 활용하는 골프게임, 내기당구, 내기볼링 혹은 다른 게임들을 한다.

Adapted from the South Oaks Gambling Screen(Lesieur and Blume 1987).

## 요 약

### 1단계 : 찾는 것에 대해 이해하라

앞서 설명한 것과 같이, 일반적인 도박과 특별한 도박 둘 다, 객관적인 행동과 징표들에 초점을 맞추는 것을 기억하라.

### 2단계 : 정보를 수집하라.

이런 정보 주변에는 높은 장벽이 둘러쳐져 있기 때문에 정보수집이 종종 하나의 도전이 된다. 일반적으로, 개인적인 재정상태나 직장과 학교, 가족, 그리고 도박행동 영역에서 타당한 자료를 발견할 수 있다.

- 금전출납부의 복사본을 받아두라. 금전출납부에는 신용카드 사용과 예금을 포함한 것이어야 하며, 정규적인 소비품목(예를 들어, 생필품과 실용품 등)에 대한 보고, 신용보고서, 주식과 공제조합의 요약, 예금에 대한 내용을 체크하고, 도박중독자 개인 자산과 관련된 다른 문서들도 체크하라.
- 일과 학교에서 일어나는 행동패턴에 주의하라 : 출석, 병가, 동기, 성취(성적, 진급, 실적)
- 신용등급과 가족내에서 발생하는 갈등에 주의하라(대화의 양과 질, 도박과 재정, 충돌의 횟수에 대해 이야기하는 개방성의 정도).
- 도박행동에 대해 특별하게 당신이 할 수 있는 것을 발견하라. 얼마나 자주 그가 도박을 하는가? 얼마나 오랫동안 그가 도박을 하는가? 얼마나 많은 돈을 걸고 그가 도박을 하는가? 평균 내기하는 정도는? 그가 보상하려 하는가? 그가 통제력이 상실되는 징표를 보인 적이 있는가?

### 3단계 : 다른 변명들을 배척하라.

앞서 기록한 것처럼, 다른 변명들을 고려해봐야 한다. 특별히, 당신은 그 문제가 다음 사항에 속한 것은 아닌지 명확히 해야 한다.

- 사회적 도박
- 도박 초기
- 정신적 장애, 특별히 양극성 장애
- 약물이나 알코올 남용

• 다른 비밀스러운 행동, 예를 들어, 업무가운데 불법적인 행동들

### 4단계 : 도박문제에 대한 표준테스트 활용을 고려해보라.

이러한 테스트들은 도박문제를 가지고 있는 사람을 찾아내는데 도움이 된다. 가장 보편적으로 쓰이는 것 중 하나가 '익명의 도박중독자 20문항(Gamblers Anonymous 20 Questions)'이 있다. 우리는 여기 이 책에 그 문항들을 적용시킨 내용을 포함시켜 왔기 때문에, 가족들이 이해하는데 도움이 될 것이다. 이 장 말단부분에 그 내용이 있다. 만약 당신이 '예' 답변을 하게 되는 질문이 7개 이상 되는 친척을 발견한다면, 그 사람은 도박문제를 가지고 있을 가능성이 높다.

### 5단계 : 전문가의 조언을 고려하라.

전문가는 무엇이 문제인지를 규정 내리는데 도움을 준다. 특별히 징표와 증상이 불명확할 경우에는 더욱 그렇다. 10장을 보라. 적절한 전문가의 도움을 구하는 것에 대한 설명이 있다.

## 연 습

만약 당신이 읽어 내려가는 동안, 별개의 노트에 기록을 한다면, 이 내용을 마스터하는데 도움이 될 것이다. 그리고 나서, 당신이 어떤 질문이나 체크리스트에 답을 기입하기 전에, 정기간행물을 참조하라. 자, 다음의 삽화를 조심스럽게 읽어보고, 이 사람이 도박 중독자인지 아닌지를 판별할 수 있는 증거들을 찾아보라. 인식을 위한 하나의 훈련으로서, 징표와 증상이 실제한다고 당신이 확신할 수 있을 때에 각각의 항목에 체크표시를 함으로써 표 2-3을 완성하라. 또한 당신이 각각의 삽화를 읽어 내려갈 때 다음 3가지 질문을 고려하라(답변은 이 장 마지막

쯤에 있다).

질문 1 : 당신이 발견할 수 있는 도박문제이다, 아니다라는 증거는 무엇인가?

질문 2 : 당신이 수집할 수 있는 추가적인 정보가 있다면, 어떤 것들인가?

질문 3 : 그가 도박문제를 가지고 있는가?

◉ ◉ ◉

**삽화 1 :** 제이슨은 20살 대학생인데, 책값으로 500달러를 집에 요구한다. 그의 부모님은 학기가 이미 반 이상이 지났기 때문에 의구심이 들었다. 그는 급박하게 돈이 필요해 보였고, 이번 학기는 왜 이때에 책값이 필요하냐는 질문에 대한 답변은 회피하였다. 최근에 부모님은 그에 대해 관심을 갖게 되었다. 지난 학기에 그는 성적증명서를 부모님께 보여드리지 않았는데, 지금까지 자랑스럽게 여기던 A학점을 줄곧 받아왔고 어린시절부터 지금까지 이런 일은 처음 있는 일이었던 것이다. 그는 올해 이번 학기가 무척 어려워서 전화도 자주 못한다고 설명한다. 그는 그런 변명을 하면서, 항상 돈을 요구한다. 그는 항상 에너지가 넘쳤었고, 간혹 충동적이기는 했지만, 이번에는 사뭇 다른 느낌이 든다. 그는 도박이나 도박문제에 대해서 아무말도 하지 않고 있다.

그의 부모님은 처음에 제이슨에게 술을 마시는지, 약물을 하는지, 혹은 우울한지를 물어본다. 그는 학교에서 모든 학생들이 술을 마시지만, 자신은 그런 문제를 가지고 있지 않다고 말한다. 그는 어떤 우울이나 다른 문제를 가지고 있는 것도 아니라고 부인한다. 그는 약간의 도박을 한다고 인정하나, 단지 학교에서 축구게임에 내기를 거는 정도라고 말한다. 그의 부모님은 학교에 거주하는 조교에게 전화를 해보지만, 제이슨의 협조가 없어서 그들과 대화를 나눌 수가 없다.

그의 부모님은 그에게 돈에 대해 직면시켰다—어디에다 돈을 쓰느

냐? 그는 지속적으로 회피했지만, 계속적인 공세에 그는 도박으로 돈을 잃었다고 인정한다. 그러나, 그게 문제는 아니라고 계속 말한다. 그는 최근 게임에 내기를 걸기위해 다른 사람에게 300달러를 빌렸다고 말한다. 지난 주에 잃은 돈 얼마를 메꾸려고 노력했다는 것이다. 지난 가을에 게임해서 200달러를 벌었다는 것을 강조한다. 그는 자신의 모든 친구들이 도박을 하기 때문에 도박하는 것일 뿐이라고 말한다. 동시에, 그는 도박이 '매우 재미있다' 고 도박을 사랑하기까지 한다고 말한다.

그는 기본적으로 주중에 한 번씩은, 이번 내기에서 잃기 전까지, 대부분 대학 스포츠의 마권영업자와 함께 도박을 한다고 인정한다. 그는 10달러 혹은 20달러를 내기 걸곤 했는데, 요즘에는 매회에 100달러에서 200달러까지 내기 건다는 것이다. 모든 사람들이 그렇다고 그는 우긴다. 그는 자신의 모든 친구들이 게임에 내기를 건다고 말한다. 그는 자신의 성적과 무관하다고 말하지만, 작년부터 성적이 떨어지고 있다는 것은 인정한다. 다시, 그는 성적이 나빠진 것을 이번 학기가 어렵기 때문이라고 불평한다.

부모님은 그가 고등학생시절 친구들과 포커를 하곤 했다는 것을 기억해 내었다. 그게 문제로 드러나지 않았었지만, 그는 1년 혹은 2년 동안, 매주 금요일 밤에 포커게임을 했던 것이다. 그 때의 성적은 좋았었다.

◉◉◉

**삽화 2 :** 빌은 68세의 은퇴자이며, 아내가 암으로 죽고 난후, 2년 전에 재혼했다. 새 아내는 성인이 된 조카딸에게 다가가서, 그녀 생각에 빌이 도박문제를 가지고 있는 것 같다고 말한다. 그녀는 조카딸에게 빌의 행동을 다음과 같이 설명한다.

빌은 매주 3일 정도를 친구들과 경마장에서 도박을 한다. 그는 매주 말 때문에 300달러를 소비한다. 그는 가끔 로또 복권을 긁어대고, 일년에 한 번은 라스베가스에 간다. 그는 성인으로서의 삶에서 많은 부분을 도박으로 채워오고 있다—모든 사람들이 어느 날 크게 성공한 빌 삼촌에 대해 농담한다는 것이다. 이전에는 그의 도박에 대해 관심을 표명하는 사람이 아무도 없었다. 그는 일생동안 열심히 일하는 사람이었다—자동차 판매자로서—그리고 그는 가족가운데 가장 부유한 사람이 되기 위해서 돈을 충분히 모았다. 그는 첫 아내를 사랑했고, 그녀가 죽기전의 생활만큼 행복해 본적이 없었다고 느낀다. 그는 알코올 문제를 가지고 있었지만, 익명의 알코올 중독자 모임(단주 친목 모임)(AA)에 참석하면서 술 취하지 않은 모습으로 있은지가 6년이나 된다. 그는 정신적 질병과 같은 분명한 문제는 없었지만, 약간의 우울증세를 보이고 있다.

아내는 만약 휴가를 카지노 근처의 산이나 해변으로 가지 않는다면, 빌은 휴가를 떠나고 싶어하지 않는다고 말한다. 그녀는 빌이 너무나 도박에 빠져있어서 다른 것에는 흥미가 없는 것으로 여겨졌다. 그녀는 또한 빌이 도박으로 써버리는 돈이 너무 많아서 새 차를 구입하는 등의 다른 일에 돈을 쓸 수가 없다라고 생각한다. 돈 때문에 그들 사이에 논쟁이 있었다. 그녀는 예전에 빌에게 도박을 그만두라고 요구했었지만, 그는 자신이 진정으로 즐거움을 느끼는 몇 안 되는 일들 가운데 하나인 도박을 그만둘 수 없다고 거절했다. 그녀는 빌이 이전보다 더 많은 돈을 쓴다고 생각지는 않지만, 여전히 많은 돈을 써버린다는 느낌이다. 그의 조카딸이 다른 친척들과 함께 빌을 살펴보고 나서, 그들은 한결같이 이전에 보아오던 빌과 같다는 것이다. 가족 중에는 빌을 염려하는 사람이 아무도 없었다. 조카딸이 빌 삼촌과 이야기 할 때, 그는 거의 힘이 없어 보였다. 그는 여전히 경마장에 가고 있다고 말하고, "큰 거한 판"을 기다리고 있다고 말한다. 그는 자신의 삶에서 새로운 것이 있다고는 여기지 않는다—그는 아내와 갈등이 있다고 말하지 않는다.

**[표 2-3] 삽화 1 / 삽화 2 의 체크리스트**

| 표 시 | 삽화 1 | 삽화 2 |
|---|---|---|
| ◇ **일반적 행동** | | |
| • 일 :<br>몰입도와 야망 축소<br>태도의 변화<br>실적의 변화 | | |
| • 집 :<br>몰입도의 축소<br>집에서 보내는 시간의 변화<br>긴장과 갈등의 증가 | | |
| • 정직성과 개방성의 변화 | | |
| • 기분이나 인격의 변화 | | |
| • 재정상태에서 납득할 수 없는 변화 | | |
| ◇ **도박 행동** | | |
| • 도박의 증가 :<br>횟수<br>보내는 시간의 총 양<br>내기의 정도<br>내기하는 전체 돈 | | |
| • 통제력 상실의 발생 :<br>계획된 것보다 더 길게 끄는 도박<br>계획한 것보다 더 많은 돈을 사용하는 도박<br>도박한 이후에 생기는 후회<br>잃은 돈을 되찾기 위해 하는 도박<br>계획된 활동 대신에 하게 되는 도박 | | |
| • 보상 | | |
| • 돈을 따려고 계속하게 되는 도박 | | |
| • 도피처로서의 도박 | | |
| • 자극제로서의 도박 | | |
| • 도박하기위해서 더 많은 돈을 얻으려는 노력 :<br>도박하기 위해 돈을 빌림 | | |

| | | |
|---|---|---|
| 다른 곳에 사용되어야 할 돈을 도박을 위해 가져감 | | |
| 도박을 위해 소유물을 판매함 | | |
| 도박을 위해 빚지는 돈이 증가함 | | |
| 도박을 위해 돈을 모으려고 불법적인 행동을 함 | | |

**삽화 1 / 삽화 2 의 체크리스트의 답변**

| 표 시 | 삽화 1 | 삽화 2 |
|---|---|---|
| **◇ 일반적 행동** | | |
| • 일 : | | |
| 몰입과 야망 축소 | ? | 아니오-은퇴 |
| 태도의 변화 | ? | N/A |
| 실적의 변화 | 예 | N/A |
| • 집 : | | |
| 몰입의 축소 | ? | 가능함 |
| 집에서 보내는 시간의 변화 | 아니오 | 아니오 |
| 긴장과 갈등의 증가 | 예 | 예 |
| 정직성과 개방성의 변화 | 예 | 아니오 |
| 기분이나 인격의 변화 | 아니오 | 아니오 |
| 재정상태에서 납득할 수 없는 변화 | 예 | 아니오 |
| **◇ 도박 행동** | | |
| • 도박의 증가 : | | |
| 횟수 | 예 | 아니오 |
| 보내는 시간의 총 양 | ? | 아니오 |
| 내기의 정도 | 예 | 아니오 |
| 내기하는 전체 돈 | 예 | 아니오 |
| • 통제력 상실의 발생 : | | |
| 계획된 것보다 더 길게 끄는 도박 | ? | 아니오 |
| 계획한 것보다 더 많은 돈을 사용하는 도박 | ? | 아니오 |
| 도박한 이후에 생기는 후회 | ? | 아니오 |
| 잃은 돈을 되찾기위해 하는 도박 | ? | 아니오 |

| 계획된 활동 대신에 하게 되는 도박 | ? | 이니오 |
|---|---|---|
| • 보상 | 예 | 아니오 |
| • 돈을 따려고 계속하게 되는 도박 | ? | 아니오 |
| • 도피처로서의 도박 | ? | 아니오 |
| • 자극제로서의 도박 | ? | 가능함 |
| • 도박하기위해서 더 많은 돈을 얻으려는 노력 : | | |
| 도박하기 위해 돈을 빌림 | 예 | 아니오 |
| 다른 곳에 사용되어야 할 돈을 도박을 위해 가져감 | 예 | 아니오 |
| 도박을 위해 소유물을 판매함 | ? | 아니오 |
| 도박을 위해 빚지는 돈이 증가함 | ? | 아니오 |
| 도박을 위해 돈을 모으려고 불법적인 행동을 함 | 예 | 아니오 |

## ▣ 질문에 대한 답변

### 삽화 1

**질문 1 : 도박문제이다, 아니다라고 당신이 발견해 낼 수 있는 증거는 무엇인가?**

비록 유용한 정보가 한정되어 있다 해도, 도박 중독에서 전형적으로 발견될 수 있는 도박행동과 일상 행동에 대한 많은 핵심변화의 증거는 존재한다. 제이슨이 인정하지 않음에도 불구하고, 도박을 점점 더 많이 하는 것, 많은 양의 돈을 잃게 되는 것, 돈을 빌린 증거, 그리고 도박 중독을 보상하려는 움직임이 존재한다. 학교성적이 변한 것과 자기 부모님과 상호작용하는 방식에서 어떤 변화가 생긴 것은 아주 분명한 것이다. 학교 출석과 통제력 상실, 그리고 도피처나 자극제로서 도박하는 모습에 대한 증거가 좀 부족하다 하더라도, 도박 중독이 아니라는 직접적인 증거는 거의 없다.

**질문 2 : 만약 부가적인 정보가 있다면, 어디에서 얻을 수 있는가?**

성적, 출석부, 은행계좌, 학교에서 얻어낼 수 있는 기록들, 도박 행위에 대한 정보...

**질문 3 : 그에게 도박문제가 있는가?**

그는 분명히 가벼운 정도의 도박 중독을 가진 것으로 보인다.

**삽화 2**

**질문 1 : 도박문제이다, 혹은 아니다라는 어떤 증거가 있는가?**

빌이 사용한 많은 양의 시간과 잃어버린 많은 돈이 하나의 문제라고 볼 수 있다. 핵심증거로는 그가 도박을 할 때 특별한 변화를 보이지 않는다는 것이다. 그는 도박을 점점 더 많이 하게 된 것이 아니다. 그에게서는 통제력의 상실이나 계속 도박하려고 돈을 모으는 새로운 방식을 찾아나서는 어떤 증거도 보이지 않는다. 그는 당신이 그렇게 할 수 있는 것보다 가능한 한 훨씬 많은 돈을 가지고 도박을 한다. 그러나, 그에게는 정말 큰 수입이 있고, 도박하는 돈의 양이 바뀐 적이 없다. 물론 그의 아내는 이런 돈 소비 방식이 좋다고 생각지 않으니까 도박을 좋아하지는 않지만, 그렇다고 이것이 그가 도박 중독자라는 것을 뜻하지는 않는다.

**질문 2 : 만약 부가적인 정보가 있다면, 어디에서 얻을 수 있는가?**

더 부가적인 정보가 필요치 않다.

**질문 3 : 그에게 도박문제가 있는가?**

그가 도박 중독 성향을 가질 가능성은 매우 희박하다.

## 당신 가족 중에 도박 중독자가 있는가 ?

다음의 문항에 맞으면, "예", 틀리면, "아니오"에 동그라미를 치시오.

| | | |
|---|---|---|
| 예 | 아니오 | 1. 그는 도박하느라고 직장이나 학교에 늦은 적이 있는가? |
| 예 | 아니오 | 2. 그가 도박하는 것 때문에 가정생활을 불행하게 만든 적이 있는가? |
| 예 | 아니오 | 3. 도박이 그의 평판에 나쁜 영향을 미친 적이 있는가? |
| 예 | 아니오 | 4. 그가 도박을 한 후에 후회한 적이 있는가? |
| 예 | 아니오 | 5. 그는 빚값을 돈을 벌기위해서 도박을 한 적이 있는가? |
| 예 | 아니오 | 6. 도박이 그의 야망이나 능률을 떨어뜨려 본 적이 있는가? |
| 예 | 아니오 | 7. 그는 도박으로 잃은 돈을 되찾기 위해, 다시 도박을 하러가고자 하는 충동을 느낀 적이 있는가? |
| 예 | 아니오 | 8. 그는 도박판에서 이기고서도, 더 많은 돈을 따고 싶어 다시 도박하러 가고 싶은 충동을 느낀 적이 있는가? |
| 예 | 아니오 | 9. 그는 가지고 있던 돈이 완전히 다 없어질 때까지 도박을 한 적이 있는가? |
| 예 | 아니오 | 10. 그는 도박을 하기 위해 돈을 빌린 적이 있는가? |
| 예 | 아니오 | 11. 그는 도박을 하기 위해 어떤 것을 팔아본 적이 있는가? |
| 예 | 아니오 | 12. 그는 도박하기 위한 자금을 따로 마련해 둔 적이 있거나, 다른 일상적인 소비에 돈을 아까워해 본 적이 있는가? |
| 예 | 아니오 | 13. 도박이 그 자신의 복지나 다른 가족들을 돌보는 것에 소홀하게 만들었는가? |
| 예 | 아니오 | 14. 그는 계획했던 시간보다 더 길게 도박을 해 본 적이 있는가? |
| 예 | 아니오 | 15. 그는 걱정거리나 문제를 회피하기위해 도박을 해 본 적이 있는가? |
| 예 | 아니오 | 16. 그는 도박중독자금 마련을 위해 불법적인 행동을 하겠다고 마음먹거나, 실제로 그렇게 행동한 적이 있는가? |
| T | F | 17. 그는 도박 때문에 잠을 잘 못 이룬 적이 있는가? |
| 예 | 아니오 | 18. 그는 다툼, 실망, 혹은 좌절 때문에 도박을 하고 싶은 욕구를 표현해 본 적이 있는가? |
| 예 | 아니오 | 19. 그는 짧은 시간동안 도박을 해서 큰 돈을 모아보겠다고 말하거나, 실제 큰 돈을 모아본 적이 있는가? |
| 예 | 아니오 | 20. 그는 도박의 결과로 자살이나 다른 자해행위를 생각하거나, 그렇게 하겠다고 말하거나, 혹은 실제로 시도해 본 적이 있는가? |

제3장

# 어떤 사람이 도박중독자가 되는가?

1,000명의 성인가운데 약 11명 정도(1.1 퍼센트)가 심각한 수준의 도박 중독자이다; 여기서 추가적인 2.8퍼센트는 가벼운 수준의 도박 중독사이다. 보는 사람들 가운데, 작년까지 100명의 성인들 중 약 4명이 도박문제를 가지고 있었다. 단지 작년 한 해만이 아니라, 만약 당신의 생활 주변에 때때로 어떤 문제를 가지고 있는 사람을 생각해 본다면, 이 비율은 더 높아지는 것이다. 비교해 보건데, 모든 성인가운데 약 6 퍼센트가 알코올을 남용하고 있고, 5퍼센트는 심각한 임상적 우울증을 가지고 있다. 도박 중독은 가장 보편적인 정신장애를 가진 수 만큼 일반적이고, 25분의 1보다 더 많이 걸린 것이고, 미국에서 약 800만 성인이 걸려있는 것이다.(DSM-IV 1994; Shaffer, Hall, and VanderBilt 1997)

## 상처입기 쉬운 집단들

사람은 자신의 성별, 나이, 경력, 문화적 배경, 혹은 경제적인 수준과 상관없이, 도박문제를 가질 수 있다. 그러나, 어떤 집단들은 특별히 도박 중독에 취약한데, 그들이 도박 중독이 생겨날 수 있는 위험요소가 증가하기 때문일 수도 있고, 도박 중독의 결과가 이런 집단의 사람들에게 특별히 더 파괴적일 수 있기 때문이기도 하다. 이런 집단에는 청소년, 노인층, 알코올이나 약물에 중독된 사람들, 기분장애나 주의력 결핍장애(ADD)나 정신분열증을 포함한 다른 정신적인 장애를 가지고 있는 사람들이 속한다.

## ▣ 청소년과 청년

도박 중독이 발생할 십대들의 위험은 성인의 위험에 비해 거의 3배나 된다. 대학생들 사이에서는 그 위험이 성인 위험의 6배로 증가하고 있다. 십대와 청년 시절은 도박문제가 발생할 가장 높은 위험도를 가진 시기로 드러난다. 마리화나를 피우거나 다른 불법적인 약물을 하는 청소년들 보다 도박을 하는 청소년의 수가 더 많다. 7학년에서 12학년까지의 학생들 가운데에서, 알코올 사용이 불법성 도박(예를 들어, 로또 복권)의 확산을 거의 초과하지 못한다(The WAGER 1996). 청소년과 청년의 약 13퍼센트(8분의 1)가 도박문제를 가지게 될 것이다(Shaffer, Hall, and VanderBilt 1997).

## ▣ 중년이상의 성인층

도박 중독이 노인층에 급속하게 증가한다는, 그리고 일반 성인 인구층내에서의 비율보다 더 높은 비율로 발생한다는 임상적 증거가 제시되고 있다. 고립이나 자유시간이 많아지는 것, 재력이 감소하는 것, 그리고 도박을 금지시켜 오던 활동이나 주변 사람들이 사라지게 되는 생활상의 변화들이 집중적으로 노인을 더 높은 위험에 노출시킨다.

적지만 유의한 퍼센트를 차지하는 60세 이상의 성인은 어떤 유형의 인식 손상을 가지고 있다. 이것은 알츠하이머병, 뇌졸중, 알코올의 장기적 영향을 포함한 많은 의학적 상태이 결과일 수 있다. 이런 노인층의 소수 집단에서, 그들의 인식 손상의 증상으로는 자신들을 문제발생에 취약하도록 만드는 충동에 대한 통제와 확연하게 드러나는 조절 능력의 감소가 포함된다.

예를 들어, 어떤 여성이 자신의 연금을 도박으로 날려버린 이후에, 여형제들이 그녀를 병원에 데려왔다. 그녀는 65세 이전에는 도박문제를 가져본 적이 전혀 없었으나, 그때쯤에 케노와 로또를 시작했고, 200만 달러를 잃게 되었다. 장기적 알코올 남용으로 인한 가벼운 뇌 손상 같은 신체적 증상이 밝혀졌는데, 이것은 그녀의 도박과 매우 관련 있어 보였다. 일반적으로, 그녀는 덜 제재를 받았고, 더 충동적이었으며, 젊은 시절보다 판단력이 떨어져 보였다.

노인층에 나타나는 도박 중독의 결과는 특별히 심각할 수 있다. 도박중독은 중년이상 성인의 우울이나 분노를 더 악화시킬 수 있다. 생명유지에 필요한 재력이 급속히 감소할 수 있고, 그것들을 재생시킬 시간도 능력도 없게 된다. 노인들은 편안한 은퇴생활에 대한 꿈과 소망이 급속히 파괴되는 것을 발견한다.

한 노인환자가 우편용 내기 경마에 수천 달러를 잃었다. 비록 그가 젊었을 때, 빈틈없는 사업가였다하더라도, 그의 판단력이 작은 뇌졸중에 의해서 줄어들게 되었다. 그는 많은 내기 경마 회사에 고용된 매매용병들에 의해 쉽게 먹이가 되었다. 그는 반드시 이길거라고 확신하였고, 심지어 그의 "승리"를 주워 올리기 위해 나라를 가로질러 운전해 오는 노력을 하기도 했다. 그의 딸과 사위가 어떤 일이 벌어졌음을 깨닫고 개입하게 될 때 쯤, 그는 실제로 곤궁에 처해 있었다.

## ▣ 알코올과 약물 남용자들

알코올과 약물 문제를 가진 사람들은 일반인이 도박문제를 가진 비율보다 6배나 더 많이 도박문제를 가지고 있다. 더불어, 알코올과 약물 남용은, 일반 인구층에서 보다 도박 중독자들 사이에서 더 높은 비율로 발생한다(Federman, Krebs, Drebing, et al. 1998). 관련된 이유로는 문화를 포함해서, 공통 환경, 조기 가족노출, 혹은 유전 등 복잡하다.

아마 가장 쉽게 이해할 수 있는 요소는 도박이 벌어지는 장소 어디나 알코올이 존재한다는 것이고, 사람들이 술 마시러 가는 많은 장소에서 도박을 하게 될 기회가 높다는 것이다. 알코올은 많은 카지노에서 제공되고 있고, 경마장과 다른 도박 시설들에서도 넓게 퍼져있다. 유사하게, 내기당구 테이블이나 케노 그리고 다른 도박게임들은 많은 술집, 클럽, 그리고 라운지 등에서 쉽게 할 수 있게 되어있다.

알코올과 약물들에 중독된 도박중독자들은 그들의 중독이 도박을 중단하려는 노력을 방해하기도 한다는 것을 발견할 수 있다. 동일하게, 도박문제는 음주나 약물사용을 중단하려는 노력을 방해놓을 수 있다. 더불어 그 문제들은 재발과 실패의 사이클을 만들어내어, 해결을 두 배로 어렵게 만들 수 있다.

## ▣ 다른 정신건강상의 문제들

정신적 질병을 가지고 있는 사람은 도박문제를 발생시킬 큰 위험을 가지고 있다. 유사하게, 도박중독자들은 일반사람들보다 정신질환자들 가운데서 더 높은 비율로 나타난다(Specker, Carlson, Edmonson, et al., 1996).

### 기분장애

양극성 장애자(조울증으로 알려져 있다)는 조증의 시기(높은 에너지, 극적인 충동성, 그리고 도취적 기분이 특징이 되는)와 울증의 시기(슬픈 느낌, 낮은 에너지, 그리고 낮은 자존감이 특징이 되는)사이를 오르

내리는 사람이다. 충동적이고 억제되지 않는 도박은 종종 조증상태에서 발생한다. 도박은 조증삽화의 기간동안 발생하는데, 여기서의 도박은 하나의 분리된 장애로 생각해서는 안 되고 조증의 증상으로 이해해야 한다. 그러나, 그 증상과 결과들이 동일할 수 있기 때문에, 조증기간동안 하게 되는 도박은 그 개인과 가족에게 깊은 영향을 줄 수 있다.

우울과 도박 중독사이의 관계는 복잡하고 상호작용적이다. 우울은 도박 중독이 생길 수 있는 기회를 증대시키지만, 우울은 또한 지속적인 도박행동과 연관된 상실의 결과로 생길 수 있다. 도박 중독자들은 일반 사람들보다 주요 우울증의 비율이 높다. 치료 중에 있는 도박 중독자들 사이에서는, 우울의 비율이 일반 사람들보다 3배에서 5배 정도 높다 (Becona, Lorenzo, Fuentes 1996 ; McCormick, Ruso, Ramirez, et al. 1984).

## 주의력 결핍 장애(ADD)

도박 문제를 가진 성인가운데 거의 20%가 주의력 결핍 장애라 불리는 장애를 가지고 있다. 이것은 산만함, 장기간 집중력을 유지하기 어려움, 들떠있음, 충동적, 그리고 학습의 곤란함으로 특징지워지는 것이다. 주의력결핍장애(ADD)가 있는 사람들은 종종 활동과다와 지나친 흥분상태를 드러낸다. 역설적으로, 주의력결핍장애(ADD)는 그 사람의 두뇌 앞부분에서 자극이나 활동의 수준이 낮은 것과 관련 있을 수 있는데, 주의집중이 곤란한 결과로 인한 것이다. 자극적인 상황은 두뇌의 앞부분의 활동수준을 높일 수 있다. 그로 인해 사람들은 그들 관심에 더 주의 집중할 수 있고 더 편안하게 되는 것이다. 어떤 이들에게 있어서, 도박은 그들 관심을 끌어내서 유지시킬만큼 충분히 위험스러울 수 있지만, 그들 증상을 일시적으로 경감시키게도 된다.

이 장애는 어린시절에 잘 나타나지만 항상 인식되는 것은 아니다. 이 문제를 가진 아이들 가운데 반정도는 집중력이 떨어진다든지, 충동적이라든지, 그리고 성인으로서는 행동수준이 높다든지하는 유의한 증상을 지속적으로 가지게 될 것이다. 주의력결핍장애(ADD)는 다른 자극통제장애자들과 매우 연관이 있다. 다행스럽게도, 치료는 종종 성공적이다.

### 정신분열증

우리 조사연구에서는 정신분열증을 가진 사람들의 도박 중독 비율이 일반사람들한테서 발견될 수 있는 도박 중독 비율보다 높다고 말한다. 이 장애를 가진 사람들은 매일 매일 일상의 문제들을 다루는 특별한 도전들에 직면하게 되고, 환상, 망상, 그리고 무질서하거나 이상한 행동을 포함하여 심각한 증상들에 직면하게 된다. 의료진료, 상담 그리고 어떤 지지적인 환경을 포함한 치료는 이런 많은 증상들을 제거하거나 경감시키는데 자주 성공한다.

도박 중독은 그러나 이런 사람들이 직면해야 하는 많은 어려움을 더 악화시킬 수 있다. 재정과 인간관계, 그리고 생산적인 활동에 끼치는 도박의 부정적인 영향 때문에, 도박은 생활상의 도전에 대처하기위한 자원이 한정된 이런 사람들의 삶에 강한 스트레스를 부가하는 근원으로 작용한다. 도박은 또한 이들을 알코올과 마약사용이 증가하는 곳으로 유도할 수 있다. 결국, 도박은 상황을 극복하는데 사용할 자원이 한정된 가족구성원의 스트레스를 악화시킬 수 있다.

## 동기

모든 도박 중독자들이 다 비슷한 것이 아니다. 그리고 도박에 기여하는 그런 요소들은 매우 다양하다. 만약 그런 사람이 도박을 중단시킬 그리고 적절한 방식으로 욕구를 충족할 효과적인 방법을 찾도록 당신이 돕고자 한다면, 당신 가족의 동기영역을 이해하는 것이 긴급히 필요하다. 사람으로 하여금 도박 중독에 연루되게 하는 동기는 기본적으로 6가지가 있다.

1. **액션/흥분** : 만약 당신이 도박 중독자에게 왜 도박을 하느냐고 묻는다면, 그들 중 많은 사람이 흥분에 대해서 이야기 할 것이다. 크게 이길 수 있는 가능성과 잃을 수 있다는 위험성 둘다 도박중독자를 즐겁게 하는 스릴을 만들 수 있다. 몇몇 도박중독자들에게 있어서, 때로는 "감각 추구"로 불리는, 흥분과 자극에 대한 강한 욕구가 하나의 전형적인 인격특성이다. 그들은 삶에 있어서 새로운 경험과 도전을 즐기는 식으로, 다른 영역에서도 종종 위험을 감수한다. 이들은 많은 일상적인 상황들이 지루하다고 여길 수 있다.

이 동기내용은 청소년이나 청년들, 그리고 주의력 결핍 장애자들한테는 아마 더 일반적일 것이다. 위에서 언급한 것처럼, 주의력결핍장애(ADD)를 가진 사람들은 흥분이나 위험도가 높은 행동에 연루될 때 더 집중하고 편안하게 느낀다고 보고한다.

2. **우울, 분노 그리고 다른 부정적 감정에 대한 회피** : 많은 도박중독자들은 도박을 할 때, 마치 "또 다른 세계"에 있는 느낌이 든다고 설명한다. 그들은 매일의 관심사에 대해 잊어버리고 그들이 하고 있는 도박에 전적으로 집중하게 된다는 것이다. 어떤 도박중독자들은 심지어, 그들 주변에 어떤 일들이 진행되고 있는지를 전혀 모르는 "황홀한" 상태에 있는 것 같이 느낀다는 것이다. 또 어떤 사람들에게 있어서, 도박이 우울한 기분이나 슬픔, 분노, 화 혹은 두려움같은 부정적인 느낌들을 회피하기 위한 기회라는 것이다. 전형적으로, 이런 사람들이 도박을 하게

되고, 또 부정적인 감정을 경험하게 될 때는 더 자주 도박을 하게 되는 것이다. 도박은 아주 짧게 회피의 짬을 제공하지만, 물론 근본적인 문제의 해결책은 되지 못한다.

3. **사회화** : 도박은 사람이 사회적 필요를 충족하는 주요한 수단이 될 수 있다. 어떤 사람들은 경마장이나 카지노에서 규칙적으로 도박을 함으로써 친구 네트워크를 형성할 수 있다. 또 다른 도박중독자들은 많은 인격적 접촉이 없는 가운데에서도 사람들에게 둘러싸여 있는 자신을 발견할 수 있기 때문에 이것이 하나의 주요한 동기가 되기도 한다. 붐비는 카지노에 가서 혼자 도박을 하는 것은 그들이 갈망하는 사회적 접촉의 수준을 정확하게 성취시킨다. 사회화는 나이많은 도박중독자나 청소년/청년 도박중독자나 둘 다에게 있어서 주요한 동기요소가 될 수 있다.

4. **정체감과 자아존중감** : "도박중독자"가 된다는 것은 어떤 사람들에게 있어서 자아존중감을 증진시키는 것만큼 긍정적인 정체감을 제공한다. 이것은 도박중독자를 부정적인 눈으로 보는 사람들에게는 놀라울 수 있다. 그러나, 우리 문화는 종종 도박중독자를 긍정적으로 본다. 미디어는 자주 도박중독자를 흥분하는, 대담무쌍한, 유머있는, 매력적인, 도전적인 그리고 부러운 친구로 그려낸다. "승리자"가 된다는 것은 역시 매력적인 이미지와 연관이 있다. 대부분의 도박중독자들은 그들이 이긴 게임에 대해서 그리고 얼마나 많은 돈을 땄는지를 말하면서 다른 사람들이 감명받을 것이라고 믿고 즐거워한다(그리고 때로는 그들이 감명을 받는다).

어떤 특성이 매력적인가에 대한 도박중독자들의 믿음은 매우 다양하다. 어떤 사람은 자신이 도박중독자로 보여지기를 원한다. 왜냐하면 도박중독자가 매력적이기 때문이다. 또 다른 사람들은 타인이 부러워하는 존재 그리고 "승리자"로 보여지는 존재의 경험을 하기 원할 것이다. 또 다른 사람들은 도박중독자를 어떤 특별한 특성을 가진 존재로서 보곤 하는데, 바로 이것이 그들을 분리시키게 된다. 실제로 노력하는 사람의 이미지는 그들이 그러한 사람이라는 것을 실제로는 반영하지 않을 수 있다. 예를 들어, 한 부끄러움과 두려움 많은 청소년이 자신이 두려움 없고 재치있다고 증명하기 위해 도박을 추구할 수 있다.

심지어 초기에는 도박의 이미지에 매력을 느끼지 않던 사람도 몇 년간 도박을 하고 나면 도박중독자로서의 평판을 즐기기도 한다. 도박을 포기하는 것은 자기 자신 이미지의 어떤 중요한 부분을 포기하는 것을 의미한다. 특별히 남성들은 자기 정체감의 한 부분이 "매력적"이라는 인상을 성취해서 유지하려고 하는 사회적 압력을 크게 느낄 수 있기 때문이다.

5. **인간관계적인 동기** : 어떤 도박중독자들에게 있어서, 가족안에서 도박을 한다는 규칙은 도박동기의 아주 중요한 영역이 된다. 예를 들어, 매듀는 24살이지만, 14살짜리 같이 느끼고 행동한다. 그는 대학에 떨어지고 나서 그의 부모님과 같이 살고 있다. 그가 가진 어른이 되는 것에 대한 근본적인 두려움과 그의 부모님이 지속적으로 자신을 돌보아주기를 바라는 소망은 그의 삶에서 아주 중요한 주제이다. 그의 도박문제는 그에게 부모님의 지지를 유지시키도록 돕는 주요한 역할을 한다. 그가 너무나 무책임하고 의존적이어서 스스로 그렇게 해 나갈 수가 없다는 것이 그와 그의 부모님에게서 증명되었다.

이것은 많은 가능한 동기들 가운데 하나에 불과하다. 어떤 젊은 청년의 경우, 도박이 양친의 지지를 이끌어내는 것이었던 매튜와는 반대로, 도박이 부모로부터 탈출하려는 하나의 방법이 되기도 한다. 어떤 사람에게 있어서, 도박은 자기자신이나 가족들에게 모욕감을 주고 화를 표현하는 한 방식이기도 하다. 어떤 부부에게 있어서, 한 배우자의 도박은 다른 배우자와 일정한 거리를 유지하기 위한, 혹은 적개심을 표현하는 한 방식이기도 한 것이다.

6. 돈 : 물론, 실제로 모든 도박중독자들은 의식적으로 돈을 따기 원한다. 도박 중독자들은 종종 이전의 상실을 만회하려고 도박을 다시 하게 된다–이러한 현상을 "보상"이라 부른다. 흥분을 추구하는 것과 마찬가지로 돈을 추구하는 것, 이 동기가 도박 중독자들에게서 들을 수 있는 가장 현실적인 것이다.

비록 확률이 매우 낮은 기회의 게임에서는 도박중독자가 돈을 잃게 된다(부록 B를 보라)고 해도, 한정된 수입안에 있는 사람들은 도박이 자기 삶의 수준을 극적으로 향상시켜 줄 수 있는 유일한 방법으로 보인다. 그러므로, 제한된 자원을 가진 많은 사람들은 적어도 가진 자원의 얼마는 도박하는데 사용한다. 불행하게도, 대부분의 보편적인 결과는 그들이 이미 가진 자금이 쉽게 더 줄어든다는 것이다. 이러한 이유에서, 돈을 추구하는 동기가 노인과 같은 낮은 소득계층과 소득이 한정된 사람이 도박중독에 대해서는 특별히 고려할 만한 중요한 동기인 것이다.

## ▣ 동기 사정(Assessing Motivation)

도박 중독은 다른 가족구성으로부터 종종 감춰진다. 한번 그것이 드러나면, 도박을 하는 도박 중독자의 동기를 이해하는 것이 도박중독자와 그 가족구성원 둘다에게 도움이 될 수 있다. 도박중독자에게 있어서, 동기이해는 도박의 치료와 최종적인 중단을 향한 하나의 중요한 단계가 될 수 있다(10장을 보라). 당신에게 있어서, 동기 이해는 왜 당신의 가족이 자신과 다른 가족구성원의 재정적이고 심리적인 복지를 손상시키면서까지 도박을 하는지에 대해 이해하도록 돕는다. 동기 이해는 또한 당신을 최종적인 회복을 향해 도박중독자와 함께 작업하며 효과적인 문맥을 열어가도록 도울 수 있다.

당신은 이미 왜 당신의 가족이 도박을 하는지에 대한 어떤 생각을 가지고 있을 수 있다. 그러나, 아마 당신이 적절히 대처할 수 있는 것보다 더 좋은 처방이 여기에 있다. 도박중독자들은 자신들 도박의 밑바탕을 이루는 동기들의 특별한 조합에 대해 종종(항상은 아니지만) 깨닫지 못할 수 있다. 어떤 동기들은-돈이나 흥분같은-가족구성원과 도박중독자 자신에게 아주 명백한 것이다. 다른 동기들은-인간관계에서 얻는 것과 스트레스를 주는 감정의 회피같은 동기-전체 가족의 다른 구성원에게나 도박중독자에게나 명백한 것이 아닐 수 있다. 이런 이슈에 대해 생각해 보는 도박중독자가 거의 없기 때문에, 도박 중독자가 도박을 하는 동기를 사정하는 하나의 효과적인 방법은 그들로 하여금 도박에 대해 개방적으로, 폭넓게 대화하도록 보장해 주는 것이다. 이것은 만약 당신이 도박중독자와 함께 그들의 도박에 대해 이미 자연스레 이야기하고 있다면, 특별히 그 경우가 된다(이런 대화맥락을 열어가는데 정보가 더 필요하면 7장을 보라).

만약 당신 가족의 도박이 당신과의 대화를 방해하는 긴장이나 문제를 만들어내고 있다면, 이런 긴장들을 일시적으로 제껴 놓으라. 당신 스스로 당신 가족의 도박에 대해 진심으로 호기심을 갖도록 허용하라. 당신의 목적-당신이 도박중독자에게 분명히 전달할 수 있는 목적-은 당신의 가족이 왜 그리고 얼마나 이런 활동에 연루되었는지를 더 잘 이해하고자 하는 것이다. 당신이 만약 당신 가족이 도박문제를 가지고 있다고 의심되는 바로 그 지점에 있다면, 그러나 당신은 아직 그들에게 접근하지 못하고 있다면, 당신은 이 이슈, 즉 당신으로 하여금 당신 가족이 도박문제를 가졌다고 의심하게 만든 증거가 무엇이든지 간에 그것을 살펴봄으로써 그 이슈를 고려해 볼 수 있다. 이후에, 당신이 당신 가족과의 대화가 보증된 후, 당신은 이 주제에 대한 대화의 기회를 가지게 될 것이다.

당신이 도박중독자의 동기를 더 잘 이해하기 위해 그들에게 물어볼 수 있는 많은 질문들이 있다. 가장 직접적인 통로는 왜 그가 자신이 도박을 한다고 믿게 되었는지 그 사람에게 물어보는 것이다. 그가 왜 거기에서 나왔는지? 그가 무엇을 성취하는지? 그것에 대해 그가 즐기는 것이 무엇인지? 그것이 그로 하여금 사물들에 대해 더 좋게 느끼게 만드는지? 그가 도박을 할 때는 염려들을 던져버릴 수 있는지? 만약 당신이 당신 가족이 실제로 과거에 도박을 했는지 관찰할 기회를 갖지 못했다면, 그에게 일반적인 도박 에피소드를 처음부터 끝까지 설명해 달라고 요구해 보라. 그가 도박할 때는 어떻게 느꼈는지? 무엇에 대해 생각하였는지? 이런 질문들에 대한 답은 흥분과 부정적 감정의 회피가 언제 우선적인 동인으로 작용하는지를 당신이 깨닫도록 도울 수 있다.

그가 혼자 도박을 하는지 혹은 친구나 동료들과 집단으로 어울려 도박을 하는지 그 여부에 관심을 두라. 만약 그가 다른 사람들과 어울려 도박을 한다면, 그에게 도박친구에 대한 이야기를 요구하라. 당신 가족이 친구들과 함께했던 긍정적이고 심지어 열중했던 시간에 대해 이야기하는지의 여부를 잘 들어두라. 도박이 당신 가족에게 정체감영역에서 어떤 의미로 작용하는지 이해하려고 노력하라. 도박에 대한 당신 가족의 설명을 신중하게 들어보라, 즉 그가 자기 자신에 대해서 어떻게 말하는지, 그가 특별히 자랑스러워하는 것이 무엇인지, 그가 타인들이 그에 대해 생각하고 말하는 것에 대해서 어떻게 생각하는지, 그가 자신에 대해 어떻게 설명하고 있는지에 집중해서 신중하게 들어보라. 그에게 자신의 인격에 대해, 그의 평판에 대해, 타인들이 그에 대해 무엇을 좋아하는지에 대해 설명해 달라고 요구해 보라. 이런 모든 정보가 당신으로 하여금 인격적 정체감이 당신 가족에게서 중요한 동인으로 작용하는지 규명해 볼 수 있게 도울 것이다.

인간 상호관계적인 동인을 정의해 내는 것은 다른 가족들에게는 어려운 것일 수 있다. 왜냐하면, 당신이 도박중독자와의 상호작용에 종종 빠져들게 되기 때문이다. 이런 많은 상호작용은 너무나 자동적이고 무의식적으로 일어나므로 당신이 목적을 가지고 그들에게 반응하게 되기는 어렵다. 종종, 어떤 목적이 있는 친구, 친척, 혹은 다른 제삼자는 당신으로 하여금 가족관계에서 근원적인 주제를 이해할 수 있도록 도울 수 있다. 또한, 전문가에게 상담을 하는 것도 인간관계적인 동인을 이해하는데 유용할 수 있다.

당신은 어떤 사람이 도박을 통해 인간관계적인 성취를 하려는지 이해할 필요가 있다. 도박중독자가 도박하는 중에는 사람들이 어떻게 그에게 반응하는지를 예상할 수 있는 패턴이 있는가? 당신 생각에서 가족구성원만큼이나 도박중독자의 동료 집단과 가까운 친구들을 포함시켜보라. 사람들은 일반적으로 도박중독자와 더 멀어지게 되는가? 혹은 더 가까워지게 되는가? 도박중독자가 도박을 해서 가족으로부터 얻게 되는 것은 무엇인가? 그는 관심, 원조, 동정, 자유 그리고 갈단 혹은 정서적인 거리감과 비난을 얻게 되는가?

다시 말해서, 도박중독자에게 그가 얻고자 하는 것이 무엇인지 간략히 질문하는 것은 돈이 우선적인 동인인지의 여부를 드러내는데 도움이 된다. 또 다른 유용한 작전 하나는 도박중독자나 가족 중 다른 사람에게 있어서 돈이 부여하는 의미나 감정적인 중요성을 토론하는 것이다. 많은 가족들 가운데, 이 주제는 거의 개방적으로 토의된 적이 없는 것이다. 도박중독자는 돈과 도박에 대한 그들의 생각을 종종 어떤 비실용적이고, 자주 미묘하고, 왜곡된 표현을 한다. 공통적인 왜곡으로는 다음과 같은 것들이 있다 :

- "내가 내기를 하면 할수록, 내가 승리할 수 있는 기회는 점점 더

많아진다."

- "내가 한 판 크게 하게 되면, 잃은 돈을 모두 만회할 수 있어."
- "내가 이길 때, 계속해야 해, 그래야 내가 이길 수 있어."
- "만약 내가 돈을 많이 가지고 있다면, 내가 좀 더 나은 사람이 되겠지."
- "사람들은 내가 가족을 위해 돈을 많이 가지고 오기 때문에 나에게 관심을 보이는 거야."

## 요 약

도박 중독은 확산되고 증가하는 추세이다. 이것은 어느 연령층에서든지, 어떤 가족에서든지 발생할 수 있는 행동상의 장애이다. 어떤 집단들-청년층, 노년층, 알코올과 마약에 중독된 사람들, 그리고 다른 정신적인 장애를 가지고 있는 사람들-에서는 도박의 파괴적인 결과 면과 문제가 발생하는 면, 둘다에서 특별히 취약하다.

도박문제는 거의 항상 복합적이다. 많은 개별적인 요소들은 당신 가족의 도박문제 발생이후에 나타난다. 그러나, 도박중독자는 많은 도박중독자들의 공통적인 동기에 의해서 도박으로 이끌려진다. 이러한 동기들을 이해하고 조사하는 것이 도박중독자와 그 가족을 회복기에 들도록 하는데 도움이 될 수 있다.

제4장

# 도박 중독 : 그 가족의 이슈

도박 중독은 당신의 전체가족에 정서적으로, 재정적으로, 사회적으로, 심지어는 신체적으로까지 영향을 줄 수 있다. 이러한 많은 영향들은 미묘해서 잘 드러나지 않는다. 도리어 가족이 그 결과를 인식하게 되었을 때에도, 어려움의 근원이 도박이라고 즉각적으로 생각하게 되기는 어렵다. 전체가족이 이런 긴장을 극복하기위해 얼마나 도박 중독자를 도울려고 했는지에 대한 설명을 들어보라. 가족의 역할은 무시하는 것은 가속으로 하여금 무심코 도박 중독자의 행동에 더 쉽게 기여하게 만드는 것일 수 있다.

우리는 종종 가족생활을 우리의 매일 일상의 한 영역으로 여긴다. 이것은 우리가 숨쉬는 공기에 비유하는 것과 같다; 우리가 대부분의 시간을 공기에 관심을 갖지 않는 것과 같이 우리가 숨을 멈추는 순간 바로 그때, 우리를 둘러싼 대기권에 경고를 울리게 된다. 그렇게 함으로써, 우리는 상황을 개선시킬 단계를 취하도록 우리 자신을 준비시키는 것이다. 동일한 방법으로, 도박 중독의 형태로 우리 가족이 직면하게 되는 위기가 닥칠 때, 당신은 가족의 현재 상태를 사정하는 것에서부터 큰 수확을 거둬들일 수 있다.

이 장에서는, 당신이 가족문제로서의 도박 중독을 이해하고 설명하는 것을 배울 것이다. 도박중독자의 행동이 가족들 각자에게 부정적으로 영향이 끼쳐질 수 있는 특별한 방식들에 대해 논의할 것이다. 우리는 또한 당신 가족이 현존하는 도박 중독에 반응할 수 있는 효과적인 방식에 대해 지적할 것이다.

## 당신 가족안에 있는 도박 중독 이해하기

도박 중독은 가족에게 전체적으로, 또한 가족 개개인별로 다 영향을 주게 된다. 어떤 가족들 가운데에서는, 도박 중독이 어떤 중심적인 체계의 요소가 되기도 한다. 한 구성원에게 발생한 어떤 것은 다른 가족 모두에게 필연적으로 영향을 준다. 신체와 같이, 가족은 한 부분이 다른 부분에 영향을 주는 형식으로, 개별적 부분들이 조합되어 있는 것이다. 신체안에서는, 예를 들어, 부러진 다리는 행동이 줄어들게 만들 것이고, 근육의 강도가 감소하고, 심장혈관의 기능도 줄어드는 결과를 낳게 된다. 가족도 동일한 방식으로 일한다. 도박 중독으로 인해 혼란을 가져온 개인의 변화는 다른 가족 구성원들도 변화시킨다.

예를 들어, 만약 한 여성이 남편의 도박 중독으로 인한 재정적인 곤란 때문에 우울해 한다면, 가족 내에 있는 아이들도 우울해진다. 이것은 가족이 재정적인 곤란에 직면해야 하기 때문이 아니라, 아이들의 엄마가 아이들의 필요에 관심을 갖지 못하고 우울해 하기 때문이다. 그러나, 그런 상황에 효과적으로 반응하기 위해서는, 도박 중독이 가족에게 끼치는 모든 가능한 결과를 다 추적하는 것이 필수는 아니라는 것을 기억하는 것이 중요하다. 도박 중독을 가족 전체의 문제로서 그리고 당신 가족에 최근 영향 미치는 한 주요한 방식을 이해하는 것으로서 판별하는 것이 당신으로 하여금 이런 상황을 잘 관리하도록 도울 것이다.

## ▣ 역할과 책임

대부분 가족의 역할과 책임은 가족구성원들 사이에서 배분되는 것이다. 부모는 우선적으로 가족 중 어린 아이들을 돌보고, 아이들에게 다양한 상황에서 어떻게 말하고 행동하는지를 가르칠 책임이 있다. 아이들은 배울 책임, 매일의 허드렛일을 이행할 책임, 그리고 다른 가족들에게 정서적인 지지를 제공할 책임이 있을 수 있다. 도박 중독의 결과는 가족안에서 도박중독자의 책임과 역할, 그리고 다른 가족들과의 관계성에 매우 의존되어 있다. 가족 가운데 부모가 도박 중독일 경우의 결과는 10대의 아이가 도박 중독일 경우와는 사뭇 다를 것이다. 왜냐하면, 그들의 역할과 책임이 다르기 때문이다. 유사하게, 부모와 아이들은 조부모가 도박중독자일 경우에 영향을 받는 방식이 매우 다를 것인데, 왜냐하면, 부모가 조부모와 맺는 관계와 아이들이 조부모와 맺는 관계가 다르기 때문이다.

## ▣ 가족 생활주기

가족은 개별 가족 구성원들의 나이와 가족이 진화하는 것으로서 변화의 예상 가능한 기간을 거쳐가게 된다. 가족생활 사이클의 일반적인 특성은 대부분의 가족들과 유사한 것이다. 결혼, 정착, 부모되기, 아이 성장, 중년 그리고 은퇴를 포함한 전형적인 단계들 각각에서는 자체의 기대역할과 과업들이 존재한다. 결혼의 초기에는, 부부가 일반적으로 그들 각자의 원가족에게서 분리되어 자신들 가족의 정체성을 정립하게 된다. 아이들이 생기면, 다음 세대에게 문화적 가치 전수와 돌봄이 강조된다. 중년기 동안에는, 그 가족은 부모와 그 성인 자녀사이의 관계성을 재정립하는데 그리고 자녀가 결혼해서 새로운 가족구성원을 데려오거나 손자, 손녀를 보게 되는 것으로서 관계성을 재정립하는데 초점이 맞추어질 수 있다. 더욱이, 가족생활 사이클이 끝나는 시점에서, 부모는 일반적으로 그들의 성인자녀에게 실제적이고 정서적인 지지를 점점 더 믿고 의지하게 된다. 이 광범위한 사이클안에, 각각 가족은 그 가족만이 경험하는 특별한 사건들에 의해서 자체의 독특한 과정을 만들어가게 된다(예를 들어, 이혼의 경험, 질병, 사망, 사회적인 혹은 경제적인 지위의 갑작스런 변화 등).

가족들이 성장과 변화의 이런 단계들을 거쳐 움직여가는 동안, 개별 가족구성원들의 역할과 책임도 변하게 된다. 그러므로, 아이들을 키우느라고 20년의 세월을 보낸 중년의 한 여성이 그녀가 초기 20년 동안 모든 책임을 다해왔었던 곳이 갑자기 빈 둥지로 직면되기도 한다. 그런 전환의 기간동안, 가족구성원들은 적응의 기간을 거치게 되고 또한 그들 사이에 관계를 재협상하기를 배우는 기간동안 충동기를 거치기도 한다. 이것은 모든 가족들에게 일어나는 보편적인 현상이다.

도박 중독은 보통, 가족생활 사이클의 매 단계에서 가족들이 적절한 과업을 수행할 수 있도록 하는 능력을 방해한다. 예를 들어, 최근에 결혼한 부부의 우선적인 과업들 중 하나는 그들의 원가족으로부터 독립된 정체성을 확립하는 것이다. 급여수준이 높은 직장 상실과 수천 달러의 빚은 도박 클라이언트와 그 아내를 원가족에게서 돈을 빌려보라고 압박했다. 그러나, 그 돈은 달갑지 않은 연속된 질문들만 끌어왔다; 그 아내의 부모님으로부터 한 주에도 몇 번씩이나 전화가 와서, 결혼파트너로서 나쁜 선택이었다고 딸을 비난하고 그 남편에 대한 조언을 쏟아붓기도 하였다. 그 클라이언트와 아내는 둘다, 아내의 부모님과 새로운 관계성에서 올가미에 걸려든 느낌이었다. 또 다른 사례에서, 우체국 직원으로 있다가 은퇴한 80세 노인은 혼자 살고 있는데, 지역 한 마권영업자와 함께 적절했던 빚을 불려가기 시작했던 것이다. 그는 자신의 성인자녀가 경고성 개입을 하는 것에 대해 매우 분노했는데, 그 개입이 자신의 독립생활에 쓸데없이 참견하는 것이라고 여겼던 것이다. 그는 건강도 점차 나빠졌고, 최근 몇 년간 돈을 점차로 잃게 되었다.

## 어떻게 도박 중독이 가족에 영향을 미치는가

도박 중독은 그 부정적 재정손실, 도박중독자와 가족들 사이에 존재하는 기본적인 신뢰의 악화, 그리고 도박 중독자가 가족 내에서 수행해야 하는 역할과 책임을 수행할 능력의 손실로 인해 가족생활이 파괴된다. 이런 발생은 사회적, 정서적, 그리고 심지어 신체적으로 가족 복지에 변화를 일으킨다.

가족구성원들은 종종 가족 내에 존재하는 도박 중독을 인식하기 오래전부터, 그들의 반복되는 행동상에 미묘한 변화를 만듦으로써, 가족 역할과 책임을 배분함으로써, 매일의 상호작용과 대하 패턴을 선택함으로써, 그리고 외부세계와의 접촉을 줄임으로써, 결과들에 반응하게 된다. 이러한 변화는 점차적으로 발생하기 때문에, 가족 구성원들은 그것을 모를 수 있다. 그러나, 도박 중독이 좀더 심각하고 파괴적이 되어갈 때, 가족의 적응도 필연적으로 더 극적으로 변해가고, 그들의 방식이 의식 속으로 영향을 미치게 되는 것이다.

### ▣ 재정적 결과와 사회적 결과

도박 중독의 명백한 재정적 결과는 수입의 상실, 저축된 돈의 고갈, 큰 빚의 발생, 가족 신용등급의 손상 그리고 전체적인 생활수준의 하락을 포함한다. 더불어, 이런 가족의 재정적인 상태에 생기는 변화로부터 발생하는 간접적인 다른 많은 결과들이 존재한다. 생활수준이 낮아지게 되면 박탈감, 우울한 느낌, 가족운명에 변화를 일으킨 원인이 되는 도박중독자를 향한 분노가 생길 수 있다. 도박중독자가 돈을 빌리고 못 갚게 되면 그 확대가족이나 친구, 이웃들, 직장동료들과 사이가 멀어지게 되면서 가족들도 비자발적으로 중요한 사회적 관계가 단절될 수 있다.

도박중독자의 가족들은 종종 확대가족, 친구, 이웃들, 그리고 직장동료들과의 사회적 접촉을 스스로 철회하는 것을 선택한다. 그들은 부분적으로는 그들의 에너지를 가족 내부에 증가하는 스트레스를 처리하는 데 집중하지만, 크게는 도박중독자의 행동과 가족의 최근 재정적 어려움이 자세히 드러날 수 있는 상황을 피하려고 하는 것이다. 예를 들어, 클라이언트의 한 청소년 아들은 가족세션에 와서 자신이 도박중독자인 아버지의 빚으로 인해 가족이 집을 팔고 몇 마일이나 떨어져 있는 작은 아파트로 이사할 수 밖에 없는 것이 부끄러워서 학교의 친한 친구들을 몇 달간 어떤 식으로 피하게 되었는지를 밝혀 주었다.

가족구성원들은 종종 확대가족, 친구, 그리고 이웃들과 정상적인 접촉을 재기한 이후에도 그들의 우울한 느낌이 부가되어 재압력을 받게 된다. 이러한 접촉들은 정서적인 건강에 필수적인 것이다; 확대가족, 친구, 이웃들이 없는 어떤 가족들은 가족내부로만 향해져서, "우리 대 그들"이라는 태도를 적용시킬 뿐 아니라 각각 다른 사람의 삶에 과도하게 연루하게 된다.

## ▣ 신뢰의 상실

심리학자 에릭 에릭슨은 기본적 신뢰의 형성과 양성은 인간발달상에 가장 근본적인 과업이라고 주장했다. 신뢰는 가족관계에서 필수적인 것이다. 신뢰는 가족생활의 거의 전 영역에 영향을 미친다. 우리가 가족구성원을 신뢰한다고 말할 때, 우리는 그들의 말이 정직하다고 신뢰한다는 것 뿐 아니라, 그들의 태도도 신뢰한다는 것을 의미한다. 달리 말하면, 우리는 아이를 돌보는 것에서부터 정서적인 지지, 책임감 있게 돈을 관리하는 것, 전화 메시지를 전달하는 것까지 크고 작은 방식으로 가족을 의지할 수 있다는 것을 안다. 신뢰에 대한 침해-배신-은 어떤 관계든지 참아낼 수 없는 가장 나쁜 위반 중의 하나로 여긴다.

가족구성원 중 한 사람이 그의 도박 중독을 숨기고 거짓말을 하면, 그는 불신을 가족관계에 심는 것이 된다. 비록 이 불신이 도박중독자와 그 가족들 사이에 가장 명백한 것이라 해도, 도박중독자의 기만은 다른 가족들 마음에 서로를 신뢰하는 그들의 능력에 대한 미묘한 의심 또한 만들어낸다. 예를 들어, 만약 아이들이 도박에 대해 그들에게 거짓말해 온 한 쪽 부모를 배우게 되면, 그들은 다른 한 쪽 부모의 정직성과 신빙성에 얼마큼 의지할 수 있을지 의심할 수 있다. 신뢰에 대한 배신은 가족들 사이에 우울, 분노, 슬픔, 그리고 화라는 뿌리 깊은 감정을 만들어낼 수 있다. 이것은 또한 가족이 문제를 해결하기 위해 효과적으로 조직하는 것을 어렵게 만들 수 있고, 가족 바깥에 존재하는 사회적 지지를 이끌어오는 가족 구성원을 억제시길 수도 있다.

우리는 종종 신뢰에 대해서 전부이거나 혹은 아무것도 아닌 현상으로 생각하고 있다. 그러나, 이러한 방식으로 신뢰를 바라보는 것은 가족생활 내에서 신뢰회복을 매우 곤란하게 만들 수 있다. 어떤 유의한 배신은 신뢰관계를 재건하기 시작하는 곳에서는 거의 드러나지 않는 것을 보게 된다. 현실적으로, 대부분의 가족들은 그들이 여전히 그들을 배신한 그 사람-어느 정도의 분량이든 어느 정도의 영역에서든지-을 의지할 수 있다는 것을 발견한다. 이것을 더 유연한 관점으로 적용하는 것이 가족 내에 신뢰를 회복하는 하나의 중요한 첫 단계가 될 수 있다.

## ▣ 역할과 책임의 손상

도박중독자가 가족 내에서 일상적인 역할과 책임들을 수행하는 능력은, 도박의 부정적인 결과를 감추려 할수록 그리고 잃은 돈을 만회하려 할수록, 점점 더 줄어든다. 이것은 종종 다른 가족구성원들에게 도박중독자가 가족의 사명감과 기대에 따라 살거나 책임을 이행할거라고 믿을 수 없다는 느낌을 갖게 한다. 하교길에 자녀를 데리러 가겠다고 한 약속을 반복해서 지키지 못하는 한 젊은 엄마는 자기가 늦은 진짜 이유(동네 클럽에서 슬롯머신을 하느라고 늦은)를 숨기느라고 변명을 늘어놓게 된다. 그녀의 어린 아이들은 왜 엄마가 늦었는지에 대한 진정한 이해 없이 점점 더 불안해하고 화를 내게 된다.

가족구성원들은 종종 도박중독자가 실패한 가족 내의 많은 역할과 책임을 떠맡도록 압박을 받게 된다. 새로운 역할을 떠맡는 것은, 가족을 새롭고 불편한 역할로 이끌어가는 것이므로, 가족들에게 도박중독자를 향한 분개와 불안해하는 감정을 남길 수 있다. 어떤 가족을 보면, 도박문제가 있던 한 아내는 가족의 매달 소비 지출로 위장한 위급한 두 번째 봉급명세서를 가져왔다. 자신의 도박문제로 마음이 산란한 그녀는 점차 심각하게 우울해졌고 자신의 직업을 잃게 되었다. 그녀의 남편은 낮에 다니는 직장 이외에도 부가적으로 저녁에 동네 편의점에서 한밤중까지 일했다. 주말에 그는 그들의 어린 두 자녀를 찾아다니느라고 대부분의 시간을 허비했다. 석 달 안에, 그는 자포자기한 상태에서 상담을 통해 그가 얼마나 화나고 우울하며 소진된 느낌인지를 설명할 필요가 있게 되었다.

역설적으로, 몇몇 사람들에게 있어서, 새로운 역할을 떠맡게 되는 것은, 적어도 초기에는 긍정적인 효과가 있다. 항상 자기를 위압해 왔던, 건강을 많이 잃은 어머니를 둔 성인이 된 딸은 그 어머니가 로또복권 등 때문에 생명보험을 도박으로 날려버렸기 때문에 법적으로 불안정하다는 판명을 받은 이후에 그 어머니의 재정적인 사무를 딸이 맡게 되었다. 치료 중에, 그 딸은 새로운 부담에 대해 복잡한 감정을 고백했다. 한편으로, 그녀는 역할의 반전에 대해 비밀스레 즐겼고, 한편으로, 그렇게 슬프고 파괴적인 상황에서 그녀가 느낀 즐거움에 대해 죄책감을 느꼈다. 그러나, 이러한 그녀의 양가감정은 재빨리 사라져버렸다. 몇 주 지나지 않아, 그녀는 어머니의 변하지 않는 불평과 어머니 통장에 매주 돈을 채워 넣어야 하는 때가 되면 거의 불안해서 초죽음상태가 되었던 것이다.

## ▣ 비관적인 신념들

도박 중독이 오래되면 될수록, 점점 더 가족들은 이런 상황을 변화시킬 수 없다고 믿게 된다. 만약 도박중독자가 가족에게 그 문제를 숨긴다면, 가족구성원들은 그들 어려움의 근원을 이해하는데 실패할 것이다. 그 가족이 상황을 개선하려고 어떻게 노력하든지간에, 상황은 그대로 있든가 혹은 더 나빠질 것이다. 왜냐하면, 문제의 진짜 근원은 숨겨진 채로 있기 때문에. 가족이 진심을 어렴풋이 알아차린 이후에도, 혹은 도박중독자가 자신의 상태를 고백한 이후에도, 특별히 도박중독자 가족이 그로 하여금 지속적으로 도박을 하게 하거나 몇 주나 몇 달간 도박이 중단된 이후에 다시 도박을 하게 허용한다면, 그 문제는 극복할 수 없는 것으로 보인다. 이제 도움받을 데가 없다는 생각은 극단적인 슬픔과 절망, 좌절 그리고 분노를 불러일으킬 수 있다. 이런 비관적인 신념은 가족들의 다른 생활영역에 스며들 수 있는데, 가족들이 가족의 기능을 유지하기 위해서 새로운 역할과 책임을 떠맡게 되는 것을 더 어렵게 만드는 것이다.

## ▣ 신체적 건강에 나타나는 영향

가족구성원들은 종종 도박 중독이 신체 건강상에 끼치는 간접적인 영향을 깨닫지 못할 수 있다. 그러나, 이러한 영향들은 종종 심각하다. 신체상의 어려움들은 정서적 기능이 부정적으로 변함으로 인해 발생되기도 하고, 사회적 고립에 의해 악영향을 받기도 한다. 만성적 불안과 분노, 슬픔은 면역체계의 건강한 기능을 손상시킬 수 있고, 정상적인 순환을 방해할 수 있고, 적절한 수면과 영양섭취, 운동 수행을 어렵게 할 수도 있다. 가족구성원들은 전염병과 두통, 위장장애, 복통, 천식증상, 심장혈관장애, 알레르기와 피부 문제들을 포함한 다양한 징후들에 대한 취약성이 증가함으로써 부가적인 스트레스 반응을 보일 수 있다.

신체 건강이 붕괴되면 다른 영역도 전반적으로 붕괴될 수 있다. 어떤 한 클라이언트는 자기 아내의 도박 중독이 점점 더 심각해짐에 따라 신경성 쇠약 두통이 생겨났다. 그는 직장일에 사용될 시간을 빼앗기게 되었고, 가족을 위한 재정적 지원을 손쉽게 해줄 승진에서 탈락하게 되었다. 물론, 도박요소가 아닌 것들도 역시 가족 스트레스와 신체적 질병에 기여할 수 있다. 원인이 무엇이든지간에, 만약 당신의 건강이나 다른 가족의 건강이 고통을 받는다면, 우리는 당신에게 적절한 의료적 진료를 찾아보라고 그리고 당신 가족의 상태에 대해 주치의와 상의해 볼 것을 권하고 싶다.

## 가족안에서 도박중독자의 위치

가족안에서 도박중독자의 위치-그것이 부모, 배우자, 자녀 혹은 나이 많은 친척이든지 간에-는 도박중독자가 가족에게 영향을 주는 방식에, 도박중독자가 다른 가족구성원들과 관계하는 방식에, 그리고 다른 가족 구성원들이 도박중독자에게 반응하는 방식에 영향을 줄 것이다.

### ▣ 만약 당신의 배우자가 도박문제를 가지고 있다면....

만약 당신의 배우자가 도박 문제를 가지고 있다면, 당신 가족에게 생기는 결과는 전체에 스며들게 되는데, 왜냐하면 그 배우자는 가족생활에서 중심 역할을 맡고 있기 때문이다. 잘 기능하는 가족안에서, 성인 배우자는 생계를 꾸려가는 사람으로서의 역할을 포함해서, 양육하는 부모, 결혼 배우자, 그리고 외부세계에 가족의 대표자로, 다양한 역할을 수행한다. 도박 중독행동은 이러한 역할을 제각각 수행하는 그 배우자의 능력을 파괴한다. 이러한 파괴가 명백해짐(예를 들어, 과도한 청구서가 날아드는 것, 친구와 이웃이 가족들을 피하는 것, 아이들에 대한 관심이 줄어드는 것, 성 생활에서 배우자에 대한 관심이 줄어드는 것)에 따라, 당신의 스트레스가 우울, 불안, 분노 그리고 배신감이 나타나듯이 증가할 것이다. 치료 중에 있는 한 여성은 도박 중독 남편에 의해서 "외롭고 버려진"느낌을 받는다고 말했다. 그녀는 남편이 그녀로 하여금 왜 그들 사이가 나빠지는지 염려하도록 2년 이상을 내버려둔 것에 대해 화가 났다. 그가 결국 도박을 한다고 인정했을 때, 그녀는 매력적인 직장동료와 함께 일을 시작함으로써 앙갚음하고픈 유혹을 받았다.

도박중독자인 배우자는 종종 도박중독자에 의해 양도된 책임을 이행함으로써 보상한다. 그들은 아이들을 위해서 "슈퍼 부모"가 될 필요성과 도박하는 배우자 때문에 그 대신의 역할까지 하는 부모가 될 필요를 느낄 수 있다. 예를 들어, 배우자가 도박문제를 가지고 있는 한 남편은 아이들이 방과 후 집에 돌아올 때 자신이 집에 있어주고, 저녁을 요리하고, 아이들을 잠자리에 재우고, 주말에 학교 스포츠 시합에 참석하기 위해서 주중 매일 일찍 직장을 떠나도록 자신을 재촉할 수 있다. 유사하게, 도박중독자의 아내는 두 번째 직장을 구해야 할 필요가 있을 수 있고, 도박문제가 있는 남편이 지속적으로 맡아오던 재정을 자신이 관리해야 할 필요를 느낄 수 있다. 이러한 접근은 그녀에게 통제감을 제공할 수 있지만, 그녀와 다른 가족들에게 더 많은 스트레스를 야기할 수 있는데, 도박중독자가 그녀와 나머지 가족들의 필요 중 어떤 것도 충족시킬 수 있는 능력이 없게 되어지기 때문이다.

만약 당신에게 자녀가 있다면, 당신에게 증가하는 스트레스는 당신 아이들의 생활에도 유사하게 영향을 미칠 것이다. 아이들은 특별히 스트레스의 결과에 취약할 수 있는데, 왜냐하면 그들은 지적으로나 정서적으로 가족생활의 파괴를 다룰 준비가 잘 되어 있지 않기 때문이다. 더욱이, 아이들은 실제적인 지지뿐 아니라 정서적인 지지를 위해서 부모에게 전적으로 의존되어 있다.

어린 자녀들은 자신들의 느낌을 반영해서 그렇게 행동할 능력이 거의 없다. 아이들의 스트레스 증상은 학교에서 성적이 떨어지는 것, 집의 허드렛일을 무시하는 것, 혹은 나쁜 행실 등에서 종종 나타난다. 어린 자녀들은 그들 부모에 대한 이상적인 이미지를 종종 가지고 있으므로 반대의 증거에 직면해서도 그것을 유지하려고 노력하게 된다. 그들은 도박문제를 가진 부모와 관련된 문제는 알려고 하지 않을 수 있고, 대신에, 다른 가족이나 친구, 이웃들에게 변덕스러운 행동변화에 대한 설명이나 합리적 이유를 요구할 수 있다.

나이가 든 자녀들은 도박문제가 있는 부모에 의해 방치된 역할과 책임의 일정부분을 수행해야 하는 미묘한 압력을 느낄 수 있고, 어린 동생들에게 작은 '엄마' 나 작은 '아빠' 가 된다든지, 도박을 하지 않는 부모를 위해 배우자 대리역할을 해주어야 한다는 미묘한 압력을 느끼게 된다. 나이든 자녀는 도박을 하는 부모의 행동과 그 가족에게 닥치는 결과들에 대해 특별히 강한 당혹감이나 수치감을 느낄 수 있다. 그들은 친구들이나 친척들과의 사회적 접촉을 피할 수 있다. 왜냐하면, 그런 접촉 가운데에는 아버지가 왜 직장을 그만두었는지, 혹은 가족이 가졌던 차 하나를 도로 찾게된 이유, 혹은 부모들이 화나서 다투는 것에 대한 질문이 생기기 때문이다.

## ▣ 만약 당신의 자녀가 도박문제를 가지고 있다면....

당신의 청소년 자녀 혹은 대학생 나이의 청년이 도박문제를 가진 것을 발견하는 것은 통렬한 경험이 될 수 있다. 청소년과 많은 청년들은 가족 중에서 정서적 생활의 주요한 역할을 해 오고 있고, 가족 중의 사회적 생활상의 부담을 줄여주고 있다-마치 그들이 학교와 직장에 들어가기 위해 가정에서 신체적으로 떠나 있는 것처럼. 많은 가족들 가운데, 자녀들은 가족의 경제적 생활 안에 어느 정도 통합된 채로 남아있을 수도 있다. 그들은 집에 있을 수도 있고, 일을 할 수도 있고, 가계소비에 재정적으로 기여할 수도 있고 혹은 학교생활이나 또 다른 생활을 위한 재정적 지원을 부모로부터 받을 수도 있다. 결과적으로 도박문제를 가지고 있는 청소년이나 대학생 자녀는 가족을 정서적으로나 재정적으로 모두 붕괴시킬 수도 있다

청소년 자녀는 아동기와 성인기 사이를 이어주는 연결기에 있다. 비록 그들이 가족의 생활로부터 점차 독립을 추구해 간다고 해도, 그들은 여전히 부모의 지지와 안내를 필요로 한다. 부모는 완전히 헌신한 양육자로부터 양육의 책임에서 자유로운 의존적인 성인까지의 변화단계 중 어느 시섬에는지 속해 있다고 본다. 도박 중독은 청소년이나 대학생 자녀가 부모나 다른 가족구성원과의 관계를 재정립하는 과정에서 부모와 자녀 사이에 갈등을 일으키는 핵심 역할을 할 수 있다. 자포자기한 청소년은 그 부모에게 빚을 해결함 받기 위해서나 정서적 지원을 받기위해 부모에게로 돌아오기도 한다. 어쩔 수 없이, 부모는 그 자녀가 심각한 문제에 빠져있다는 것을 알아채고서 그들 자신의 주도권을 가지고 개입하게 된다. 한편으로, 부모는 그 자녀의 정신적이고 재정적인 복지에 대한 책임감이 증가하기도 한다.

부모와 자녀 둘다 강한 양가감정을 느낀다. 부모는 자녀의 복지에 신경이 쓰이는 것도 맞지만, 그 아이의 무책임함에 초조해지고 실망스러

워지기도 한다. 어떤 부모는 그 자녀를 구해내고 싶은 마음에 모든 재정적인 책임으로부터 그 자녀를 해방시키려고 하는 반면에, 또 어떤 부모는 과거의 충고와 지도를 무시한 자녀를 비난하기도 한다. 비난하는 부모의 경우, 그 자녀가 행동의 결과를 고통스럽게 맞보도록 내버려두기도 하고, 또한 부모로서 다르게 행동할 수도 있지 않았을까, 어디서부터 잘못 되었는가를 염려하면서 자기책망이나 죄책감으로 부모로서의 자격을 스스로 의심하기도 한다. 한편으로 그 자녀들은 부모의 개입에 속으로는 고마워하면서도 겉으로는 분개할 수 있다. 부모의 개입은 자녀의 마음에 부끄러움, 죄책감, 후회와 유사한 감정을 일으킬 수 있다. 만약 그 청소년이나 청년이 집을 떠났다가 이제 되돌아왔다면, 부모와 다른 자녀들은 모두 그 자녀가 가족생활에 재 합류한 것에 적응해야 한다. 그 자녀가 도박을 하면서 큰 빚을 지게 된 상황에서, 가족에게 미친 재정적 영향은 매우 큰 것일 수 있다. 가족의 경제적 수준에 따라, 모든 가족 구성원들은 재정적 짐을 지게 된다.

## ▣ 만약 당신의 부모나 나이든 친척이 도박문제를 가지고 있다면....

당신 가족들에게 나타나는 도박 중독의 영향이란 나이든 부모나 친척이 당신 가족의 일상생활과 매일의 삶에 물리적으로나 사회적으로 연관되어 있는 정도에 따라 다양하다고 볼 수 있다. 만약 나이든 부모가 당신과 같은 집에서 살고 있다면, 도박 중독의 영향은 즉각적이고 피할 수 없는 것이 된다. 그러나, 심지어 나이든 어른이 당신 가족과 물리적으로 어느 정도 떨어져 있다고 하더라도, 도박문제의 영향은 여전히 당신 가족의 정서, 사회, 재정적 기능에 심각하게 영향을 줄 수 있다.

도박 문제를 가진 나이든 가족을 돕는 것은, 단순히 모든 방법들을 조언해 주는 것에서부터 그 나이든 가족의 재정을 통제시키기 위해 법원에 탄원서를 제출하는 것까지 매우 다양한 형태를 취할 수 있다. 이러한 개입은 당신과 부모님 사이에 일찍이 해결되었다고 생각한 일상생활 조정이나 자율적인 삶의 선택 또 돈에 대한 통제나 힘을 둘러싸고 일어나는 오래된 갈등에 다시 불을 붙일 수 있다. 나이든 가족은 가능한 한 사적인 일과 재정적인 일에 대한 결정권을 포함하여 자력으로 자신들의 독립된 삶을 유지하기 원한다. 당신 부모님도 그들의 자주성과 권한에 직접적으로 충고하는 것 같은 당신의 관심어린 행동을 경험하게 될 것이다.

그런 갈등은 당신과 나이든 가족 모두에게 격렬한 감정과 스트레스를 일으킬 수 있다. 부모님도 자신들이 사생활에 대한 통제력을 상실한 것에 화가 나고, 그런 도박문제에 대한 죄책감이나 수치스러움 때문에 당신에게 분노를 느낄 수 있나. 당신은 나이든 가속이 당신의 관심어린 행동에 고마워하지 않는 것 때문에 좌절스럽고 초조해질 수 있다. 또한 당신은 당신이 청소년이었을 때부터 갈등해 온 감정적인 잔존물인, 부모님의 권한에 도전한 자신 스스로에게 화가 난다는 것도 알 수 있다. 이러한 갈등과 그에 따른 부수적인 감정들은 당신 부모님의 일에서 직접적으로 돈과 관련된 이해관계 상황을 악화시킬 수 있다. 만약 당신이 나이든 친척에 대해 경제적 책임을 느낀다면, 혹은 만약 당신이 도박 때문에 줄어든 상속지분을 받을 거라고 계산하고 있다면, 이런 악화되는 상황은 벌어질 수 있다.

만약 당신에게 다른 형제가 있다면, 당신은 당신 부모님께 마주보고 상대하는 행동을 하기 어려워진다. 형제는 그들이 부모님과 이루어진 관계성에 따라 그 부모님의 도박 중독에 감정적으로 반응하는 양식이 당신과 다르다. 그들은 또한 뭘 해야 하는가에 대한 생각이 당신과 다를 수도 있다. 형제들은 종종 부모와 다양한 거리를 두고 생활한다: 이런 상황을 보살펴야 한다는 부담은 지리상으로 가장 가까운 형제에게 떨어지게 되어 있다. 만약 당신이 부모님과 최종적으로 더 깊이 연루된 사람이 된다면, 당신은 분노를 느낄 수 있고, 만약 다른 형제가 이런 당신의 노력을 나누어 짐지게 되면, 죄책감을 느낄 수도 있다. 형제와 함께 일하는 것은 오래된 충돌이나 경쟁을 일으킬 수 있는데, 특별히 부모님의 호감이나 사랑을 받으려고 아이들처럼 경쟁하게 된다는 말이다.

만약 가족 가운데 어린 자녀가 있다면, 이 아이들은 조부모나 나이든 가족의 통제 안 되는 도박으로 인해 아주 다양한 방법으로 영향을 받을 수 있다. 어른이 그들의 나이든 가족의 그런 행동을 다루는데 스트레스를 받고 장악되어지는 것처럼, 이런 스트레스와 방임이 아이들에게 전달될 것이다. 그들이 그들의 부모를 어떻게 규정하느냐에 따라, 자녀들도 그 조부모를 규정 내리게 된다. 조부모는 자신들의 도박에 대한 손자녀의 생각을 바꾸려고 노력하면서, 손자녀의 충성을 얻으려고 그 부모와 경쟁하게 된다. 특별히 조부모가 같은 집이나 이웃에서 사는 경우가 특별히 경쟁의 상황을 만드는 것이라고 볼 수 있다. 이러한 상황에서 살게 된다는 것은 사실상 이 아이들에게는 해결의 방법도 없고 단지 어렴풋이 이해하고 있는 갈등적 상황에서 한편을 들어주기 바라기 때문에 이길 수가 없는 상황이 만들어지는 것이다. 만약 부모가 도박문제를 가진 조부모와 계속적으로 더 많은 시간을 보내게 된다면, 어린 자녀들은 자기 스스로를 돌보는 것뿐 아니라 집안의 막내를 먹이고 보살피는 새로운 일을 부여받게 된다. 만약 시도된 개입이 가족 중의 성인들에게서 조부모가 소외되는 결과를 낳게 된다면, 그런 이후 자녀들은 이전에 나이든 가족과의 가까운 관계에서 얻을 수 있었던 즐거움, 지지, 정서적인 선물을 빼앗길 수도 있게 된다.

## 비효과적인 가족의 반응들

모든 가족은 도박문제에 대한 그들만의 독특한 반응양식을 가지고 있다. 모든 가족구성원들이 어떤 영역에서는 효과적으로 반응하고 또 다른 영역에서는 덜 효과적으로 반응한다. 비효과적인 가족 반응이 어떤 것인지 알게 된다면, 당신은 도박 중독을 깊이 있고도 효과적으로 다룰 수 있게 될 것이다.

1. **부정(부인)** : 대부분의 모든 가족들은 변화된 상황에 대해 어느 정도 부정하는 반응을 보이는데, 도박문제가 발생하는 초기단계에서는 특별히 더 그렇다. 부정한다는 것은 도박중독자의 행동과 그 행동이 가족에게 미치는 영향을 인식하지도, 알지도 못하는 경향을 말한다. 부정은 많은 형태를 취하게 되는데, 어떤 가족들은 단순히 바치 문제가 없는 것처럼 행동하기도 하고, 어떤 가족들은 그 문제를 언급하는 것을 꺼리기도 한다. 또 어떤 가족들은 당신이 만약 이런 주제를 가지고 와서 가족이 도움을 받을 필요가 있다고 주장한다면 드러내놓고 화를 내기도 할 것이다. 또 다른 가족들은 도박 중독에 기여할 만한 그들의 행동과 감정상의 어떤 변화를 알아차리는데 실패하기도 한다. 심지어 도박중독자의 행동과 가족에게 끼친 도박행동의 충격이 더 이상 무시될 수 없는 상황이라고 해도, 가족들은 그런 상황의 심각성을 과소평가하면서 지속적으로 부정하기도 한다.

일시적으로는, 부정하는 것이 가족들의 관계를 유연하게 끌어가고, 일상생활의 기능을 유지시키고, 우울, 분노, 화, 죄책감, 수치심이라는 파괴적인 감정들을 회피할 수 있도록 해준다면, 부정하는 것도 효과적인 반응이 될 수 있다(5장을 보라). 그러나, 장기적으로는, 부정이 효과적이라고 할 수는 없다. 왜냐하면, 부정은 마치 집에는 도박하는 사람이 없는 것처럼, 혹은 어떤 특별한 문제가 없는 것처럼 모든 가족들(도박중독자를 포함해서)로 하여금 가장할 수 있게 만들고, 도박 자체가 자연스럽고 조화로운 것이라는 신념을 유지시키게 된다.

**2. 공동의존** : 공동의존이 있는 가족은 무의식적으로 도박중독자의 역기능적인 행동을 돕거나 강화하게 된다. 공동의존적인 반응들은 마치 선의를 가진 가족이 적절하고 합법적이고 심지어 그들의 행동이 의도하지 않은 결과를 만들어내었다는 것도 모르는 채 당연한 것인양 진행되듯이 시간이 지나면서 서서히 발전해간다.

공동의존적인 반응들은 도박을 가능케 하는 것이라든지, 혹은 도박을 보호하는 행동도 포함한다. 가능하게 하는 것은 일반적으로 가족이 기능하는 것을 유지시키게도 하지만 또한 도박중독자로 하여금 도박을 쉽게 하도록 만든다. 예를 들어, 어떤 아내가 자신의 아들에게 "아빠가 요즘 일에 너무 바쁘시니까 우리가 방해해서는 안 되겠구나"라는 이유를 대면서 아들의 주말 리틀레고 게임을 시작하도록 허용할 수 있는 것이다. 보호하는 행동이란 도박중독자들의 단기적인 손실을 축소시킬 수 있는 것이다. 그러나, 그것은 종종 더 심각하고 장기적인 부정적 결과로 이어진다. 예를 들어, 자녀들은 노인이 된 아버지가 카지노에서 자주 돈을 잃는 것을 모른 척 할 수 있다. 왜냐하면, 그 아버지가 도박하는 것을 허용하는 것이 아버지로 하여금 평생동안 같이 살아온 배우자를 최근에 상실한 그 아픔을 극복하도록 돕는 것이라고 느끼기 때문이다. 결국에 가서는 그들이 합리화시키기를, 아버지는 수입에 맞추어서 한 것이잖아.... 아버지는 주말에 카지노로 여행을 다녀온 그 다음날에는 늘 즐겁고 명랑해 계셨잖아.. 그렇지?(6장을 보면, 가능케 하는 것과 보호하는 것에 대해 더 잘 논의해 볼 수 있다)

공동의존의 반응에는 의사결정이나 사고방식 그리고 정서반응 등이 포함된다. 어떤 아내의 경우, 500달러짜리 당첨된 복권을 들고 들어온 남편과 같이 즐거워할 수 있는데, 한편 그 남편이 이전 4주 동안 3,000달러를 잃은 것에 대해서는 무시하는 것이다. 공동의존적인 배우자는 한 주에 5일 밤이나 포커를 하도록 남편을 허용한 자기 자신을 질책하기도 한다. 어떤 아버지의 경우, 아들이 며칠 밤 동안 엄청난 돈을 따기도 하고 잃기도 한 아들의 경험담을 듣고서 비밀스런 흥분을 느낄 수도 있다. 가족들은 그 도박중독자의 행동을 지적하는 친구나 친척들과의 접촉을 피할 수도 있다. 이러한 경우, 가족의 공동의존적인 행동들은, 가족에게 나타나는 도박의 영향이라는 큰 맥락은 무시하는 반면 도박중독자들이 만들어내는 감정적인 이득으로 인해 조작될 수 있다.

때때로 도박은 그 가족의 전망을 위협해 오게 되는데, 어떤 한 가족의 생활이 그 가족의 기능을 유지시키려고, 또한 이런 환경에서나마 가능한 적은 감정적 이득은 누리는 반면 도박중독자에게 고통을 단기간으로 최소화시키려고 점점 더 많이 헌신할 수 있다. 이러한 경우, 그녀의 삶은 도박을 중심으로 회전하게 되는데, 어떤 가족은 그녀가 자신의 정체성을 단지 도박행위에 연관해서 개념 규정한다는 것까지 발견하기도 한다.

**3. 비난** : 비난은 도박문제를 가진 가족이라면 공통적인 반응이라고 볼 수 있다. 도박중독자를 비난하는 것은 그 상황을 개선하기 위해, 먼저 나서서 솔선수범하기보다 더 쉬운 일인 것이다. 의견도 상충되고 당황하게 되면서, 가족들은 그 위기를 벗어나는데 실패하는 방식으로 행동했다고 서로서로를 비난하게도 된다. 도박 중독 증상을 가진 노인 클라이언트의 가족 가운데, 두 아들과 한 딸은 즉석복권에 중독된 그들의 아버지를 "보호"하기 위한 개입으로 최선의 방식이 무엇인가(그리고 상속받을 수 있는 남은 재산이 얼마인가)에 대해 계속해서 말다툼을 벌였다. 한 아들이 결국 그 아버지의 직장업무에 대한 법적 보호를 위한

탄원서를 제출하였고, 나머지 두 아들과 딸은 탄원서를 제출한 형제가 역량 있는 기성세대로서 일하는 아버지의 권리를 침범하였다고 증명하면서 격분하였다.

비난의 반응은 어떤 사람이 우리의 기대를 저버렸거나, 권리를 침해했거나, 사회적 의무나 책임을 이행하는데 실패했다고 생각할 경우에 자연스럽게 나타나는 반응이다. 또한 비난은 일반적으로 분노와 같은 감정요소나 어떤 행동에 대한 책임을 그 사람에게 표시하려는 사고에 관련되어 있다. 비난이란 어느 정도 감지된 실패에 대해 다른 사람에게 책임을 전가시키는 것이다. 비난은 책임이행을 실패한데 대한 관심으로부터 분노를 되살려낸다. 비난은 비난자로 하여금 자기 자신의 행동은 옳다는 느낌을 자아낸다.

비록 비난이 잠시동안 비난자의 기분을 좋아지게 만들지라도, 항상 이 비난은 비난받은 사람에게 분노와 원한과 수치심을 느끼게 하는 결과를 자아낸다. 종종 비난받은 사람은 방어적이거나, 부인하는 반응을 한다. 비난은 거의 대화나 문제해결을 위한 협력을 증진시키지 못한다.

앞서 기록된 것처럼, 때때로 가족들은 공동의존의 한 형태인, 도박중독자의 문제에 대해 자신들을 비난하는 것으로 결론을 맺는다. 가족들은 또한 도박중독자의 행위에도 불구하고 가족안에서 어떤 일들이 옳게 진행되도록 하는데 대해 실패한 것이나 비효과적으로 반응했다는 것에 대해 자신들을 비난할 수도 있다. 비난이란 가족들로 하여금 효과적인 행동을 선택하도록 동기를 부여하기는 커녕, 가족으로 하여금 우울하고, 부끄럽고, 슬프고, 복지부동하게 만드는 비효과적인 것이다.

**4. 철회와 고립** : 앞서 말한 것처럼, 많은 가족들이 사회적 접촉에서 철회하는 행동을 하거나, 친구, 이웃들, 그리고 그들을 도울 수 있는 다른 사람들로부터 자신을 고립시키는 식으로 문제 도박에 반응한다. 그

러나, 가족들은 도박중독자로부터나 그들 서로 간에도 철회나 고립될 수 있다. 이것은 감정적 자원이 고갈된 경우에 나타나는 자연스런 반응이다. 철회와 고립은 스트레스를 주는 만남이나 분노, 갈등의 폭발 그리고 가족들로부터 이런 상황을 해결해 달라는 요구가 있거나 필요를 채워달라는 요구들로부터 어떤 한 개인이 보호받도록 설계된 것이다. 고립은 또한 가족들이 그들의 문제를 "스스로의 자력으로" 해결해야 한다는 가르침을 받아왔거나, 그들이 너무 너무 화가 나고 부끄러워서 다른 사람들로부터 지원을 찾아 나설 수 없는 경우에 발생한다. 만약 가족이 그런 상황의 실제나 문제를 찾아가는 최선의 방책에 대해 동의하지 않는다면, 가족들은 자신이 고립되었다고 느낄 수 있다. 예를 들어, 당신 혼자서 가족 내부의 도박 중독을 간파해서 알고 있다면, 당신은 고립감을 느낄 수 있다.

고립에는 세 가지 유형이 있다 : 신체적, 대인 관계적, 그리고 감정적 고립이 그것이다. 비록 당신의 친구나 이웃으로부터 신체적으로 고립되어 있다 하더라도, 당신은 당신 가족에게 둘러싸여 있을 수 있다. 가족에게 둘러싸여 있다손 치더라도, 만약 가족들이 서로 서로 너무나 빈약하게 대화를 한다면, 당신은 내인 관계면에서 고립된 것이다. 그리고 만약 가족안에서 당신의 감정을 열고 이야기할 사람이 아무도 없다면, 당신은 감정적으로 고립된 것이다.

철회와 고립은 도박 중독을 다루는 데 있어서 비효과적인 방책이다. 왜냐하면, 그들은 가족구성원들을 분리시킬 뿐 아니라, 그 문제에 대해 개방적으로 알게 하는 것, 주요 이슈를 토의하는 것, 서로에 대해 정서적으로 지원하는 것, 가족 외부로부터 정보와 지지를 찾게 하는 것을 못하게 만들기 때문이다. 또한 철회와 고립은 도박중독자를 다룰 수 있는 어떤 독특한 접근법을 적용하지 못하게 만들고, 도박중독자로 하여금 가족으로부터 지지받은 것을 부인하게도 만든다. 또한 고립은 실제로 그 문제를 재발시키는 공동의존적인 행위를 더 쉽게 발생시킬 수 있다.

## 요 약

부인(부정), 공동의존, 비난, 수치심, 철회와 고립에 대해 기억해야 할 중요한 것은 이런 것들이 가족으로 하여금 도박 문제에 직면해서 거의 완벽하게 벗어나도록 못하게 만든다는 것이다. 왜냐하면, 이러한 유형의 반응들은 가족 전체와 개별 가족구성원에게 단기적인 이득만 제공할 뿐이라는 것이 밝혀지기 때문이다. 그러나, 이런 반응들을 지속시키는 것은 예상치 않은 결과를 낳는다. 이런 류의 비효과적인 반응들을 조기에 인식하고 이해한다면, 당신은 일련의 효과적인 가족반응을 개발할 수 있을 것이다.

### ▣ 효과적인 가족 반응들

**1. 한 가족으로써 같이 일하기** : 도박 중독으로 인해 가족 구성원들은 각자가 영향을 받았기 때문에, 그 각자는 나이에 따라, 이해능력정도에 따라, 그리고 가족의 일에 대한 적절한 책임 정도에 따라 어떤 방식으로든 반응하게 된다. 심지어 가족 중 막내라 하더라도, 그들이 이해할 수 있도록 설명해 달라고 요구할 수 있다. 맏이의 경우, 그 문제에 탄원하기 위해 가족이 선택한 것을 지지하려고 군대에 갈 수도 있다.

그런 상황을 해결하기 위해 가족이 모두 같이 일하는 방법은 어느 가족구성원이 도박중독자이냐에 좌우될 수 있을 것이다. 도박중독자가 특히 어린아이를 둔 배우자일 경우, 그런 노력의 대부분은 토의하는 것이나 결혼한 부부에게 관련된 행동들로 규정할 수 있다. 나이든 청소년이 가족 중에 있을 경우에는, 확실히 그들의 생활에 영향주는 주요한 결정을 만들어가는 보편적인 토의와 계획을 실행할 수 있다. 그러나 이런 토의는 거의 대부분 성인의 결정에 달려있다.

나이든 가족이 도박문제를 가지고 있는 경우에는, 각각 다른 주택에서 생활하는 성인 형제 자매들 사이에 도박문제의 근원이나 그것을 해결하기위한 적절한 방법에 대해 모두 일치된 동의를 주장하는 것은 비판받을 수 있다.

청소년이나 대학 다니는 자녀가 도박중독자일 경우, 두 부모와 도박을 하는 그 자녀는 그들의 행동에 대한 일치를 위해 매우 긴밀히 같이 일해 나갈 필요가 있다.

**2. 문제의 실존을 개방적으로 인정하기** : 도박 중독을 성공적으로 다루어 온 가족들은 그들의 초기 부인(부정)을 극복한 사람들이다. 종종, 숨김없이 이야기하는 것은 도박문제가 덜 겁나는 것으로 여겨지게 만들 수 있다. 도박문제를 개방적으로 표현하는 가족들은 그들 상황에 대한 현실적인 대안을 찾고 적절한 방법을 개발하는데 더 나을 수 있다. 터놓고 토의하는 것은 해결책을 찾는데 있어서 도박중독자를 포함해서 모든 가족들의 협력을 증진시킨다. 솔직담백한 것은 도박문제를 확대가족이나 외부세계로부터 비밀처럼 유지해야 하는 부담을 줄여준다. 이전의 도박문제는 더 이상 비밀일 수 없고, 가족의 수치심은 사라지게 된다. 또한 가족들로 하여금 가족범위를 넘어서서 타인들의 정서적이고 실제적인 지지에 다다를 수 있게 해준다.

**3. 근본적 신뢰를 회복하기** : 가족 신뢰는 대화시의 정직함과 관계와 역할상의 의존정도에서 나타난다. 신뢰는 도박중독자와 그 가족 사이에, 그리고 필요하다면, 다른 가족구성원들 사이에 회복되어져야 한

다. 완전히 어떤 관계가 깨져버렸다는 식으로 신뢰 상실을 생각하게 되는 일은 주로 대부분 가장 가까운 관계에서 발생한다. 만약 어떤 사람이 우리의 완벽한 신뢰를 저버렸다면, 완벽한 신뢰가 없다는 것은 신뢰 자체가 없다는 것으로 결론짓는 것이 더 쉽다. 우리는 사람들이 가까운 사람에게서 거짓말을 듣게 되면, "나는 그를 다시는 신뢰하지 않을거야."라고 말하는 것을 종종 듣게 된다.

앞서 언급한 것처럼, 신뢰를 회복하는 열쇠는 '모든 것'이 아니면 '아무 것도 아닌' 현상이 아니라는 것을 인식하는 것이다. 잘 설명해 보자면, 모든 가족구성원들이 가족의 역할과 관계에 대한 서로서로의 다양한 의견을 지속적으로 신뢰하는 것이다. 초기단계에서는, 당신은 도박 중독에 대해 강연하거나 그 치료과정을 시작하는데 가장 비판적인 신뢰의 그런 영역에 초점을 맞추기 바랄 것이다. 가족관계에서 신뢰를 회복하기 위해서는 12장을 참조하라.

**4. 분명하고 조심스럽게 대화하기** : 적극적인 경청은 가족구성원들 사이에 정서적 유대감을 강화시키고 다른 가족들이 자신에 대해 관심 갖고 있으며, 존경하고 있다는 것을 재확신시킨다. 분명하고도 개방적으로 말하는 것은 다른 사람들로 하여금 당신이 말하는 이면의 의미를 충분히 이해하도록 보장한다. 당신은 가족들 사이에 대화를 증진시키기 위한 많은 기술들을 도입해볼 수 있다(7장에는 이런 몇 가지 유형을 설명해 놓고 있다). 아마 가장 중요한 것은 경청하는 기술 그리고 마음뿐 아니라 가슴으로부터 우러나오는 음성에 귀 기울이는 기술일 것이다.

**5. 개별 가족구성원들에게 정서적이고 실질적인 지지를 제공하기** : 가족의 개별 구성원들은 제각기 다른 방식들로 도박 중독의 영향을 받

기 때문에, 개별 가족들에 대한 지원 또한 폭넓은 다양한 형태를 취할 수 있다. 개별 가족들은 그들이 필요로 하는 지원의 형태를 주저함 없이 표현하려 애써야 한다. 자녀들에게는 정서적인 지지가 최근의 이런 위기를 가족들이 성공적으로 극복할 수 있을 것이라고 재보증하는 것과 유사할 수 있고, 혹은 한 쪽 부모나 맏형제가 여가시간을 내어서 책을 읽어주고, 놀아주고, 같이 대화해주는 것들을 포함하는 것이다. 성인에게 있어서 정서적이고 실질적인 지지란 자주 스포츠 내기에 몰두하는 대학생 딸의 복지에 대한 아내의 염려를 남편이 잘 들어주는 형태를 취할 수도 있다. 배우자의 부모 중 한 사람이 도박 중독에 대처해 나가고 있는 부부의 경우, 재미나 휴식을 주는 '깜짝 주말 계획' 을 배우자에게 제공해 주는 것일 수 있다. 간단히 말해서, 실질적 지지란 많은 형태를 취할 수 있다. 예를 들어, 맏지너로 하여금 엄마가 도박중독자 자조모임에 참석할 수 있도록 그날 저녁식사 준비를 하도록 제안하는 것 등이다.

**6. 이웃사촌으로부터 지지 찾기** : 타인들로부터 오는 지지는 친척, 친구, 직장 동료들, 영적 지도자, 도박중독자 자조모임의 동료들, 전문적 상담가 등으로부터 올 수 있다. 정보, 충고, 정서적 지지, 실제적 원조 같은 이런 다양한 자원들을 이용하려고 애써 보라. 초창기에는 많은 가족들이 도박문제를 극복하려고 애쓰는 동안 고립감을 느낄 수 있다. 그 초기고립을 극복하는 것이 장기간의 그 문제를 성공적으로 해결해 가는 열쇠가 된다. 친구와 친척들에게는-심지어 많은 성직자나 정신건강 전문가들에게 조차도-도박 중독의 속성에 대해 교육할 필요가 있다.

제5장

# 감정적 결과에 대처하기

당신은 불안, 슬픔, 분노, 부끄러움, 죄책감을 포함한 강한 감정들에 직면할 수 있다. 이 장은 당신의 감정적 스트레스를 감소시키는데 도움을 주기위해 만들어졌고 당신이 직면한 다른 문제를 더 효과적으로 다룰 수 있도록 하는 것이다. 당신의 감정을 관리하기 전에, 감정의 역할과 중요성을 이해해야 할 것이다.

## 감정의 특성과 기능

감정은 생존하는데 당연하고도 필수적인 것이다. 주요한 감정-사랑과 기쁨뿐만 아니라, 불안 또는 공포, 분노, 슬픔-은 행동을 조직화하고 동기화시키는데 제공된다. 예를 들면, 불안은 우리에게 위험을 경고하고 위협적인 상황을 피하거나 탈출하도록 우리를 부추김으로써 위험을 감소시키도록 추진한다. 분노는 위협에 빠르게 반응하도록 우리에게 힘을 준다. 슬픔은 상실에 대한 반응으로 나타난다; 그것의 기능은 우리를 다른 이와 묶어주고, 가족, 친구, 지역사회와의 사회적 유대를 강화시킨다. 불안/공포와 분노는 개인의 생존을 위해 필수적이고 슬픔은 사회에서 생존하기 위해 필수적인 것이다.

강한 감정들은 기억에서 완전하고 영구적인 흔적을 남긴다. 전 문화의 모든 구성원의 기억에 남아 강한 감정적 반응을 야기시키는 사건이 있다. 예를 들면, 당신이 25살 정도의 미국인이라면 아마 챌린저(Challenger)호가 폭발했을 때를 기억할 것이다; 만약 당신이 50살이 넘었다면, 당신은 케네디(John F. Kennedy)대통령이 암살되었을 때를 기억할 것이고, 당신이 70세를 넘었다면, 진주만 공격의 날을 기억할 것이다.[1] 때때로 "순간장면 기억(flashbulb memories)"라고 불려지는 그러한 기억들은 영구적으로 사건이 수반하는 감정의 강도에 의해 각인되어진다. 우리 각자는 개인의 삶에서 우리의 기억에 아로새겨진 채 남겨진 감정적으로 강력한 사건을 많이 경험해 왔다. 감정적으로 강력한 경험들은 종종 위험한 환경에서 발생한다; 덧붙여 영구적인 기억은 미래의 재난에 대비해 보호를 제공한다(이러한 논의에서 영구적인 정신장애를 남기는 충격(trauma)과 기억에 대한 질문은 제기하지 않는다).

감정들이 필수적이며 자연스러운 것임에도 불구하고 어떤 특정한 감정은 너무 강하고 너무 오래 지속될 수 있을 때, 또는 너무 많은 감정이 한꺼번에 나타날 때 파괴적일 수 있다(물론 사랑과 기쁨같은 즐거운 감정을 말하는 것은 아니다). 가족 내에서 문제성 도박중독자가 있는 경우에, 대부분의 사람들은 재정적인 손실에 대한 슬픔과 이러한 모든 부당함에 대한 분노같이 강하고, 오래 지속되며 복잡한 감정적 경험을 겪는다. 그러한 감정들은 고통스럽고 파괴적일 것이다.

1) 한국식으로 설명하자면, 당신이 25세 정도의 한국인이라면 삼풍사고를 기억할 것이고, 당신이 50살이 넘었다면, 박정희대통령을 기억할 것이고, 70세를 넘었다면 6.25전쟁의 날을 기억할 것이다.

## 감정적 경험의 차단

어떤 개인은 강력하고 복잡한 감정들로 인해 생겨난 불편함과 혼란을 경험할 수도 있고 아직 직접적으로 특정한 감정을 알아차리지 못할 수도 있다. 때때로 이런 감정 대신에 신체적 증상(예를 들면 두통이나 위장 장애들)들을 나타내거나 그들이 이해하지 못하는 어떤 불편한 감정과 고민을 가진다. 예를 들면, 어떤 이는 솔직하게 분노를 느끼지 않는다고 응답할지라도 명백하게 분노하는 태도로 행동할지도 모른다. 일반적으로 감정들은 만져질 것 같고, 즉각적이고, 인식하기 쉬운 것처럼 보이기 때문에, 어떻게 감정이 차단될 수 있는지 의아해 할지도 모른다. 이것은 두 가지 방식으로 나타날 수 있다.

1. **초기 학습** : 많은 가족들이 아이들에게 어떤 감정도 느껴서는 안 되거나 감정을 극복할 만큼 충분히 "강해야" 한다고 가르친다. 예를 들면, 아이들이 분노를 느껴서는 안 된다고 가르치거나("어떻게 네가 감히 엄마에게 화를 내니?")슬픔은 약함의 표현이며 받아들여질 수 없는 것이라고 가르칠지도 모른다("난 까닭없이 우는 이이는 혼내줄거야.") 때때로 아이들은 어떤 감정도 직접적으로 경험하거나 정의내리지 못하도록 배운다. 왜냐하면 모든 감정적 경험이 받아들여질 수 없다고 배우기 때문이다. 가능한 그들은 충격적인 사건을 경험하고 그들의 감정적 경험을 "꺼버린다"(또는 해체시켜 버린다).

아이들이 그들의 기본적인 불안, 슬픔, 분노의 감정을 직접적으로 경험하지 못하도록 배웠을 때, 그들은 그러한 감정이 일어났을 때 부끄러움이나 죄책감을 느낄지도 모른다. 그것이 어떻게 작용하는지 보자. 부끄러움은 자신의 기대에 맞는 행동을 하는데 실패한 결과로 온다. 죄책감은 가치를 지키는데 실패한 결과로 온다. 만약 당신이 "난 화내는(불안한, 우울한) 일 없이 이것을 충분히 다룰 수 있을 만큼 강해야 한다,"

거나 "오직 약한 사람들이 우울해져"라고 믿는다면, 당신이 불안하거나 우울하다면 부끄러움을 느낄 수 있을 것이고, 이러한 감정들을 직접적으로 알아차리지 못하기 쉽다. 만약 당신이 "화를 내는 것은 잘못된 거야"라거나 "단지 나쁜 사람만이 화를 내는 거야"라고 믿는다면, 당신이 분노를 경험한다면 죄책감을 느끼게 되기 쉬울 것이고, 이것이 반복되면, 분노를 거의 알아차리지 못하기 쉽다.

통상적으로 이러한 신념들은 감정의 특성과 목적에 대한 불완전한 이해에 기반을 둔다. 이것은 또한 "이중 타격(double whammy)"이다: 불유쾌한 감정 상태는 먼저 그 자체로 느낌을 가지는 데 대한 자기 비판, 부끄러움, 죄책감에 의해 더욱 부담이 되는 것이다.

2. **부정** : 대부분의 사람은 문제의 증거를 보는 초기 기간을 경험하지만 전적으로 그러한 증거에 대한 관련을 인정하지 않는다. 이것은 도박을 포함해서 보통 많은 생활속의 문제에 직면할 때 종종 "부정"이라는 용어로 언급된다. 부정은 관찰한 사실들, 그러한 사실들의 의미, 그러한 사실들의 의미에 대한 책임을 수용하지 못하거나 인정하지 못하는 것이다(Winn 1996). 부정이 자연스런 과정임에도 불구하고, 그것은 일반적으로 부정적인 의미를 가진다. 왜냐하면 부정의 부정적인 결과들이 그것의 이익보다 더 잘 알려져 있기 때문이다.

부정의 주요한 목적은 강한 부정적인 감정에 의해 압도되는 것에 대비하여 보호하는 것이다. 이러한 방어는 과도한 감정이 긴급하게 요구된 효과적인 행동을 제한할 수 있는 동안에, 재난이나 충격적인 상황속에서 필수적인 것이다.

하지만 부정이 정기적으로 일어나는 것은 단지 충격적인 상황에서만은 아니다. 단기간 결과들에 대한 이러한 기본적인 인간 반응을 이해하는 것은 왜 부정이 그렇게 보편적인지를 이해하는데 도움을 줄 것이다.

가능성을 예견할 수 있음에도 불구하고, 또한 미래의 사건에 의해 영향을 받을 수 있지만, 장기간의 결과들에 의해서보다는 즉각적으로 일어날 것들에 의해 더 영향을 받는다. 예견할 수 있는 우리의 능력은 잠재적으로는 단기간의 결과들을 넘어서 장기간의 결과에 도움을 주지만, 자주 그렇게 하기는 어렵다. "디저트를 먹을까?" "오늘 운동을 할까?" Jerry Seinfeld는 "밤의 자신"은 "아침의 자신"에 대해 관심을 가지지 않는다는 것으로 이런 딜레마를 설명했다. 밤의 자신은 말한다. "빌어먹을 아침의 나는 늦게 일어나고 여분의 술까지 마셨다구." 이때 아침의 자신은 숙취로 깨어나고 지난 밤의 자신에게 성이 나 있다.

우리는 부정적인 감정으로부터 자신을 보호하기 위해 단기간의 강화와 부정에 더 반응하기 때문에, 단기간의 부정적인 감정에 압도되지 않을 때나, 장기간의 손해가 이러한 단기간의 이익보다 많이 나갈 때 조차도, 단기간의 부정적 감정으로부터 자신을 보호하는데 부정이라는 기재를 사용한다.

당신은 부정이 어떤 것(사실로 받아들이는 것)을 믿도록 하는 데는 무력하지만, 부정이라는 대처의 목적이 압도된 감정으로부터 우리를 보호하기 위한 것이라는 것을 알아차렸는가? 신념이 감정을 이끌어내기 때문에 이것은 합당하다. 부정과 작업하는 주요한 방식은 고통스런 감정의 발달을 막는 신념에 영향을 주는 것이다.

## ▣ 마술적인 사고

사실이 명백하게 다를 때 어떻게 정직하게 한 가지를 믿을 수 있을까? 우리 모두는 마술적 사고를 가지고 태어나고 세계에 대해 우리가 배우는 논리적인 연관은 단지 경험을 통해 얻는다. 마술적 사고는 비논리적이고 실재에는 존재하지 않거나 할 수 없는 사건간에 연관을 만들어낸다. 이것의 한 예로 "내가 그걸 원하기만 하면, 일어날 것이다."라는 아이들의 관념같은 것이다. 우리 모두는 어느 정도로 마술적인 사고를 사용한다. 당신이 만약 어떤 의료적인 증상을 경험하고 "병이 있다고 진단하지 않는다면, 병이 존재하지 않는다"고 생각하는 단계라서, 의사에게 저항하려고 한다면, 당신에게는 마술적 사고가 작용하는 것이다.

때때로, 우리 모두는 면전에서 시작된 문제에 직면하는 것이 불가능하다. 대신에 실재하는 증거에도 불구하고 문제가 거기에 있지 않다고 믿는다. 때때로, 정보는 받아들이기가 어려워서, 우리가 사실이라고 알고 있는 현실의 한 면을 단순하게 잊어버린다. 예를 들면, 어떤 사람이 죽었다는 것을 알고 있는 순간에도 여전히 살아있다고 믿을지도 모른다. 이런 현상은 사망 후에 반드시 일어나지만, 이후 시간이 지남에 따라 보다 보편적이지 않은 일이 되고, 살아남은 사람은 사랑하는 사람의 죽음을 서서히 충분히 받아들이게 된다. 이것은 가족 구성원이 도박 문제를 가지지 않았다고 믿는 것과 유사한 것으로 볼 수 있을까? "내가 믿지 않는다면, 그것은 문제가 되지 않는다."

## 도박과 부정

우리는 종종 어떤 사실에 대해("나는 도박하는 것이 아니다") 거짓말하거나 오도하기 위해, 이러한 사실들의 명백한 의미를 부정하기 위해("나는 확실히 도박을 조금 하긴 하지만 문제수준은 아니다"), 또는 어떤 결과들에 대한 책임을 최소화하기 위해 ("문제는 가족들의 압박과 요구때문이지 내 도박 때문이 아니에요, 가족관계가 모든 긴장을 일으키는 것이예요.") 부정을 지속적으로 사용할 수 있는 도박중독자들(4장을 보라)과 함께 연합한다.

부정은 모든 사람들이 때때로 사용하는 자연스런 과정이다. 당신이나 가족들도 모두 어느 정도는 부정을 사용하기 쉽다. 아마도 당신의 친척이 도박 문제를 가지고 있다는 것을 믿기는 어려울 것이고 가족내에서 다른 도박하지 않는 사람들은 이것을 믿기가 어렵다는 것을 알게 된다. 예를 들면, 도박중독자는 주당 나흘 밤을 나가 있을지도 모르지만 당신은 "연속적으로 지속"되지는 않을 것이며 나가 있는 것은 종종 있을 뿐이라고 생각할 것이다. 또는 도박중독자가 주당 500달러에 도달할 때까지 늘어나는 노름빚을 알고 있을지라도 그것은 일반적으로 일어나는 것이거나 매번 돈을 단지 조금만 잃을 뿐이라서 그 정도의 손실은 문제가 되지 않는다고 생각한다.

부정이 어떻게 작용하는지 이해할 때, 도박중독자가 문제를 부정할 때 왜 많은 사람이 자신의 가족 구성원이 도박문제를 가지고 있다는 것을 받아들이기 어려워하는지 이해하기 쉬워질 것이다. 가족 구성원이 믿도록 주장하는 어떤 것은 거짓말하고 일부러 오도하는 잘못된 의미늘이다. 많은 사람들에 있어서, 신뢰를 깨뜨리도록 이끄는 것은, 관계를 천천히 손상시킬 수 있고, 강한 슬픔을 가져올 수 있다. 부정이 강한 슬픔으로부터 우리를 보호하기 때문에, 감정을 만들어내는 생각이나 사실을 믿도록 하는 능력을 훼손시킨다.

여기에 다른 예가 있다; 자신의 친척이 도박문제를 가지고 있다는 사실을 받아들이는 사람은 이 문제에 대해 어떤 것을 해야 한다고 강요받는 느낌을 가질 수 있다. 이 사람은 도박문제를 가진 사람의 문제에 대해 직면해야 한다고 느낄 수 있고, 간단하게 말해서 증가된 싸움이나 불안을 이끌어낼 수 있다. 다시 말해서, 직면의 결과가 감정적으로 어렵기 때문에 가까운 사람이 도박문제를 가지고 있다는 사실을 받아들이는 능력에 한계로 부정이 나타난다.

## ▣ 과도한 감정의 차단

1. 우리 생존에 자연스럽고도 필수적인 감정이 있다는 것을 기억해

라. 이런 감정은 중요한 정보를 우리에게 알려주고 행동하도록 동기화시킨다. 감정을 드러내는 것이 약함이나 성격이 나쁘다는 것을 의미하는 것은 아니다.

2. 상황이 현실적으로 도전적이고 아마도 다양한 스트레스원(아래를 보라)에 직면해 있다는 것을 인식하라. 이러한 상황에서 분노, 슬픔, 불안과 같은 강하고 복잡한 감정을 가지는 것은 정상이다.

3. 일반적인 감정적 고통이나 불편함을 나타내는 어떤 신호를 경고로 삼아라. 육체적 증상이 증가된다면 먼저 내과 검진을 받으라. 만약 부분적으로 스트레스를 받는다고 믿는다면, 도박중독자를 혼란스럽게 만드는 감정을 불러 일으키는 상황인지, 아닌지를 생각해 보라.

4. 부정의 잠재적인 영역을 찾아라. 가족 중에서 당신이나 다른 비도박중독자들이 질문을 할 수 있는(예를 들면 도박중독자가 얼마나 많이 도박을 하는가에 대해)도박중독자에 대한 어떤 신념들을 정의내릴 수 있다면, 당신이 신념을 변화시킬 때 당신이 감정적으로 어떻게 느낄지에 대해 생각해 보아라. 만약 그런 변화된 신념이 혼란된 감정을 만들어낸다면, 이것에 대항하는 자연스런 방어로서 부정을 사용하는 것이 가능할 것이다. 이러한 통찰은 부정이 만들어내는 어떠한 신념에 도전하도록 도울 수 있을 것이다.

이러한 단계들을 따르는 것은 당신이 상황을 보고 스스로의 감정을 더 명확하게 보며 당신이 경험할 수 있는 어떤 부차적인 부끄러움이나 죄책감을 감소시킨다. 이렇게 함으로써 당신은 근원적인 고통스런 감정을 감소시키고, 관리하며 인내할 수 있는 에너지와 자원을 자유롭게 높일 것이다.

## 감정을 관리하기

우리는 일반적으로 상황에 반응하는 데 있어서 즉각적으로 나타나는 감정을 경험한다. 사실, [표 5-1]에 나타난 대로, 우리의 사고는 상황과 감정 사이에 개입하고, 우리의 의식적인 인식은 상황을 매우 빠르게 평가하고 개입한다. 우리의 감정은 이러한 생각의 반응으로써 나타난다. 우리의 상황에 대한 인식, 해석, 이해는 우리의 감정적 반응을 이끌어낸다(이런 유용한 모델이 항상 100퍼센트 정확한 것인지에 대해 의문에 대해서는 과학적[J.LeDoux, The Emotional Brain을 보라]이고 이론적[W.James, The Principles of Psychology를 보라]인 이유가 있음에도 불구하고 그러한 기술적인 점은 현재의 목적에는 거의 차이를 만들어 내지 못한다).

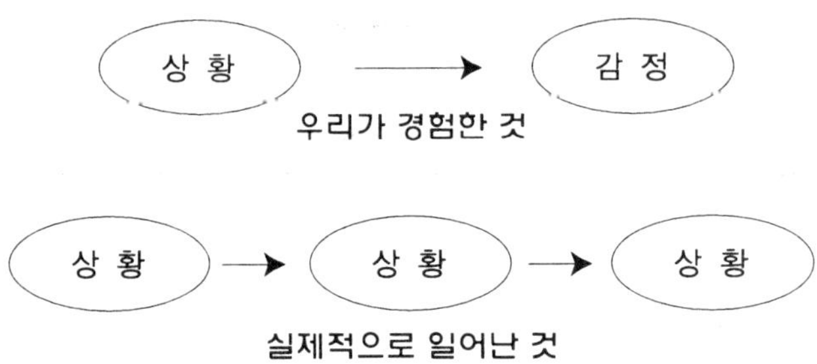


**[표 5-1] 사고와 감정의 유용한 모델**

이러한 과정을 설명함으로써 도박중독자가 침울하고 속을 털어놓지 않아 왔던 것을 지지하자. 당신은 불안, 슬픔, 분노를 포함한 감정적인 반응들의 범주를 가질 수 있다. 이러한 각각은 어떻게 나타날 것인가?

도박중독자의 행동이 자신의 도박이 증가하거나 전체 가족과 논쟁이 증가하는데 위태롭게 남겨져 있다면 당신은 불안하게 느끼게 될 것이다. 도박중독자의 행동때문에 당신과 그와의 친밀함과 지지가 상실된다고 생각든다면, 이때는 슬픔을 느끼기 쉽다. 마지막으로 당신이 도박중독자를 위해 모든 일을 한 후에도 그가 행하는 태도가 공정하지 않다고 생각한다면, 그때는 분노를 느낄 것이다. 당신이 도박중독자의 행동을 불러일으키는 이러한 사고의 세 가지 모두를 가지고 있다면, 복잡하고 다양한 감정적인 반응이 나타날 것이다.

이러한 예는 특정한 감정이 특정한 해석의 유형에 대한 반응으로 특징적으로 나타난다고 설명된다. 다음의 표는 특정한 사고와 특정한 감정 사이의 특징적인 연관을 말한다.

| 사 고 | → | 감 정 |
|---|---|---|
| 불확실함, 위기, 위험 | → | 불안/두려움 |
| 손실, 무력감, 희망없음, 개인적 결점 | → | 슬픔/우울 |
| 불공평, 부정의 | → | 분노 |

당신이 직면한 특정한 스트레스가 있는 상황을 정의하는 것은 스트레스에 대한 사고와 감정적으로 반응하는 방식이 감정적 고통을 관리하는 데 도움을 줄 특정한 행동 단계에 대한 기초를 제공할 것이다.

## ▣ 스트레스 요인을 정의하기

당신은 짓눌려 있다고 분명하게 인식할 수도 있으나 인생에서 수많은 유형의 스트레스 요인 중에서 특정하게 정의된 스트레스가 아닐 수도 있다. 이것은 당신과 가족의 중대한 안전의 이슈뿐만 아니라 대인관계적, 재정적, 법적, 일과 관련된 스트레스 요인일 수도 있는 것이다.

이러한 일반적인 스트레스 요인의 범주 중 각각은 다양한 개인적인 스트레스 요인을 포함할 수 있다. 예를 들면, 대인관계 스트레스 요인은 도박중독자, 핵가족, 확대가족과 친구들 뿐만 아니라 더 넓게는 지역사회와의 긴장까지 포함할 수 있다.

다양한 스트레스 요인에 직면할 때, 과도하게 한 묶음으로 보려는 경향이 있다. 하나씩 각각을 정의함으로써 뚜렷이 과도한 문제를 더 관리가능한 부분으로 분류할 수 있게 되는 것이다. 이러한 상황 중 단지 하나만 맞닥뜨리게 된다면 그것을 관리할 수 있을 것이다. 그러므로 하나씩 각각의 스트레스 요인을 정의하고 다루는 것이 적절하다. 천리길도 한 걸음부터라는 오래된 속담을 기억해라.

문제성 도박은 이미 당신 삶의 일부분이 되어 많은 어려운 상황을 더해 스트레스 요인이 된다. [표 5-1]은 삶에서 특정한 스트레스 요인을 정의할 수 있도록 나타나 있다. 이러한 각 영역 내에는 스트레스 요인의 넓은 범주(예를 들면 대인관계)를 가진, 도박과 관련되거나 도박이외의 것과 관련된 스트레스 요인이 위계적으로 조직화되어 있다. 자주 일어나는 스트레스 요인의 특정한 예들을 목록화했다.

첫째, 당신이 현재 직면하고 있는 모든 스트레스 요인과 일치하는 칸에 체크하라. 세 번째와 네 번째 행(우선순위와 감정의 란)은 시간이 될 때까지 비워둔 채 남겨두라. 이 장을 거치면서 우리는 이러한 칸들을 완성시킬 것이다. 그리고, 삶에서 경험할 수 있는 어떠한 부가적인 특정한 스트레스 요인을 노트를 사용해서 분리된 일지로 써라.

이 표를 채워 넣는 것은 어려울 수 있고 당신이 직면한 모든 스트레스적인 상황을 목록화함으로써 일시적으로는 당신의 불안 수준을 증가시킬 수도 있다. 그럼에도 불구하고, 이러한 연습을 수행하는 것은 이러한 스트레스 요인에 대처하기 위한 첫 번째 중요한 단계인 것이다.

**[표 5-1] 특정한 스트레스 요인을 정의하기**

| 스트레스 요인 | 스트레스 요인이 드러나면 체크하라 | 우선순위 | 감정 |
|---|---|---|---|
| ***도박에 관련된 것*** | | | |
| **• 대인관계** | | | |
| 도박중독자는 침울하고 속을 털어놓지 않는다. | | | |
| 도박중독자는 믿기 어렵다. | | | |
| 아이는 행동상의 문제를 가지고 있다. | | | |
| 확대가족들에게 피해를 주는 관계. | | | |
| 친구와 이웃들이 당신에게 비판적이라고 생각한다. | | | |
| 지역사회(교회 등)는 문제를 알지 못하지만 그들이 비판적일 것이라고 생각한다. | | | |
| **• 재정** | | | |
| 지불기한을 넘긴 빌리거나 저당잡힌 금액. | | | |
| 수지를 맞추는 것이 불가능함. | | | |
| 자유재량적으로 활동할 돈이 없음. | | | |
| 타격을 받은 신용. | | | |
| 상당한 도박 빚. | | | |
| **• 법적** | | | |
| 도박중독자가 법적인 책임에 직면함. | | | |
| 잡힌다면, 법적인 책임에 직면할 수 있음. | | | |
| **• 안전** | | | |
| 도박중독자가 자신에게 해를 끼치는 행동을 할 위험. | | | |
| 도박중독자는 다른 사람에게 해를 입힐 위험을 나타낼 수 있음. | | | |

| *도박외의 것들과의 관련된 것* | | | |
|---|---|---|---|
| **• 일** | | | |
| 높은 압력이 있는 환경. | | | |
| 작업 상태의 변화(봉급삭감, 이직 등). | | | |
| **• 의료** | | | |
| 병이 있음. | | | |
| 가족 구성원이 아픔. | | | |
| **• 대인관계** | | | |
| 부모를 돌볼 필요가 있음. | | | |
| 친척이 어려움을 가지고 있어 지지가 필요함. | | | |
| 가치있는 관계의 상실. | | | |
| **• 기타** | | | |
| 자원봉사 활동들. | | | |
| 아이의 학교에서 해야할 의무. | | | |

## 활동단계 1 : 우선순위 결정하기

쉽지 않겠지만, 요구목록과 스트레스적인 상황을 산출하는 것은 중요한 첫 번째 단계이다. 이것은 아마 거의 모든 사람들에게 중요한 것이다. 어떤 사람에게는 다른 것보다 더 긴급한 것으로 나타날 것이다. 예를 들면, 만약 안전의 이슈를 포함하고 있다면, 거주와 식사가 유지되도록 하는 필수적인 가족의 욕구를 충족시키는데 가장 높은 우선 순위를 둔다. [표 5-1]로 돌아가서 당면한 스트레스 요인의 각각을 우선순위를 1(가장 높은 경우), 2, 3으로 매겨보아라. 1의 우선순위를 차지한 스트레스 요인의 숫자는 너무 많지 않게 한정하라. 우선순위는 첫 번째로 노력을 기울여야 하는 것이 나타나도록 한다.

### ※ 활동단계 2 : 스스로에 대한 요구를 감소시키기(가능하다면)

이러한 다양한 요구와 스트레스 요인에 우선순위를 매긴 후에, 그들 중 대부분은 당신 삶에서 필수적이고 피할 수 없는 부분을 형성한다는 것을 알게 될 것이다. 그러나, 정상적인 때에는 당신이 편안하게 다룰 수 있는 임의재량의 책임을 가지지만 급성 스트레스 기간 동안에는 그렇지 못할 것이다. 예를 들면, 아이의 학교에서 부모 모임의 구성원으로서 의무를 가진다. 일반적으로 이 활동은 즐겁고 배분해서 감당할 만하다. 그러나, 삶의 위기 동안에는, 직면하는 모든 부가적인 것들 뿐만 아니라, 이런 책임을 관리할 시간을 가지지 못할 수 있다. 위의 표에서 스트레스 요인의 목록을 다시 살펴보라. 당신이 현재 직면한 즉각적인 문제와 싸우는 동안 일시적으로 지속되지 않아도 되는 것이 있는지를 살펴보라. 장기적으로 알아야 할 것은, 당신은 실제적으로 다소 덜 긴급한 업무에 더 많은 에너지를 투자하고 있다는 것이다.

## ▣ 생각을 정의하기

[표 5-1]에 보여지듯이, 일반적으로 우리가 경험하는 것은 상황에 즉각적으로 반응하는 감정들이다. 이러한 즉각적이고 응급한 감정들은 거의 통제할 수 없는 것처럼 보인다. 그러나 사실, 우리의 사고는 상황을 평가하기 위해 빠르게 개입한다; 감정을 만들어내는 것은 사고이다. 해석은 잠재적으로 변화를 가져오기 때문에, 생각을 변화시킴으로써 응급한 감정을 변화시키거나 처리할 수 있다.

생각이 고통스러운 감정을 쉽게 바꾼다거나 바로 사라지게 할 수 있다고 말하는 것은 아니다. 논리적으로, 고통스러운 감정을 자연스럽게 이끌어내는 많은 어려운 상황을 만나게 되기 쉽다. 그러나, 사람들이 생각으로 고통스러운 감정의 강도를 불필요하게 증가시키는 특징적인 방식들이 있다. 좋지 못한 생각의 세 가지 가장 보편적인 유형이 과일반화(overgeneralizing), 전부가 아니면 아예 포기하는 사고방식(all-or-nothing thinking), 과도한 자기비난(excessive self-blame)이다.

### 과일반화

일반화할 수 있는 능력은 인간 지성의 표시이다. 그러나 단지 부정함으로써 어려움이 만들어지는 것처럼 너무 많은 일반화가 이루어질 수 있다. 스트레스가 많기 때문에, "모든 것이 격변 속에 있다."라는 경향을 가질 수 있다. 그러한 일반화된 진술은 "나는 압도되었다; 대처할 수 없다; 모든 것이 불확실하다."라는 생각을 이끌어 내기 쉽고, 특성적으로 과도한 불안을 만들어낼 것이다. 명확하게 스트레스 요인을 정의함으로써 전체 상황에 대해서 과일반화하려는 경향을 동시에 막을 수 있고, 이러한 해석에 의해 만들어질 수 있는 강하고 과도한 압박감을 줄일 수 있다.

자신이 현재의 상황에서 막연한 미래를 일반화한다는 것을 알 수 있다. 예를 들면, 재정적인 손실로 고통받을 수도 있는데-사실 대부분 사람에게서 슬픔을 일으킬 수 있는 이런 사실에 대해 "우리는 결코 회복될 수 없을거야."라고 과일반화를 할지도 모른다. 이러한 과일반화는 무력감 뿐만 아니라, 강한 슬픔과 우울증까지도 가져올 수 있다.

### 전부가 아니면 모두 포기하는 사고방식(단정적 사고)

전부가 아니면 모두 포기하는 사고방식은 흑백논리이다; 중립(회색)은 없는 것이다. 예를 들면, 도박중독자가 거짓말을 하면, 이 단정적 사고에 따르면 그는 나쁜 사람이라는 생각을 포함하고 있다. 이성은 이처럼 진행될 수 있다; 사람은 좋거나 혹은 나쁘거나 이다; 그가 나쁜 행동을 하기 때문에 그는 더 이상 좋은 행동을 할 수 없고 나쁜 사람이 될 것임에 틀림없다. 근본적으로 좋은 사람은 나쁜 행동에 연루될 수 있을

여지가 없다는 생각을 가진다. 4장에서 단정적 사고가 관계에서 신뢰의 요소로 종종 적용된다는 것을 보았고, 고통스러운 감정을 강화하고 있다는 것을 알았다. 많은 사람들은 스스로에게 단정적 사고를 적용한다.

### 과도한 자기비난

과도한 자기비난은 일반적으로 단정적 사고와 결합된 비합리적인 기준들에 의해 도출되어 나왔다. 참을 수 없는 스트레스 요인에 직면했을 때, 많은 사람들은 스스로를 비난하는 경향을 가지고 있다. 예를 들면, 아들이 도박을 하면, 당신은 "내가 이런 일이 생기는 것을 알고 있어야 했다; 난 이것을 예방했어야 했다; 나는 아들과 더 많은 시간을 보내야 했다. 나의 잘못이며 나는 부모로서 자격이 없다."라고 생각한다. 첫 번째 세 가지 진술은 사실일수도 사실이 아닐 수도 있다. 어떤 수준에서는 어쨌든, 실수 중 당신이 배울 수 있었던 것과, 잘 수행했던 것을 주의 깊게 살펴볼 수 있다. 당신이 가치 없는 부모라는 결론은 완벽한 부모가 아니면 가치 없는 부모라는 단정적 사고와 결합한 완벽한 부모가 되어야 한다는 지극히 비합리적인 기준에 기반을 둔 것일 경우가 많다. 그러한 결론을 이끌어내는 것은 강한 슬픔과 우울증조차도 가져올 수 있고, 보통 과도한 자기비난을 만들어낼 수 있다.

### 3단계 : 비생산적 사고에 대한 도전

이러한 세 가지 비생산적 사고의 방식–과일반화, 단정적 사고, 과도한 자기비난–은 괴로운 감정들을 강화시키는 생각들을 만들어낸다. 당신은 이것들이 만들어내는 넓고, 범주화되고, 무기력한 결론들에 의한 사고 유형의 결과를 알 수 있다. 당신이 강한 파괴적인 감정을 느낄 때, 이러한 비생산적 사고에 경고가 되고 도전이 된다. 이러한 사고가 현실적이고 논리적인가? 만약 그렇지 않다면, [표 5-2]에 설명한대로 더 현실적이고 생산적인 사고로 대체한다.

그러한 비생산적인 생각을 지속하는 것은, 감정적 고통을 증가시키고 행동적인 효과성을 감소시켜 마음을 지치게 만든다. 그런 시점에서, 감정적으로 지쳐가는 정신을 편하게 하고 이를 전환시킬 수 있는 더욱 정확하고 생산적인 생각으로 대체하는 것에 최선을 다하자.

**[표 5-2] 비생산적 사고에 도전하는 방법**

| 비생산적 사고 | 생산적 사고 |
|---|---|
| 많은 문제들이 있고, 그중 어떤 것도 해결하려고 시도하는 것은 소용없는 일이다.(과일반화) | 나는 많은 문제를 가지고 있다; 하나씩 그 문제를 처리할 것이다. 내가 직접적으로 할 수 있는 것은 맞붙어 처리할 것이고 내가 혼자서 처리할 수 없는 문제는 도움을 받고 안내를 받을 것이다. |
| 나의 전체 가족과의 관계는 완전히 엉망이다.(과일반화) | 내 가족 중 많은 사람이 내게 화가 나 있다; 어떤 가족은 지지적이다. 나는 가능한 사람(지지적인 가족)들로부터는 지지를 구할 것이고 다른 관계들(화가 난 가족)은 오랜기간 동안 회복하기 위해 노력할 것이다. |
| 나는 어머니를 돌보고 보호할 수 있어야 한다. 어머니는 내가 필요할 때 항상 나를 돌보아주었다. 나는 지금 이 문제를 조정해야 한다.(과도한 자기비난) | 나는 어머니가 도박을 그만두도록 납득시키려고 자매들을 불러모을 수 있다. 우리는 또한 어머니가 빠르고 쉽게 주요 저축을 손댈 수 없도록 납득시키려고 노력할 수 있다. 하지만 어머니는 정신이 맑고 우울하지는 않으며, 이 시점에서 그녀의 삶을 통제할 수는 없다. 나는 어머니가 돈을 모두 잃는 것을 막을 수 있는 다른 방법이 있는지를 알아보게 전문적인 도움을 받을 것이다. |
| 아들은 자신의 삶을 끔찍하게 만들고 있다; 그의 미래는 확실하게 파멸되고 있다.(과일반화) | 이 시기가 아들에게는 매우 나쁜 시기이다. 우리는 전문적인 도움을 받을 것이고 이를 통해 아들은 잘 해내갈 수 있을 것이다. |

| | |
|---|---|
| | 아무도 미래를 예견할 수 없음에도 불구하고, 많은 청소년들이 폭풍기를 겪어나가고 궁극적으로는 잘 해나가게 된다. 그러한 결과를 달성하도록 내가 할 수 있는 모든 것을 다해 아들을 도울 것이다. |
| 나의 배우자는 쓸모없는 게으름뱅이이다. (단정적 사고) | 내 배우자는 여러 가지 매우 나쁜 일들을 해왔다. 그는 어떤 좋은 면들도 지속적으로 가지고 있다. 장기적으로 우리의 관계를 유지하도록 충분하게 해결할 수 있을지 찾아보는 일을 계속할 것이다. |

## ▣ 감정을 정의하기

각각의 스트레스적인 상황에서 당신이 경험하는 특정한 감정을 정의하도록 돕기 위해 [표 5-1]로 돌아가 보자. 4번째 칸에 각각의 상황에서 당신이 경험한 감정을 적어 넣어라. 또한 각 상황에서 해석(생각)을 해보아라. 이러한 생각들은 당신의 감정과 일치되는가? 예를 들면, "지불 기한을 넘김"에 대한 반응으로 당신이 불안하다면, 그땐 미래의 불확실함에 대한 생각이 당면한 일이라는 걸 발견한 것이다. 당신이 화가 난다면, 그땐 도박중독자가 당신의 돈을 탕진해왔던 것이 얼마나 불공평한가라고 깨닫게 된 것이다.

이러한 연습을 할 때, 두 가지 주요한 점을 기억해라. 첫째는 다섯 가지 주요한 부정적인 감정상태-불안/공포; 슬픔/우울; 분노; 부끄러움; 죄책감이다. 부정적인 감정에 대해 많은 다른 말들이 있지만, 이것은 주요한 다섯 가지로 분류화 될 수 있다. 예를 들면, 걱정, 근심, 긴장, 신경과민, 초조해하는 것들은 일반적인 불안/공포에 앞서 모든 악화를 경고한다. 두 번째는 동시에 여러 가지 감정을 경험할 수 있다는 것을 기억해서, 감정의 충분한 범위를 고려할 수 있어야 한다.

## 행동단계 4 : 감정들을 표현하기

7장에서, 당신은 도박중독자들이 적절하게 문제를 감성으로 표현하는 방법을 배울 것이다. 그러나 당신 자신의 감정적 상태를 돌볼 때, 지지적이고 열린 태도로 다른 사람에게 당신의 감정을 표현할 수 있을 때, 가장 도움이 된다. 친구나 가족 구성원이 이렇게 감정을 표현하는 것을 편안하게 느낄 것인가? 지지 집단이 있는가? 여러분의 지역에 단도박모임(Gamblers Anoymous)과는 구별되는 것으로 도박을 하는 사람들의 도박중독자 자녀들의 모임(Gam-Anon)이 아마도 있을 것이다. 여러분은 교회, 절, 지역사회 조직을 통해 지지를 받을 수 있을까? 이러한 감정을 관리하기 위해 전문적인 안내를 찾고 있는가? 이후의 장에서, 당신은 이러한 지지를 얻는 방법에 대해 상세한 정보를 얻게 될 것이다(10장을 보라).

가능한 자원들이 아무 것도 없다면, 최소한 매일 또는 주별로, 당신의 사고와 감정을 적어보라. 글을 써보는 것은 효과적인 문제 해결을 증진시킬 뿐만 아니라 자신의 생각이나 느낌을 명확하게 하는 데 도움을 준다. 글로 감정을 표현하는 것은 당신 스스로를 진정시키는데 도움을 줄 수 있다.(행동단계 5에도 포함된다)그러나 폭넓은 이점을 가지고 있기 때문에 구분해서 여기에 싣도록 하겠다.

## 행동단계 5 : 감정을 진정시키기

이 행동단계에서, 우리는 당신의 감정을 진정시키는 데 도움을 줄 수 있는 많은 방법을 간단하게 설명할 것이다. 이 책의 마지막 장을 보면 더 세부적인 정보가 제공될 것이다. 다른 진정시키는 기술들은 다른 사람들에게 효과가 있을 것이다. 부가적으로 다른 기술들은 종종 특정한 기본 감정의 경우에 더욱 적합하다.

*** 천천히, 깊게 숨을 쉬어라(불안, 분노를 감소시키기 위해)**

우리 마음과 몸은 완전히 연결되어 있다. 우리 감정이 긴장되면 우리의 심장이 빨라지고, 혈압이 상승하고 근육이 긴장하고 호흡이 증가한다. 우리 마음속의 불안이나 분노는 근육의 긴장을 동반한다. 근육을 이완시키고 호흡을 천천히 가다듬는 것은 긴장을 풀어준다; 우리의 감정적 각성상태가 감소한다. 이것은 생리학적인 변화(근육의 이완, 호흡을 천천히 하기)로 심리적인 이득(불안이나 분노를 감소시키는 것)을 얻을 수 있다는 것을 말한다.

이러한 마음과 몸의 연결의 또 다른 예는 이미 당신도 알고 있을 것이다. 예를 들면, 불안을 감소시키거나 기분을 향상시키려고 걷거나 달리는 것과 같은 육체적인 활동을 찾아 본적이 있는가? 심리적인 안정을 위해 약물을 사용하거나 진정하기 위해 술을 마시는(술이 건설적인 도움은 거의 되지 못하는 것에도 불구하고) 것도 같은 원리에 기반을 두고 있다; 육체적인 개입의 수단으로 심리적인 변화를 달성할 수 있다.

천천히 깊게 호흡하는 것을 기본으로 하는 다른 많은 이완기술이 있다. 호흡은 의식적인 생각이나 노력없이 할 수 있는 자연스러운 과정이지만, 또한 그것을 자발적으로 통제할 수 있다. 의식적으로 천천히 횡경막으로 숨을 쉼으로써, 우리는 몸을 이완시킬 수 있다. 횡경막으로 숨을 쉬는 것은, 복식 호흡이라고 부르는데, 우리가 완전하게 이완될 때 정상적으로 호흡하는 방식이다. 횡경막은 호흡하는 것을 통제하는 복부에 있는 근육이다. 횡경막이 아래쪽으로 내려가고(복부 부분이 눈에 보이게 부푸는 것), 폐가 확장되게 된다. 횡경막은 위쪽으로 올라가고(복부 부분이 수축되는 것이 보인다), 폐가 압축되고, 공기가 밖으로 나오게 된다.

우리가 숨을 들이쉴 때, 복부는 확장되고, 숨을 내 쉴 때 복부는 수축

된다. 어떤 사람이 잠잘 때 그의 등을 관찰해보면, 이것을 관찰할 수 있을 것이다. 그러나 때때로, 일부러 숨을 쉴 때 숨을 들이쉴 때 호흡하기나 빨아들일 때 가슴 근육을 사용한다. 당신의 복부에 손을 얹고 복식호흡을 할 때 잘 점검해 보라. 숨을 들이쉴 때 복부가 부풀어 오르고 숨을 내쉴 때 복부가 들어간다면 당신은 복식호흡을 하는 것이다. 그렇지 않다면 당신의 복부에 손을 얹고 잠시동안 그런 식으로 호흡하는 것을 따라해 보아라. 어떤 특별한 방법으로 호흡하지 말고, 규칙적인 과정에 따라 계속해서 그것을 따라해 보아라. 당신은 잠시 후에 복식호흡을 하고 있다는 것을 발견할 것이다.

복식호흡으로 당신이 편안해 졌다면, 당신은 이미 운동으로 옮겨갈 준비가 된 것이다. 실제로 조용한 장소를 찾아 복부에 손을 놓아라. 잠시 동안 호흡에 초점을 맞추어라. 당신의 몸안에 공기를 넣었다가 뺐다가 하면서 호흡하라. 삼시 후에(잠시 동인이지만 시간을 재지는 말고), 평소보다 약간 천천히 약간 깊게 숨을 쉬어라. 천천히 숨을 쉬어라. 숨을 내쉴 때 몸의 긴장이 어떻게 풀어지는지 알아차려라. 이제 약 4번 정도 더 천천히 숨 쉬는 것을 반복해라. 바로 그런식으로 하면 된다. 전체 운동은 2분을 넘지 않아야 한다. 대부분의 사람들은 하루에 5번 정도 이런 호흡을 하고, 몸을 진정시키는데 점차로 기술이 늘어나게 된다는 것을 알게 된다. 이것은 마음과 감정을 진정시킨다.

***시각화(불안, 분노를 감소시키는 데 도움을 주는 것)**

어떤 상황에서 상상으로 선명한 백일몽을 꾼 적이 있는가? 당신이 상상하는 상황과 관련된 이런 백일몽을 꾸는 동안 경험하는 감정이 있는가? 이러한 자연적 과정은 감정을 관리하는 것을 돕는데 원동력이 될 수 있다.

이렇게 하면서, 조용하고 평화로운 장소에 있다고 상상하라. 어느 장소라도 될 수 있다–당신이 있었던 어떤 장소든지, 또는 읽었던 곳이든, 단지 상상할 수 있던 장소라도 좋다. 해변이나, 산, 도시, 당신이 좋아하는 어느 곳–실내나 실외–도 될 수 있다. 혼자거나 다른 사람과 함께 있는 장소도 될 수 있다. 그건 당신에게 달린 것이다. 조용하고 평화로운 장소와 환경을 선택해라. 이제 당신의 눈을 감고 거기에 자신이 있다고 상상하라. 가능한 분명하고 생생하게 거기 있는 당신 자신을 보라. 거기에 있는 모든 것을 분명하게 보려고 노력하라. 당신 마음의 눈으로 주위 모든 것을 둘러보라. 스스로를 거기에 놔두고 거기에서 일어나는 모든 느낌을 느껴라. 잠시 동안 거기에 머물러 당신을 둘러싼 느낌에 조용하게 몸을 맡겨보라. 당신이 준비되었을 때, 부드럽게 눈을 뜨고, 조용하고 이완되도록 유지한 채 당신이 선택한 이 특별한 장소로 돌아올 수 있는지를 알아보라.

***활동(불안, 슬픔, 분노를 감소시키는데 도움을 주는)**

매력있고, 의미있거나 재미있는 활동을 하는 것은 당신의 감정을 활기있게 하는데 도움을 주지만 이루는데 어려움이 있을 수 있다. 예를 들면, 기분이 우울하여, 의미있다고 생각하는 어떤 것을 하거나 운동을 하여 기분을 좋아지게 해야겠다고 생각하기 쉽다.(자신의 운동 수준과 의사의 추천에 따라) 하지만, 자주 슬프다고 느낄 때, 이런 활동을 준비하려고 생각할 에너지가 없을 것이다. 예를 들면, 바깥으로 산책을 나가는 것으로 활동을 선택한다면 산책용 신발과 적당한 옷으로 바꿔입고 싶지 않을 수도 있다.

만약 미리 준비가 된다면, 당신은 걱정이 되고, 슬프고, 화가 날 때 대처하는 방법으로 가능한 활동을 더 쉽게 찾을 수 있을 것이다. 그렇게 하기위해서, 첫 번째로 당신은 자신이 좋아하고 할 수 있는 활동의 목록을 만들자. 이것은 산책, 조깅, 정원 손질, 쇼핑, 독서, 영화보기,

그림그리기, 인터넷 검색 등을 포함할 수 있다. 쉬운 활동 다음에, 활동하러 가는 것을 손쉽게 만들기 위해 필요한 실제적인 준비가 무엇인지 기록하라(예를 들면, 정원일을 하는데 쉽게 접근할 수 있도록 하는 옷과 도구를 준비한다). 이제 앞으로 어떤 지점에서 걱정이 되거나 슬프게 느끼는지를 예상하고 걱정이 되기 시작할 때 활동을 할 계획(상대적으로 더 기분이 좋게 느끼는)을 세워라. 이것은 급성적인 고통의 시기에 활동적인 의사결정과 준비를 해야하는 필요성을 최소화시킨다.

## ▣ 가족, 친구, 더 넓은 지역사회로부터의 지지를 획득하기

다른 사람으로부터의 지지가 신체적인 건강을 향상시키고, 생명을 연장시키고, 우울과 불안을 감소시킨다는 건강서적의 설명이 있다. 사회적 지지는 평소에도 이러한 상당한 이점을 가지지만 급성적인 스트레스 상황에서는 더욱 중요하다. 사회적 지지는 다음에 제시되는 많은 영역에서 도움을 제공함으로써 폭넓은 이점을 제공한다.

- 감정을 표현하기;
- 실제적인 해결책을 생각하기;
- 부가적인 자원에 접근하기;
- 당신의 부담이 클 때 과업을 원조하기

이러한 지지를 획득하는 데는 세 가지 단계가 있다: (1) 지지의 잠재적인 자원을 확인하기 (2) 지지가 접근하도록 허용하기 (3) 지지를 요구하기

### ፨ 6단계 활동: 지지의 자원을 확인하기

이러한 연습은 당신 혼자나 혹은 다른 많은 가족과 함께 할 수 있다.

모든 중요한 관계에 대해서 각 가족별로 분리된 목록을 준비하는 것을 포함한다. (표 5-3을 보라) 각 가족구성원에 있어, 지지적인 도움을 줄 수 있는 어떤 개인이나 모든 개인의 목록과, 그것이 정기적인 것인지 가끔 있는 일인지를 파악한다. 이러한 접촉이 면대면인지 전화나 이메일, 편지에 의한 것인지도 알 수 있어야 한다. 당신이나 다른 가족 구성원들은 얼마나 자주 접촉하는지(양)는 이러한 접촉의 질보다는 덜 중요하다.

지지적인 접촉은 많은 형태를 가진다. 사람들은 돈을 빌려주고 빌려받거나 토지를 사용할 수 있다. 과업을 수행하고 계획을 함께 행함으로써 가족 구성원들을 도울 수도 있다. 가족 구성원들은 학교로 태워줄 수도 있고, 업무 프로젝트의 마감일에 맞추도록 도와줄 수도 있고, 친구가 집에 들렀을 때 당신의 차고 청소를 도와줄 수도 있다. 다른 종류의 지지는 다른 사람들로부터 받을 수 있는 조언, 안내, 정보를 포함한다. 여전히 다른 종류의 지지는 대화를 통해 생각과 감정을 공유하는 것을 포함한다. 다른 종류는 여가에 어떤 것을 함께 하거나, 영화를 보러가거나 TV를 함께 보거나 교외로 드라이브를 가는 것이다(Keane, Scott, Chavoya, et al., 1985). 종종 관계는 이러한 지지 중 여러 가지 형태를 포함한다.

종종 우리가 중요한 관계라고 생각할 때, 몇몇 가까운 친척이나, 절친한 친구, 옆집 이웃, 직장에서의 몇몇 동료를 생각한다. 이러한 종류의 지지적 접촉의 형태속에서 관계를 생각하는 것은 당신의 관계망을 더 넓게 펼치도록 자극한다. 핵가족 구성원을 포함하여; 고모, 삼촌, 사촌, 조카, 질녀 같은 확대가족; 사위; 친구; 이웃; 동료; 선생님, 성직자들, 예배당에서의 교인들, 사교클럽의 동료들과 지역사회조직의 동료들 같은 감정적이고 실제적인 지지를 제공하는 지역사회에 있는 다른 사람들. 이러한 범주의 각각은 [표 5-3]에서 목록화 되어있다(자신의 목록을 준비하여 사용하기를 원한다면, 왼쪽 줄에 예시가 되는 표가 있지만 부가적으로 페이지가 필요할 수 있다). 포함되어있지 않은 개인이나 집단의 범주를 채우기 위해서는 여러 줄이 제시되어 있다.

각 가족 구성원을 위한 중요한 관계를 목록화한 이후에, 이러한 활동에서 도박중독자와 다른 가족 구성원과 아이들을 포함시키는 것은 좋은 생각이다. 심지어 어린 학령기의 아동들도 목록에 이름을 적어 넣도록 한다. 가족의 생활에서 가족 구성원을 위한 지지와 보호를 주는 중요한 사람 모두의 목록을 함께 넣도록 간단히 설명함으로써 가족에게 과업을 소개할 수 있다. 이것을 집단으로 할 수도 있고, 또는 개인적으로 가족구성원과 함께 이러한 목록을 적어 넣도록 할 수도 있다. 창의적으로 생각한다면 한 가지나 혹은 다른 방식으로 가족에게 지지를 제공하는 사람 모두를 포함시키고, 다 쓰고 나면 목록의 쓰여진 많은 이름은 당신과 다른 가족 구성원들을 놀라게 할지도 모른다. 이러한 연습이 가져다주는 한 가지 중요한 부산물은 한 가지 혹은 다른 방식으로 얼마나 많은 사람이 당신 가족의 삶에 어떤 긍정적인 것을 제공하는가에 대한 감사를 새롭게 발견하는 것이다.

당신이나 다른 가족구성원이 과거에 지지적인 접촉을 가졌던, 사람들의 목록을 완성하면, 가능한 새로운 지지적인 자원을 확인하도록 폭넓게 생각하라. 부가적으로 아는 사람, 이웃들, 동료들, 다른 사람들은 도박중독자 자녀들의 모임(Gam-Anon), 직장에서 직원 원조 프로그램, 심리적이거나 재정적인 상담을 제공하는 전문가와 같은 지지 집단을 포함할 수 있다. 당신이 사는 지역에서 전화, 편지, 인터넷으로 접근할 수 있는 자원으로 확인되는 문제성 도박중독자들과 그들의 가족들을 위한 자원 목록을 살펴보자.

먼저 당신이 접근할 수 있는 어떤 자원을 확인하고, 객관적으로 각각에 대한 도움이 되는 정도를 파악하고(이것을 적어보는 것도 도움이 된다) 당신에게 가장 적절한 것을 확인한다. 어떤 자원을 통제하지 못하

**[표 5-3] 중요한 지지적 관계들**

| 가능성들 | 특정한 개인이나 집단의 목록 |
|---|---|
| 현재(핵)가족 | |
| | |
| | |
| 원가족 | |
| | |
| | |
| 확대가족 | |
| | |
| | |
| 친구들 | |
| 직장 동료들 | |
| | |
| | |
| 이웃들 | |
| | |
| | |
| 다른 친구들 | |
| | |
| | |
| 지지 집단(예를 들면 Gam-Anon) | |
| | |
| | |
| 성직자 | |
| | |
| 교회나 절에서 만나는 사람들 | |
| | |
| 조직화된 지지 집단들 | |
| | |
| 직원 원조 프로그램 | |
| | |
| 재정 상담자 | |
| | |

는 것은 당신이 이것을 지지라고 생각하지 않거나 지지를 어떻게 요청할지를 알지 못하기 때문이다.

### 활동단계 7: 지지를 구하도록 자신에게 허용하기

이 장의 앞에서, 자신이 혼자 모든 것을 충분히 다룰 수 있다고 강하게 믿고 다른 사람에게 짐이 되어서는 안 된다고 생각하며 사회적 지지를 얻는 "자격을 주지 않는"것은 사람들이 보통 가지고 있지만 자신에게는 도움이 되지 않는 생각이다. 우리는 이러한 잘못된 생각을 바로잡고 도전하도록 격려한다. 지지는 당신이 지금 직면한 것과 같은 스트레스가 증가하는 시간에는 더욱 더 필요한 것이다.

사람들이 문제에 비밀을 유지하려는 경향 때문에, 가족구성원 중에 도박중독자가 있다는 것을 아는 가족은 거의 없다고 나타난다. 하지만, 도박 문제를 경험하는 인구가 약 4퍼센트라는 것을 유념해라. 평균적으로 각 도박중독자들은 2.5명의 가족을 가지고 있고, 그렇다면 10퍼센트의 사람이 도박중독자의 직계가족으로 이런 문제에 직면하는 것이다(가족과 본인을 포함하면 전체인구의 10%가 도박문제로 고통받고 있다).

도박중독자의 가족은 또 다른 문제를 가지고 있다. 예를 들면, 우리(도박 문제를 가진 사람과 그의 가족)중 12내지 14퍼센트는 전체 생에서 적어도 한 가지 주요 우울증을 가질 수 있다; 우리 중 10퍼센트를 넘는 사람이 약물남용문제를 가질 수 있다.(DSM-IV 1994)

문제는 드문 일이 아니다-단지 숨겨질 뿐이다.

대부분의 경우에, 이런 일이 있다고 납득할 것이다. 물론, 모든 문제성 도박중독자와 가족에게 빠지지 않고 모두 일어나는 일은 아니다; 치명적이라고 분류된 사람은 적은 수를 차지할 것이다. 치명적이라고 판명된 사람이 지지를 구한다면 주의 깊게 그들이 말하는 것을 들어라.

많은 경우에, 도박중독자들의 비판은–당신이나 가족에 대한 것이 아니라–도박중독자에 대한 것을 당신에게 말하는 것이라는 것을 알게 될 것이다. 도박중독자들의 이러한 특정한 영역에 대해 잘 알려지지 않았다거나 지지를 제공하는 그들의 능력에 한계가 있다는 강한 관점을 유지하면서 말할 수도 있다.

예를 들면, 배우자가 도박문제를 가지고 있고 재정적 속박을 당하고 있어서 당신이 걱정하는 것을 어떤 사람에게 말한다고 상상해 보라. 그 사람이 "도박은 잘못되었고 남편이 그걸 그만두게 해야 되요"라고 대답했다면, 당신은 그 사람에게서 많은 정보를 받는다. 이러한 경우에, 당신이나, 배우자, 또는 당신의 상황에 대한 통찰은 주어지지 않는다. 사람들이 비판할 것이라는 것을 예상하고, 비판이 당신에게 의미하는 것을 생각해 봄으로써, 그 만남의 결과를 두렵게 느끼지 않게 되고 우리 모두가 받을 필요가 있는 지지를 구하기가 더 쉬워진다.

그럼에도 불구하고, 다음에 제시되는 신념 중 하나를 가지고 있다면, 생길 수 있는 비판에 대한 염려로 지지를 구할 때 기꺼이 지지를 받으려는 마음에 한계가 생길 수도 있다.

1. 대부분의 사람들이 당신에게 비판적일 것이다.
2. 어떤 이가 당신에게 비판적이라면, 당신은 수용될 수 없고 당신은 비난받을 것이다.

우리의 경험은 대부분의 사람들이 상황을 이해할 기회가 주어질 때 비판적이지 않다는 것을 보여주고 있다. 두 번째 믿음은 생산적이지 못한 믿음의 다른 예이다.

이 경우에, 지지를 구하는데 방해를 할 수 있는 것은 수치심이다. 당신이 가질 수 있는 믿음의 범위를 과도하게 잡기보다는 합리적으로 설정하면, 수치심을 줄이고 당신에게 필요한 지지를 스스로 구하도록 할 수 있다. 예를 들면, 당신의 생각은 "어떤 사람들은 아마도 내게 비판적일 수도 있다. 하지만 도박을 하는 일이 바람직하지 않을지라도 그들이 비판적이라는 것이 내가 나쁜 사람이라는 걸 뜻하는 것은 아니다. 나는 그들과의 관계를 회복하기 위해 최선을 다할 것이지만 그들이 어떻게 반응할지는 내가 통제할 수 없는 일이다."같은 생산적인 생각으로 바뀔 수 있다.

### ※ 활동단계 8 : 지지를 구하는 방법

기본적 안내는 실제적으로 지지를 요청할 때 당신에게 도움을 줄 것이다. 당신이 접근하는 개인이나 집단에 따라 약간의 변경을 할 수 있다.

1. 당신이 의논하고 싶은 문제를 그들에게 알려라.
2. 그렇게 하자고 찬성할 수 있도록 요청하고, 그렇게 된다면 언제할지를 물어보라.
3. 일반적인 문제와 특정한 실제적인 영향, 특정한 감정적 영향을 포함하고 있는 상황을 개관하라. 특정한 책임을 가지고 돕도록 요청하는 것도 포함시켜라. 예를 들면, "매주 도박하는데 많은 시간을 보내는 아들, 명수(일반적 문제), 그는 학교를 결석하고(실제적인 영향), 궁극적으로 일어나는 일에 내가 놀란다(감정적 영향). 모든 것이 진행됨에 따라, 나는 더 많은 시간을 명수와 보낼 필요가 있고 다음 두 번의 토요일 동안 12시부터 4시까지 딸 민아를 돌보는 것을 도와줄 수 있는지를 알아본다.
4. 사람들에게 반응하도록 하라. 당신의 상황을 이겨낼 수 있도록 동정적인 이해를 포함하고, 더 많은 정보를 요청하고, 당신의 요구를 동의하고, 당신과 함께 다른 생각과 자원을 조사하는 작업을 하는데 도움을 줄 수 있는 많은 다른 반응들이 있다. 그들이 당신이 제안한 방식대로 돕지 않을 수도 있지만, 그들은 어떤 다른 방

식으로 도울 것이다. 제안에 마음을 열고 융통성을 가지도록 하라.

5. 그들의 초기 반응이 지지적이라는 것을 발견하면, 당신은 대화 속에서 더욱 편안하게 느끼게 될 것이다.
6. 그들의 초기반응이 지지적이지 않다는 것을 알게되면(예를 들면, "아이가 좋지 않게 나가고 있네요"라고 당신에게 말한다.)그 대화를 중단하거나(그 사람에 대해 어떤 것을 배우면서), 한 번 더 시도를 해보거나 더 이해심 있고 동정적인 반응이 도움이 된다는 것을 그들에게 알려줄 수도 있다. 그들이 다루기에는 너무 큰 요구라는 이유를 포함해서, 그 사람들은 당신의 요구를 들어주지 못할 많은 정당한 이유를 가질 수도 있다.

## 동시에 다뤄보기

당신의 감정을 다루는 데는 다음의 단계들을 포함한다:

1. 당신의 스트레스원, 생각들, 감정들 간의 관계를 이해하라.
2. 당신의 스트레스원을 알아내라; 가능한 언제 그것이 감소하는지 알아내라.
3. 당신의 생각을 알아내고 비생산적인 생각에 도전하라.
4. 당신의 감정을 알아내라; 당신의 감정을 표현하고 진정시키라.
5. 감정적이고 실제적인 지지를 제공하고 문제를 해결하는데 도움을 주는 자원을 알아내고 접근하라.

이러한 단계들이 당신의 감정을 관리하고 문제해결로 나아갈 수 있도록 돕는 특정한 활동 계획으로 어떻게 바뀔 수 있는지를 보고 예를 들어보자. 영희의 남편은 2년 동안 도박에 깊이 빠졌고 그 시간의 대부

**[표 5-4] 활동계획을 만드는 방법**

| 스트레스원 | 생각 | 감정 | 활동계획 |
|---|---|---|---|
| 모든 것이 대격변속에 있다 | 나는 대처할 수 없어;나는 압도되었어<br>우리 가족은 절망이야 | 불안, 슬픔 | 1. 상황적인 스트레스원을 더 명확하게 하라.<br>2. 가능하다면 스트레스원을 줄이라.<br>3. 비생산적인 사고를 더 특정하고, 구체적이고, 생산적인 사고로 바꾸라.<br>4. 감정을 진정시키라.<br>5. 지지를 구하라. |
| 재정적 빚 | 불확실한 결과와 함께 우리는 재정적으로 위기에 처했다. | 불안 | 1. 재정적인 활동계획을 수립하라(9장 참조)<br>2. 불안 감소 기술을 사용하라. |
| 재정적이고 물질적인 손상 | 우리는 큰 손실을 입었다. 우린 결코 회복힐 수 없을 것이다. | 슬픔 | 1. 손실에 대한 애도가 필요하다는 것을 자연스럽게 인정하라(시간제한적으로).<br>2. 슬픔 감소 기술을 사용하라.<br>3. "절대 회복할 수 없다"는 비생산적인 생각에 도전하라.<br>4. 재정적 계획을 수립하라(9장참조) |
| 도박중독자의 거짓말 | 나는 그를 전혀 믿을 수 없어.<br>이것은 우리의 관계를 손상시킨다.<br>그는 나를 부당하게 대했어. | 분노, 슬픔 | 1. 4장부터 12장에서 믿음이 가는 부분을 보라.<br>2. 위반의 범위와 한계를 세우라.<br>3. 관계의 손상으로 인한 자연스러운 반응으로 슬플 수 있다는 것을 받아들이라.<br>4. 슬픔 감소 기술을 실천하라. |

분 이를 부인하고 있다고 가정해보자. 부가적으로, 저축과 많은 소유물도 바닥나고 상당한 빚도 지게 되었다. 이러한 환경에 대한 영희의 초기 관점은 "모든 것이 대격변 속에 있다. 우리는 거대한 재정적 빚을

지고 있다. 나의 수많은 보석도 잃었고, 남편은 나와 다른 사람에게 거짓말을 한다." 이러한 관점은 스트레스원으로 표에 첫 번째 열에 목록화 되었다. 생각으로 이름 붙여진 두 번째 열 아래에는 이러한 스트레스원에 대한 영희의 초기 생각을 볼 수 있을 것이다. 이러한 생각을 불러일으킨 감정은 세 번째 열에 쓰여져 있다. 네 번째 칸에는, 영희가 이 장에서 활동계획을 어떻게 할 것인지를 요약한다.

우리는 이 장에서 많은 중요한 것들을 빠르게 다루었다. 스트레스적인 상황과 강한 감정에 대해 상담이 현명한 과정이 될 수 있도록 전문가와 함께 찾아낼 것을 제안한다.

제6장

# 당신이 도울 수 있는 것과 도울 수 없는 것

도박에 대한 자기통제와 책임감에 관련된 문제제기 모두를 이해하는 것은 가족 구성원에게는 도전이 되고 임상가들 사이에서는 논쟁의 여지가 있다. 사람들은 자신의 행동을 통제하는가? 만약 그렇다면 왜 도박중독자들은 도박이 자신의 관련된 모든 것을 파괴시킨다고 위협하는 순간조차도 도박을 그만둘 수 없는가? 도박중독자들이 조절할 수 없다면, 우리가 그들에게 어떻게 책임감을 가지게 할 수 있을까? 만약 우리가 도박중독자에게 책임감을 가지게 할 수 없다면 우리가 도박중독자들에게 자기통제를 배우고 연습하게 하는 것은 더욱 어려운 것이 아닐까? 불행하게도, 이 부분은 한 가지 모델에서만이 아니라, 이런 책임감의 주제를 이해하는데 우리에게 도움을 주는 모델들이 폭넓게 동의하고 있는 것이다. 그럼에도 불구하고, 우리는 이러한 복잡한 문제를 한 번에 전부 해결할 수 없고, 가족 구성원과 상호작용하기 위한 틀을 제공하도록 안정된 책임감 모델로 발전시켜 왔다.

도박중독자가 자신의 행동에 책임을 가지도록 추구하는 사람들은 긍정적인 방식으로 서로에게 영향을 주고 함께 작업하도록 해왔다. 이 책임감에 대한 일상 모델(everyday model)은 우리의 법적 체제안에서 예시되었다. 잘못된 것과 옳은 것을 구별하지 못할 정도로 너무 손상되지 않는다면 법률은 우리행동에 대해 우리 각자에게 책임을 갖도록 한다. 피고 중 단지 극히 소수만이 그들의 행동이 "제정신이 아닌" 상태에서 일어나서 통제할 수 없었기 때문에 그들의 행동이 무죄라고 판단된다.

일반적으로, 개인의 책임감을 유지시키는 것은 잘 작용하지만, 한계도 있다. 정신 건강이나 중독의 영역에서 어떤 행동적인 문제에 적용될 때, 그 결과는 해가 될 수 있다. 그러므로, 의학의 기초가 되는 질병모델(desease model)은 행동적 문제를 설명하는데 사용되어져 왔다. 이러한 모델에서, 내부의 힘은 개인에게 질병을 야기하고 괴롭히는 활동을 한다. 중독자는 병으로 고통받고 치료책을 찾으려 애써야 할 것이다. 환자는 증상의 조절을 생각하지 못하고 치료책을 구하는 것만 기대한다.

행동에 관한 질병모델은, 책임감에 관한 일상모델과는 구별되어 우리가 사용하는데 혼란을 일으킬 수 있다. 어떤 행동에 대해 우리 자신이나 다른 사람이 책임을 지도록 하고 있는가? 또는 우리는 심지어 우리의 인식 외부에 있을지도 모르는, 우리의 통제를 벗어난 요소의 결과인 그러한 행동을 이해하려고 노력하고 있는가? 장기간의 천성 대 양육을 살펴보자는 논쟁은 이런 질문에 너무도 양자택일적으로 고정적으로 제시되었다. 오랫동안, 이런 논쟁속에서 이러한 질문이 중심이 되었다; 일반적으로 우리의 통제를 벗어나서 고려되는 것으로, 우리는 주로 유전적이고 생물학적으로 영향을 받았는가?(천성), 아니면 통상적으로 우리의 통제내에서 더 많이 나타나는 경험과 학습에 의해 영향을 받았는가?(양육) 열띤 논쟁이 수년 간에 걸쳐 이루어진 후에, 유전적 경향같이 우리의 통제속에 있는 것이 아닌 것과, 옳고 그른 관점처럼 우리의 통제 내에 있는 요소들인 두가지(천성, 양육) 모두가 우리의 행동이란 거대한 집합체를 통제한다.

◉◉◉

Tom은 도박중독자모임(Gamblers Anonymous)에 약 일 년간 다닌 16세 된 소년이다. 그의 부모는 모두 5년 이상 도박을 끊어온 문제성 도박중독자들이었다. Tom이 처음 방과 후에 친구들과 도박을 시작했을 때, 그는 즉시 도박을 아주 좋아하게 되었다. 그는 더 많은 돈을 걸기 시작했고, 학교와 가족 문제도 빠르게 따라서 생기게 되었다. 2년 내에, 그는 부모와 함께 도박중독자들의 모임에 처음 참석하게 되었고 회복의 길로 접어들게 되었다.

◉◉◉

가족력에서 도박에 대한 생물학적인 유전 경향을 가진 이런 젊은이는 도박에 대한 초기 반응으로도 문제가 제기되기 쉽다. 이것은 Tom의 이야기 중 단지 일부분이다. 그는 이러한 문제에 어떻게 반응할지 선택을 한 것이다. 알려진 지지와 부모의 안내, 전문적인 상담가의 도움이 Tom은 자조집단에 참가하고 도박을 그만두었다. 대부분 도박중독자처럼 했다면, 그의 회복도 몇번의 재발(12장을 보라)을 겪었을 것이지만, 지속적인 노력과 다른 이들의 지지로 그가 도박을 극복하도록 할 것이다. 그의 경험은 책임감과 자기통제, 도박에 대한 기초적인 믿음을 설명하고 있다.

## 균형있는 책임감 모델

우리의 통제를 벗어난 많은 변수들이 우리의 행동에 영향을 미치는 것은 부인할 수 없다. 유전은 수줍음부터 우울증과 약물 남용까지, 인간 경험의 폭넓은 범위에서 중요한 역할을 한다. 생의 첫 번째 몇 년 동안의 학습은 어떤 활동으로 우리를 몰고가는 힘을 가지고 있다. 도박을 포함하여 많은 행동의 결과가 우리의 의식적인 선택을 벗어난 요소에 영향을 받지만, 그것을 우리의 통제안으로 가져올 수 있다. 우리의 관심을 끄는 행동이 일어날 때, 우리는 통상적으로 그것을 벗어나도록 통제 하는 방법을 찾게 동기화된다. 도박처럼 문제행동에 대한 통제를 하는 과정은 많은 요소들에 달려있고, 얼마나 강한 행동이 유전과 다른 생물학적인 변수에 의해 일어나는가와 이러한 행동을 통제하도록 배우는 자원과 동기를 포함한다. 도박을 극복하는 통제를 가지는 것에 대해 책임이 있다는 것을 믿는 정도가 직접적으로 변화하려는 동기와 관련된다.

자신의 행동에 대해 책임을 지려는 도박중독자의 믿음은 그의 주변의(주변에서 행동에 책임을 지려는 사람들의) 믿음에 높은 영향을 받는다. 어떤 이가 도박에 대해 책임을 지려고 한다면 통제를 획득하려는 그를 동기화하는데 도움을 준다. 사람은 변할 수 있다는 자신감을 전달한다. 도박중독자는 그의 행동에 대해 책임을 지지 않으려는 관점–그는 통제를 벗어난 요소들의 희생자이거나 통제를 획득하는 능력이 없다–을 전달하면서 변하려는 그의 동기를 감소시킨다.

어떤 경우에는, 책임을 지는 능력에 한계가 있다. 이것은 어린 아이들에게 있어서 그러하며, 때때로는 정신병일 경우도 있고, 때로는 자기통제가 손상된 질병이 든 나이 많은 도박중독자도 그렇다. 책임지려는 능력이 제한되었을 때, 가족구성원은 책임감을 가지게 하는 방법을 찾아야 한다.

## ▣ 당신이 할 수 있는 것

균형있는 책임감 모델은 가족구성원이 도울 수 있는 것과 도울 수 없는 것을 이해하는데 틀을 제공할 수 있다.

**자기 스스로에게 책임을 져라.** 도박중독자와 어떻게 상호작용하는

가와 당신이 하는 선택을 포함하여 자신의 삶에 대해 스스로 책임을 유지하라. 당신이 항상 하게 되는 선택을 스스로 기억하라; 당신이 도박중독자 주변에 있도록 선택하는 것, 당신이 문제를 어떻게 보는가에 대한 선택. 당신이 심지어 스스로 선택할 수 없다고 생각될지라도; 그러나 당신은 할 수 있다. 이것은 문제 영역에 대한 통제를 획득하기 위해 도박중독자가 직면하는 도전과 같지만, 당신의 선택이다.

예를 들면, 한 젊은 여성은 남자친구가 자신을 미치게 만들고 있다고 심리학자에게 말했다. 그는 2년 동안 도박이 조절되지 않았으며 그가 도박을 그만두게 하려고 그녀는 모든 노력을 해왔다. 그녀는 그의 도박이 그녀의 건강과 저축, 자존감을 잃게 했다고 불평했다. 그녀는 그의 도박에 사로잡혔고 그녀가 왜 그에게 머무르는지 알지 못하겠다고 했다. 심리학자가 그녀에게 "당신이 여기에 있는 것은 그를 위해서 입니까? 아니면 당신을 위해서 입니까?"라고 묻자, 그녀는 그 질문에 놀랐다. "물론 그를 위해서요. 그는 문제를 가지고 있어요. 나는 도박을 하지 않아요. 난 도움이 필요 없어요-그가 도움이 필요하죠." 심리학자는 대답했다. "그는 여기에 없어요-그는 도움을 구하고 있지도 않아요. 나는 그를 도울 수 없어요... 당신은 여기에 있고, 당신은 그렇게 생각하지 않을지도 모르지만, 당신은 도움을 필요로 하고 있다고 느껴져요. 난 당신 자신의 삶에서 어떤 것을 바꾸길 원한다면 당신을 도울 수 있어요." 그녀는 자신을 위해서 여기에 왔다는 것이 사실이라는 것을 깨달았다. 그녀는 그녀가 어떻게 느끼는지를 변화시키기를 원했다. 그리고는 그녀는 자신의 문제에 초점을 맞추었다; 그의 도박과 관련한 그녀의 강박관념은 그녀의 건강과 재정, 자존감을 그에게 통제하도록 허락하는 결정을 한 것이다. 결국, 그녀는 해결책을 찾기 시작한다.

**도박중독자는 도박과, 도박이 만들어 낸 문제에 대해 책임이 있다는 것을 분명히 하라.**

많은 요소들은 당신에게 어디에나 책임이 있다는 것을 생각나게 할 것이다-도박하는 친구들, 직장이나 학교에서 인간 관계에서의 스트레스, 운명과 당신 자신이 될 수도 있다. 이러한 요소들은 도박을 하게 만들고 자신의 역할을 이해하는데 유용할 수도 있음에도 불구하고, 궁극적으로는 도박중독자가 책임을 져야 한다.

**연 습 6-1**

책임감은 매우 미묘한 방식으로 의사소통된다. 책임감에 대하여 의사소통하는 것을 이해하기 위해서 주의 깊게 자신의 소리를 들어라. 일기에, 다음의 주제에 대한 얘기를 써보라. 당신은 도박중독자와 무슨 얘기를 할 수 있는지에 대해 생각하라.

1. 당신과 관련된 자(도박중독자)가 도박을 하는 원인은 무엇인가?
2. 도박을 그만두는 방법을 찾는데 누가 책임이 있는가?
3. 도박으로 당신에게 문제가 생겼을 때, 화를 낸다면 당신은 누구에게 화를 내는가?
4. 당신이 도박중독자에게 문제를 그치도록 당신이 제공하는 이유들은 무엇인가?
5. 당신은 도박중독자를 위해 무엇을 참아주는가?
6. 당신은 도박에 관련되어 죄책감이나 실패감을 느끼는가? 이러한 느낌은 당신이 자신의 역할을 어떻게 보는가를 나타낸다.

## 지지를 제공하기.

지지는 경청, 격려, 특정한 도움을 제공하기를 포함하는 많은 형태를 가질 수 있다. 때로는 자극하거나 직면하는 것조차도 지지가 된다. 지지는 사람의 책임감을 박탈하지 않는다; 책임감을 강화시킨다. 지지는 "나는 네가 어려운 문제를 헤쳐나갈 것을 알고 있고 네가 목표를 달성하는 것을 도울 것이다."라는 믿음을 나눈다.

### 당신이 느끼고 필요로 하는 것을 알고 표현하기.

당신의 느낌과 생각은 의사 소통되는 것이 중요하고 당신과 도박 중독자에게 가치 있을 것이다. 상황에 대한 당신의 느낌은 도박중독자가 도박에 대해 결정을 하려는데 필요한 중요한 정보를 제공한다. 도박중독자의 책임 중 하나는 당신과의 관계에 관여하는 것이다. 아마 당신은 도박중독자에 대한 기대가 차츰 줄어들 것이다. 사랑과 지지의 표현이 줄어들고, 문제 해결에 대한 원조와 의사소통이 줄어들며, 모든 것이 줄어든다. 이것은 도박중독자나 당신에 대해서나 모두 도움이 되지 않는다. 도박중독자는 상황에 대해 당신이 무엇을 느끼는가를 알 필요가 있다. 도박중독자는 당신이 원하는 것과 필요한 것을 알 필요가 있다. 그 결과 도박중독자는 도박중독자와 당신의 관계 속에서 당신의 기대가 무엇인지를 분명하게 안다.

### 도박 중독자를 위한 자원 확인을 돕기.

도박중독자가 변화할 준비가 되어있을 때, 그들은 무엇이 가능한 자원이고 어느 방향으로 가야 할지 알지 못한다. 높이 동기화된 도박중독자조차도, 필요한 자원에 접근하는데는 도전을 받을 수 있다. 문제에 대해 책임을 지지 않고, 당신은 도박에 대한 정보, 전문적인 치료 자원, 단도박모임과 같은 지지 집단, 재정적인 상담자와 같은 다른 도움에 대한 자원을 확인하는 정보로 도박중독자를 도울 수 있다.

### 도박 중독자에게 한계를 설정하고 지키게 하기.

모든 관계에서, 규칙은 행동에 대한 중요한 안내이다. 규칙은 모든 사람에게 관계를 건강하게 유지하는 것을 보증하기 위해 필수적이다. 도박은 규칙을 깨기 시작하고 경계를 넘어서도록 유혹한다. 도박 중독에 직면하는 규칙을 유지하는 것은 도전이 될 수 있다. 인내력, 주장훈련, 관계의 미래를 위해 지치지 않는 희망을 가지는 것이다. 보편적인 실수는 한계를 설정하였지만 도박중독자에게 지속적으로 강제하지 않을 때이다. 이렇게 하는 것은 규칙이 사실 중요하지 않다고 말하는 것이다. 지속적으로 관계속에서 도박중독자에게 기본적인 규칙을 깨뜨린 부분을 지적함으로써 당신은 도박중독자를 변화시키는데 도움을 줄 것이다.

### ※ 책임을 지는 능력이 줄어든 경우에 책임을 지게 하기

아이나 노인이 도박 때문에 위험하다면, 당신은 그들의 삶을 위하여 안전을 추구하고 회복시키는 단계를 밟아야 한다.

## ▣ 당신이 할 수 없는 것

### ※ 도박중독자를 위해 책임을 질 수 없다.

당신이 관련된 도박중독자에게 당신이 도박을 멈추게 하려고 하는 행동은 아무런 효과가 없다. 당신은 다른 사람을 통제할 수 없고, 도박중독자 자신이 통제하려고 하지 않는 것을 통제시킬 수 없다. 부가적으로 당신 스스로 실패를 설정하고, 의도하지 않은 잘못된 메시지를 보낸다. 당신이 도박중독자의 문제를 통제하려고 행동할 때, 그것은 도박중독자가 문제를 통제할 수 없고 통제할 필요도 없다는 것을 암시한다. 그러한 메시지는 도박중독자로 하여금 변하려는 동기를 손상시킬 뿐 아니라, 떨어뜨린다. 당신의 그러한 태도는 도박중독자가 자신의 행동에 대해 통제하고 책임을 지는 가능성이 다른 사람보다 적다는 것을 암시한다.

### ※ 도박중독자를 그의 행동에 대한 결과로부터 구해주지 말아라.

도박중독자가 도박에 대한 통제를 획득하도록 돕는데 초점을 두는 대신에, 도박중독자와 관련된 사람들 중 많은 수가 도박의 결과로부터 도박중독자를 구하려고 열심히 노력하는 것을 볼 수 있다. 이것은 도박빚을 갚으려는 노력이나 도박에 의해 손상된 관계에 개입하려는 노력을 포함할 수 있다. 좋은 의미였음에도 불구하고, 대부분의 이런 미묘한 노력은 건설적이지 않다. 도박중독자의 가족과 관련자들은 도박중독자가 자신의 분노와 손상된 신뢰를 부인하고, 도박에 의해 생긴 중대한 손실을 경시하여, 고민으로부터 벗어나는 전형적인 노력을 하게 된다. 가족구성원은 도박에 의해 일어난 가장 즉각적인 문제에 고정되어 단기간에는 이익을 볼지도 모른다. 관련자들은 그 결과가 도박중독자가 변할 수 있는 모습의 부분일 것이라고 생각한다. 관련자들은 도박중독자를 곤경에서 탈출하도록 도우는 것이 그들의 관계를 향상시킬 것이라고 생각할 수도 있다. 불행하게도, 이러한 동기는 핵심적 신뢰를 전달하는데 실패한다: 도박은 문제의 근본이다. 다양한 모든 형태로 나타나는 결과는 사실상 문제성 도박중독자에게는 바람직하지 않게 도박을 지속하게 한다. 결과들로부터 도박중독자를 구해주는 것은 종종 그의 변하려는 동기를 감소시킨다.

## ⁘ 도박중독자에게 기회를 주지마라.

4장에서, 우리는 도박중독자가 도박을 하기 쉽게 만드는 것이 어떤 활동들인지를 정의했다. 가족구성원들의 이런 반응들은 가장 파괴적이고 이해하기 어려운 것이다. 전형적으로, 가족 구성원은 자신들이 도박중독자가 도박을 더 쉽게 하게 만든다는 사실을 인식하기가 어렵다. 때때로 도박을 하게 만드는 것은 매우 직접적이다. 예를 들면 돈을 제공하거나 차로 도박하는데 태워주거나 도박중독자의 옆에서 도박을 하는 것이다. 그러나, 종종 도박을 하게 만드는 역동은 더 간접적이다. 어떤 가족은 도박을 하도록 미묘한 격려를 제공한다. 부모는 십대 자녀가 도박하는 것이 친구를 사귀는데 도움이 된다고 생각할 수도 있다. 이러한 감정이 도박중독자와 의사소통될 때, 이것은 종종 간접적으로 도박을 격려하는 것이고, 도박하는 것을 강화시킨다. 마침내, 도박에 대한 궁극적인 책임감에 대한 복합된 메시지와 결과가 도박을 더욱 더 하도록 격려할 수 있다.

(도박의 결과로부터)구조해주고 (도박을)하도록 기회를 주는 것을 포함한, *공동의존된 행동은 문제를 확인하고 변화시키는 것을 자주 어렵게 만든다. 자주 무의식적으로 동기화시킨다. 그러므로 공동의존적 행동을 알아차리게 되는 것은 가족 모두를 위한 중요한 목표가 된다. 연습 6-2는 공동의존성을 확인하는 표시로 설계되었다. 전문적인 상담가가 동기의 복잡한 패턴을 풀어가도록 돕는데 필요한 것이다. 공동의존적 행동은 당신의 책임이며 당신은 이를 그만두는 방법을 배워야 한다.

### 연 습 6-2

자기반성은 공동의존적 행동을 확인하는 첫 번째 단계이다. 당신의 일지에서, 가능한 실마리를 그려보는 다음의 질문에 대답하라. 당신의 대답을 통해 당신과 관련된 도박중독자의 도박을 당신이 얼마나 지지하거나 격려하는지를 생각해 보라.

1. 당신과 관련된 도박중독자가 도박을 지속하는데 필요한 물품의 목록을 적어라.(예를 들면, 돈, 차량)
2. 질문 1에서 각 물품을 확인하면, 당신 자신을 포함해서 관련자 중 어떤 사람이 그 자원을 제공하는데 도움을 주는지 확인하라.
3. 당신이 도박중독자의 도박에 대해 가졌던 긍정적인 감정이 어떤 것이 있는지 목록을 만들어라. 여기에 그런 감정의 예시가 있다.
   ① 도박이 도박중독자에게 주는 긍정적인 감정(예를 들면, 도박중독자는 두려움이 없고, 흥미로워하고, 지적이며, 부유하고, 재미있고, 인기 있다. 등)

*

② 도박이 당신에게 주는 긍정적인 감정(예를 들면, 당신은 흥분되는 삶을 살고 있고, 좋아하는 가족을 가지고 있다는 것이 자랑스럽고, 도박중독자가 당신을 필요로 하고, 당신이 도박중독자보다 "더 나은 사람"이라는 감정.)
③ 도박이 당신이나 도박중독자와 관련된 사람들에게 주는 긍정적인 감정(예를 들면, 돈을 벌고, 친구들과 흥분, 명성, 도박중독자를 도울 기회.)
④ 당신이 도박중독자의 도박에 대해 좋아하거나 좋아했다고 도박중독자가 믿는 것.

4. 도박중독자가 자신의 도박의 결과를 피할 수 있도록 당신이 도왔던 목록을 적어보라.(예를 들면 빚, 다른 사람들과의 싸움, 벌)
5. 당신과 도박중독자와 관련된 사람들이 도박중독자가 도박에 책임을 지지 않도록 의사소통하는 방식의 목록을 적어보라.

## ※ 안전의 이슈를 무시하지 마라.

도박 중독은 자기와 다른 이에게 해를 끼치는 위험을 증가시킬 수 있다. 위험은 실재하며 행동적 대처가 필요할 수도 있다. 만약 당신과 관련된 도박중독자가 그 자신이나 다른 사람에게 위험하다고 생각되면, 11장을 보라.

## ※ 포기하지 마라.

관계를 포기하는 것이 적절할 수 있는(12장을 보라) 어떤 상황에도 불구하고, 관계를 지속하는 것이 가족에게 최고의 관심일 때 가족구성원은 포기하는 것은 이르다고 느낀다. 종종 도박 중독을 회복하는 것은 긴 과정이다. 많은 오르내림을 반복한다. 도박 문제를 가진 사람에게 지지적 가족 구성원은 감정적인 에베레스트 산을 오르는 것과 같다. 그것은 위압적이다. 큰 문제해결 능력과 감정적으로 꿋꿋함을 가져야 하며, 그러나 무엇보다도 인내를 가져야 한다. 단기간 시도 때문에 포기하는 것은 피해라. 원조하기 위해 연합하는 각 가족구성원은 장기간의 이익을 위해 인내하는 것이 중심의 목표가 될 것이다.

## 도박중독자가 아이나 십대일 때 해야할 것

일반적으로, 우리는 아이에게 성인이 하는 것과 같은 수준의 책임감을 지니게 하지는 않는다. 그들은 성인이 가지고 있는 자기 통제력의 가능성을 가지고 있지 않다. 그들은 성인만큼 빨리 문제 행동을 극복할 통제력을 획득할 수 없다. 아직, 어린 도박중독자는 자신의 도박에 대해 책임감이 없고 자신을 이끄는 유혹에 무분별하다. 성인도 마찬가지로, 젊은이가 도박을 통제할 방법을 찾는 것만이 도박을 극복할 수 있다는 것은 사실이다. 어떤 상황에서도 부모는 도발할 수 있는 기회를 제거할 단계를 밟아야 한다. 그러나 전형적으로 이것은 임시방편적인 해결책이다. 젊은이가 자신의 선택을 멈추기 위해서는 기술과 지지를 발전시킬 필요가 있다.

인내력이 주어지려면, 부모가 자신의 자녀 안전(11장을 보라)을 유지하려고 애써야 한다. 또한 자녀가 좋은 행동의 패턴을 습득하도록 도와야 할 것이다. 도박중독자의 나이는 부모의 통제와 책임감의 정도가 적절한지를 결정할 것이다. 십대나 청년이 나이가 더 많아질수록, 문제를 해결할 때 부모가 자녀 스스로 통제를 획득하도록 도우는 데 초점을 맞추기를 더 많이 원할 것이다.

### ▣ 예방 : 아이와 십대에게 할 수 있는 최고의 접근

도박 문제가 발전될 기회를 갖기 전에 아이들에게 개입하는 수많은 방법이 있다. 첫 번째로 맨 처음은 당신의 아이들을 교육하는 것이다.

도박은 매력적이지만 아이들 삶의 많은 부분을 차지하기에는 잠재적으로 위험한 활동이다. 마약, 술, 성, 다른 유사한 이슈들처럼, 부모와 관계되는 사람들은 아이들에게 알릴 필요가 있는 도박에 대한 정보를 제공해야 한다. 아이들이 12세가 되면, 그들은 복권, 카지노, 경마, 다른 도박의 기회에 노출될 수 있다.

## 아이들에게 접근하는 시기

도박의 위험에 대해 아이들과 얘기할 수 있는 적절한 나이란 없다. 연구조사를 통해서 보면 12세는 이미 많은 수가 도박을 시작한다고 제시하고 있다. 더구나, 놀랍게도 아이들은 불법적인 방식으로도 도박을 한다. 뉴욕 도시 의회 연구에서 15세에서 16세의 십대가 즉석식 복권 판매량의 11퍼센트를 산다는 것을 알아냈다고 발표했다. 그러므로, 십대 초기에 아이들과 도박에 관해 얘기하는 것이 나이상 적절하다. 아이들은 도박에 대해 질문을 할 수도, 하지 않을 수도 있으므로 당신은 아이들이 물을 때를 기다려서는 안 된다.

## 아이들에게 접근하는 방법.

유연하고 스스럼없이 대하라. 강의하는 것보다는 아이들과 대화를 시작하라. 당신은 첫째로 아이들의 이해를 평가할 수 있는 어떤 질문을 하라. 당신의 아이들이 어떤 복권을 아는가? 아이들이 어떤 것에 거는가? 만약 당신의 아이들이 도박을 한다면, 어떤 종류를 하는가? 카드게임, 스포츠 도박, 복권? 아이가 돈을 거는가? 아이의 친구는 돈을 걸어본 적이 있는가?

## 논의할 내용

• 돈걸기, 도박, 운수나 확률같은 기본적 용어와 개념을 논의하라.

(예를 들면, 도박 게임이 어떻게 작동되고 돈을 잃은–특히 시간이 지나면 대부분 게임에서 추구하는 확률이 어떻게 작용하는가) 도박에서 이기는 확률과 다른 사건의 가능성을 비교하라. 생생한 예를 사용하라. 예를 들면, 번개에 맞는 경우는 도박의 일종인, 파워볼에서 이기는 것보다 35배 높다.

- 누가 도박을 하는가(십대와 아이들의 상당수를 포함한, 많은 사람)와 그들이 도박을 하는 이유(대부분의 사람들은 즐기기 위해 도박을 한다)를 논의하라.
- 도박 중독(12장을 보라)을 설명하라. 도박 중독자가 되는 사람과 왜 되는지(3장을 보라)를 설명하라. 어린 아이들에게 당신은 문제를 가진 사람들을 설명할 수 있다. 그들은 도박을 시작하고 그만두는데 문제를 가지고 있다. 이러한 사람 중 상당수가 아이들이다. 청소년은 도박 문제에 관한 한 아이들이 대부분의 성인들 보다 더 큰 위험이 있다는 것을 당신이 설명해 주길 원할 수도 있다.
- 도박에 관련된 법에 대해 설명하라. 대부분의 공식적 형태의 도박은 아이들에게 금지되어 있다. 아이들이 복권을 하거나 아이들을 위해 누군가가 복권을 사는 것도 불법이다.
- 아이들이 점점 나이가 들어가면서 스스로가 도박에 대해 결정을 내릴 필요가 있게될 것임을 설명하라. 당신 자녀가 선택에 대해 충분한 정보를 가지고 있는지 확인하고 싶을 것이다.

**기대;** **사실;**

- 도박은 재밌을 수 있다; 도박 중 몇 유형은 불법이다
- 도박은 친구들과 즐기기에 좋을 수 있다; 대부분의 사람들은 도박으로 돈을 잃는다.
- 나이든 사람에게는 대부분의 도박이 합법적이다; 몇몇의 사람들은 많은 돈을 잃게되고 잃은 만큼 더 도박을 하게 된다.

- 대부분의 사람들에게는 도박문제가 없다; 어떤 사람들은 심각한 도박문제에 빠진다.
- 어떤 이가 도박에 대해 아이들에게 묻는다면 무엇을 할 것인지에 대해 아이들과 얘기하라. 또한 아이들과 함께 도박때문에 문제가 생긴 사람에 대해 알고 있는 것을 논의하라.
- 마지막으로, 질문이나 관심이 있을 때는 언제든지 당신과 얘기할 수 있다는 것을 확인시켜 주라. 때때로 아이들과 함께 이런 주제를 다시 다루어라. 대화를 이번 한 번으로 끝내지는 말라.

도박문제가 발전되는 것으로부터 아이들을 보호하기 위해 당신이 할 수 있는 두 번째 일은 그들에게 자기 통제와 판단력을 가르치는 것이다. 아이들은 그들에게서 이득을 취하려는 사람과 기업뿐 아니라, 돈과 책임감에 대한 경험이 한계가 있다. 그들은 위험을 알아차리기 어렵고 충동을 통제하고 판단을 하기에 한계가 있다.

자기통제와 판단력을 가르치는 것은 십대에게는 도전이 될 수 있다. 종종 아이들은 직접적으로 가르칠 수 없지만, 십대를 도우려는 의식적인 노력은 좋은 판단과 통제를 발달시키는데 절대적으로 필요한 것이다. 다음 사항은 성공을 위한 열쇠들이다:

- 자기통제와 판단력에 대해 직접적으로 얘기하라. 자기통제와 좋은 판단력을 가진다는 것은 무엇을 의미하는가? 아이들이 그것을 어떻게 인식하는가? 아이들이 관찰할 수 있었던, 좋고 나쁜 판단과 효과적이고 비효과적인 자기통제의 예를 논의하라.
- 좋은 역할 모델을 제공하라. 아이들은 지시보다는 예시를 따른다. 당신의 판단력에 대해 말하고 당신이 어떤 결정을 왜 하는지 아이들이 자신의 결정을 통해 생각하는 방식을 이해하도록 도와주라.

- 아이들의 매일 생활에서 직면하는 상황을 판단하도록 그들을 도와라. 이것은 상호간에 신뢰를 요구하는 특별한 도전이다. 일반적으로, 당신의 역할은 지시를 하지 말고, 질문을 해야 한다. 좋은 판단과 자기통제를 연습하는 것은 아이들의 관심 속에서 일어나야 하는 것이지 당신의 관심이 아니라는 것을 볼 수 있도록 아이들을 도와라.

도박 문제를 피하도록 당신의 아이들을 도우는 세 번째 방법은 정상적인 청소년이 자극과 흥분에 대한 욕구와 새로운 것을 시도하고 탐험하려는 욕구를 가진다는 것을 인식하는 것이다. 이것은 종종 더 큰 위험을 기꺼이 시도하려고 움직인다. 청소년은 다른 사람과 연결되는 방법을 찾으려고 시도하고 있으며 다른 사람의 반응으로 개인의 정체성을 설정한다. 위험을 감수하는 것은 청소년의 문화 속에서 다른 사람과의 연결을 위한 가치있는 통로이다. 일반적으로 이것은 십대에게 있어서 정상적이며 건강한 측면이다-그러나 이러한 욕구는 도박 문제에 관한 위험을 증가시킨다. 당신은 도박문제의 위험을 최소화시키면서, 아이들의 욕구를 충족시키는 데 도움을 줄 수 있는 수 많은 단계를 가질 수 있다.

- 자극, 흥분, 새로운 경험에 대한 건강한 배출구를 제공하라. 아이들이 자극을 찾는 채널로 활동적인 활동을 하게 하라. 당신은 아이들의 탐험의 세력범위를 지시하는데 어떤 영향을 가질 수 있어야 한다. 아이들의 욕구를 조사하라. 새로운 경험이 반영되어 결합될 때 조사는 좋은 판단력을 가져온다. 생산적인 지시를 아이들의 에너지로 향하게 하여 새로운 활동에 관련될 수 있도록 아이들을 도와라.

- 유사하게, 위험을 취하려는 아이들의 욕구와 단순히 싸우려고 하지말고, 이 욕구를 가지고 작업하려고 시도하라. 아이들을 위한 목표는 모든 위험을 피하는 것이 아니라, 가치있는 목표로 적당한 위험을 취하는 것이라는 것을 인식하라.
- 도박에 대해 당신의 아이들이 어린 나이일 때 얘기함으로써, 청소년기나 초기 성인기에 아이들의 증가된 독립성이 아이가 부모에게 주는 정보를 감소시키는 시기에도, 당신이 아이들과 더 가깝게 의사소통하는 단계를 설정할 것이다. 청소년기와 청년기는 도박 중독뿐 아니라, 약물 남용, 안전하지 않은 성적 행동 등 많은 고위험 행동이 일어날 수 있는 빈도가 있는 때이므로, 부모와의 대화가 열려있는 경험은 지속적인 대화를 위한 강한 토대를 제공한다. 아직 당신의 아이들이 이러한 시기를 통해 변화하므로 당신의 영향에 한계가 있을 수 있다는 것을 인식해야 한다. 그래서 의사소통의 선을 열어둔 채 아이들의 독립성을 존중하면서, 아이들의 나이에 적절한 거리로 모니터해야 한다.

## 도박중독자가 노인일 때 당신이 할 수 있는 것

첫째, 당신의 가족의 도박 뒤에 있는 동기를 확실히 이해하라. 사교, 고통스런 감정을 피하기, "쉬운 돈벌이"를 바라는 것 등은 이런 도박중독자 집단의 가장 보편적인 동기이다. 노인은 종종 사회 생활을 보내는 방법으로 도박을 사용한다. 나이 들어가는 과정에서 자연스런 결과로 사랑한 대상의 상실에서 오는 우울, 슬픔, 불안, 고독을 도박을 통해 일시적인 기분전환을 찾으려는 것이 도박의 동기일 수 있다. 마지막으로, 수입이 감소되거나 고정된 많은 노인들에게 있어서, 도박은 때때로 그들의 재정을 향상시키는 가장 좋은 방법으로 보여진다.

둘째, 독립의 이슈는 노인에게 더 중요하다는 것을 인식하라. 노인은 독립을 유지하려는 욕구가 있어 심각한 손실이 일어나기 전에는 도박이 문제라고 확인하기 어렵다.

- 건설적인 방식으로 연관되는 독립을 존중해주라.
- 도박 문제가 나타나는 노인에게 접근하는 전략이나 치료를 주의깊게 고려하라. 경험적으로 볼때, 과도하게 공격적인 접근은 도박중독자를 소외시키고, 영향을 줄 기회를 감소시킨다.
- 간접적인 접근이 때로는 최선책이다. 그들이 도박을 할 때 필요한 것(예를 들면, 차량, 경마로부터 온 우편물), 도박을 위해 기여하는 요소들(예를 들면, 혼자 있는 시간)에 초점을 두라. 이것은 도박의 빈도를 더 낮게 하고, 한계지어 주는 방식을 제안할 수 있다.

셋째, 노인에게 있어서, 도박은 수동적인 특성을 가질 수 있다; 노인의 도박은 다른 사람들, 다른 사건, 경마 농장같은 도박 기업으로부터의 접근에 의해 시작된다. 어떤 기업은 노인이 도박을 하는데 취약하기 때문에 노인을 목표로 한다는 분명한 증거가 있다. 때때로 시장은 파렴치하다. 이것이 주요한 문제를 이끌어낼 수 있음에도 불구하고, 도박의 이런 수동적인 측면은 방해할 기회를 제공할 수 있다.

- 도박가족을 목표로 하는 매우 활발한 접근이 다른 사람들, 특히 시장편*에서 취해진다. 많은 경우, 경마 "복권"처럼 도박 명단에서 당신 가족인 노인을 빼 달라는 요청에 응해야 할, 실제적인 책임이 있는 사업이 있다. 어떤 사업에 대항하는 더 공격적인 접근이 필요할 수도 있다.

*역자주: 경마업계, 복권판매자 등과 같이 도박을 통해 수익을 얻는 판매자난 경영자

넷째, 3장에서 논의한대로, 선택적 노인 집단에서 도박은 의학적 질병의 부분이다. 종종 이러한 질병은 알츠하이머 질병처럼, 치매의 형태이다. 보통 그들은 자신의 충동을 통제하는 능력이 감소한 것과 연관되어 있다.

- 당신 가족의 의학적 상태가 도박과 관련되어 있다는 게 의심된다면, 노인상태에 대해 당신 스스로 교육될 필요가 있다. 도서관과 인터넷에 많은 훌륭한 의학적 참고자료가 있다.
- 당신은 내과의사에게 자문을 구하길 원하게 될 것이다. 가족의 동의와 함께, 대부분의 의사는 관련된 가족구성원의 방문과 질문을 환영한다. 도박 문제를 제기하는 방법에 관하여 좋은 상담을 해줄 수 있다. 의사와 함께 동맹을 맺는 것은 개입을 위해 중요하다-많은 성인은 친구나 가족보다 의사의 말을 더 기꺼이 들을 것이다.
- 기분, 충동성뿐만 아니라 의학적 상태가 궁극적으로 도박과 어떻게 관련되어 있는지를 보기 위해 내과의사와 함께 도박중독자의 가족의 약에 대해 의논하라.

마지막으로, 의학적 문제는 책임성 있는 모습을 변화시킨다. 당신의 책임성에 대한 지각은 다른 성인에게 그런 것처럼 노인 도박중독자에게도 동일한 것이어야 한다. 도박중독자가 더 이상 문제 행동을 통제할 방식을 개발하는 능력이 없다면, 그때는 그에게 책임을 유지하도록 도울 수 없을 것이다. 그는 멈추는 게 불가능하다. 그 결과 피해가 막심해질 것이고, 피하기 어려워진다. 책임성에 대해 가족구성원이 적응하기 위해서 도박중독자가 잃어버린 통제력의 일부를 제공하는 것이 핵심이다. 효과적이려면 주의깊고 존중을 담아서 해야 한다. 동시에, 가족구성원은 도박중독자가 필요로 하는 의학적 관심을 받도록 확보할 필요가 있다. 그러한 상황에서 노인 도박중독자의 재정적인 곤경을 극복하는 법적인 통제를 구하는 것은 합당할 것이다. 그러나, 법적인 체계는 노인의 독립에 대해 강한 보호를 제공한다. 이러한 가치있는 보호는 도박 문제가 나타날 때 다른 사람의 능력을 단계적으로 한계를 지을 수 있다. 주요한 법적 이슈는 노인의 재정적인 곤경을 다루기 위해 "관할자"를 둔다.

"관할자"라는 용어는 기술로서만 언급되는 것이 아니라, 이해하는 기본적 능력과 결정을 하는 것을 말한다. 법정은 노인 주변에서 일어나는 것을 알아차리고 '관할자'로서 이러한 사건의 의미를 일반적으로 아는 사람을 둔다. 재정 영역에서, 많은 주에서 가족이 동의하지 않아도 법정에 의해 관할자를 가지게 된다. 경험상, 대부분의 노인 도박중독자는 분명한 손실의 증거가 있지 않더라도, 자기의 곤경을 관리하는데 법적인 관할자를 둔다. 당신의 가족이 더 이상 관할되지 않아도 된다고 여겨지면, 전문적인 조언을 제공할 수 있는 관할기관이 관여하는, 판사나 법적인 원조 치료기관을 만나보라.

## 도박중독자가 술이나 마약을 남용할 때 당신이 할 수 있는 것

마약이나 술 문제로 애쓰고 있는 사람은 종종 문제가 어떻게 그들에게 영향을 미치는지에 대한 이해를 증진시킨다. 이런 이해는 도박 문제의 역동과 그것을 제기하는 행동을 빠르게 이해하는데 기본적으로 매우 유용할 수 있다. 예를 들면, 많은 사람은 매우 인기있는 동료지지 집단인, 단주모임이나 금연모임에 참여해 왔다. 이러한 집단에 경험이 있는 사람은 매우 빠르고 효과적으로 단도박모임에서 활동할 수 있을 것이다.

- 첫째로 가족의 도박 문제와 마약/술 중독 간에 연결을 살펴보라. 그들이 언제 술과 도박을 하는지를 보라. 하나가 다른 문제를 이끌어 내는가? 그 문제들이 함께 일어나는가?
- 그들이 활발한 문제를 둘다 가지고 있다면 동시에 둘 모두를 다루려고 시도하라. 이것은 힘들지만 가능하다. 한 가지 문제를 제기하면서 다른 문제를 무시하면 그 전략은 종종 실패한다.
- 당신의 가족과 말할 때, 술, 마약 남용과 도박 중독을 유사한 용어로 말하고, 두 문제의 유사성을 강조하라. 이러한 유사성의 사용은 도박중독자가 자신의 도박 문제를 더 빨리 인식하고 이해하는데 도움을 준다.
- 지역사회에서 도박과 물질남용 치료를 위한 자원을 찾아라. 이것은 단주모임, 단도박모임 같은 자조집단과 심리치료자나 치료 집단 같은 외래환자 서비스, 물질남용 재활 프로그램과 같은 병원 자원을 포함한다. 이러한 자원을 사용하도록 가족을 격려하라.

## 도박중독자가 기분장애를 가질 때 당신이 할 수 있는 것

폭넓게 말하면, 기분장애는 두 가지 카테고리를 가진다; 우울증과 조울증(양극성 장애). 도박 중독은 기분장애의 이러한 유형과 함께 일어날 수 있다.

도박 중독과 우울증간의 관계는 상호작용적이고 복잡하다. 우울한 사람은 우울증과 관련된 고통을 벗어나기 위한 일시적인 위안으로 도박을 할 수 있다. 도박이 일으키는 것과 관계없이, 이전에 우울하지 않았던 사람조차도 도박으로 인한 손실로 우울증을 가져올 수 있다. 종종 우울과 도박 간의 선행 관계를 가려내는 것은 쉽지 않다. 어떤 경우에는, 도박 중독에 의해 우울증의 발병이 명확하게 따라오는 경우도 있다. 다른 사례에서는, 현재 우울증이 동시에 발생한 도박 중독의 원인인지 결과인지를 분류해내는 것은 사실상 불가능하다. 도박을 하는 활동과의 관계와 상관없이, 우울의 복합성은 사회적 위축, 자살 사고, 자살행동의 증가된 위험을 포함하고 있어, 사람의 우울을 치료하는데 주의를 기울이는 것은 긴급한 것이다(안전의 이슈에 대해서는 11장을 보라).

조울증 기분 사이클의 조증기간 동안 도박을 하는 것은 적절한 약물 없이 기분을 통제하거나 행동을 통제할 수 없는 사람들이 나타내는, 전형적인 일련의 자기파괴적 행동이다. 이러한 행동은 과도한 비용과 비통상적인 작업과 사회적 행동을 포함한다–이러한 활동은 개인의 삶과 가족의 삶에 재정적으로 황폐화를 일으키는 도박과 결부되어 있다. 기분장애가 깔려있을 때 치료하지 않고 남겨둔다면, 때때로 관심은 도박 문제나 다른 두드러진 행동에 기울어질 것이다.

도박이 단지 조증이나 우울증의 기간동안만 나타날 때, 우선 가족의 기분 문제를 처리하도록 도와야 한다. 약물과 상담을 포함하는, 기분장애의 치료는 일반적으로 효과적이다. 이런 경우에, 성공적으로 기분장애를 다룬다면 도박 문제가 제거될 것이다.

때때로 도박 중독은 기분장애와 부합하여 일어날 것이지만 사람의 기분 상태와는 독립적으로도 일어난다. 다른 말로 하면, 사람이 우울하거나 조울증 사건이 있을지라도 정상적인 기분 상태일 때 조차도 도박을 지속한다. 그러한 개인은, 비정상적 기분이 도박문제를 악화시킬 수 있지만 도박이 명백하게 기분 장애와 분리해서 존재하는 것이다. 어떤 개인에게 있어서, 기분장애는 긴 기간 지속되고 자주 재발한다. 우울증 중 특히 낮은 수준의 우울증은 때때로 긴 기간동안 지속된다. 어떤 개인은 치료에도 불구하고 종종 비정상적인 기분상태의 순환을 나타낸다. 모든 이러한 사례에서, 기분장애의 결과를 완화시킬 어떤 치료와는 독립적으로 도박 중독을 치료하는 것이 중요하다(기분장애 치료와 도박 중독 치료 병행).

당신의 가족은 기분장애가 나타나는 동안은 도박 중독에 대해 도움을 받으려 하지 않을 수 있다. 조증은 어떤 범위의 문제를 해결하는데 거의 대부분 반응성에 한계가 있을 것이다. 우울증은 도박 문제를 해결하려고 할때 통상적으로 어려움을 더할 수 있다. 그러나 조증을 가진 사람보다는 우울증을 가진 사람과 작업할때 더 협력적이다.

기분장애를 가진 사람이 잘 지낼 때는(조증이나 우울증이 아닐 때), 그들의 판단은 통상적으로 건강하다. 잘 지내는 기간동안, 당신의 가족은 기분장애와 관련된 미래의 위험으로부터 자신을 보호할 필요가 있다는 것을 명백하게 이해한다. 기분장애를 가진 가족이 있다면, 당신이 그 위험을 최소화하는데 협력할 수 있다. 여기 당신이 결과를 볼 수 있는 몇 가지 특정한 단계가 있다.

- 높은 위험 시기동안 돈과 신용카드에 접근하는데 제한을 두는 계획을 세워라. 이것을 기분장애를 가진 도박중독자가 잘 지낼 때 자발적으로 재정적인 업무의 더 많은 권한을 당신에게 옮겨두도록 요구할 수 있다.
- 초기 경고 신호를 포함해서 기분장애에 대해 가능한 많이 함께 배우도록 하라. 이러한 초기 경고신호와 이런 신호가 일어났을 때 취할 수 있는 특정한 행동이 일치하는지 써 보아라(예를 들면, 바로 의사에게 전화를 하는 것).
- 기분장애에서 도박에 연루되는 것이 최소화되는 특정한 단계를 써 보고 되풀이 하라(초기 개입이 중요한 이러한 특정 단계는 완전한 조증 단계에 들어가게 되면 효과적이지 못하다).

당신의 (도박중독자)가족이 미래의 위험을 최소화할 필요성을 생각하지 못했다면, 당신은 그의 동기를 단계적으로 증가시키려고 시도할 수 있다. 이 장의 뒤에서 변화의 단계를 논의할 때 더 세부적으로 이것을 설명할 것이다. 가족이 당신과 협력하는데 동기화가 될 때까지, 도박보다 다른 큰 위험행동에 연관되는지를 알아보려고 해야 한다. 도박중독자에게 물어보는 것 뿐 아니라, 친구, 공동치료자, 재정 기록같은 다른 정보 자원을 구해야 한다. 가능할 때, 그러한 위험으로부터 도박중독자를 보호하는 행동을 취하라.

동시에, 미래의 위험을 최소화 할 수 있는 것을 하라(예를 들면, 당신은 재정적 독립을 확보하라.[9장을 보라]) 기분장애와 도박이 재발생하면 빠르고 독립적으로 행동할 준비를 하라.

## 도박중독자가 주의력결핍장애(ADD)를 가질 때 할 수 있는 것

첫째로, 주의력결핍장애를 이해하는 것은 당신이 가족과 상호작용하고, 가능한 전문적인 도움을 주는, 입장에서 중요한 참고자료를 요구하기 위한 결정적인 과업이다. 주의력결핍은 인간의 삶에 미묘하지만 널리 영향을 미친다. 효과적으로 개입하는 방법과 영향을 주는 방식을 이해하기 전에는 작업을 하는데 어려움이 있고 시간이 걸릴 것이다.

- 스스로를 교육하라. 이 주제에 대해서는 많은 훌륭한 책들이 있다. 많은 곳에, 전문적인 조언과 교육적인 지지 집단이 있다.
- 당신이 가족과 함께 배울 것을 논의하라.
- 잘 교육되도록 도박중독자를 도우라. 문제를 가진 가족에게 당신이 읽은 책과 글들을 주라.

둘째, 낙관적이되 인내를 가지는 것이 또한 필요하다. ADD에 내한 효과적인 치료는 보통 전적으로 실행하는데 시간이 걸린다. 전형적으로 약물과 교육, 상담, 가족 작업들이 함께 연합된다.

- 실시하는 치료에 적극적이 되라. ADD를 인식하고 치료하기 위해 훈련된 전문가를 만나기를 원할 것이다. 당신의 주치의에게 의뢰를 요청하라. 주의력결핍장애/과잉행동장애(CHADD)를 가진 아동이나 성인같은 환자 집단은 의뢰에 도움을 받을 수 있다(이 장의 끝에 자원을 보라).
- 치료 목표에 도달하는데 인내를 가져라. 최선의 약물과 복용량을 찾기 위해서 여러 번의 시도가 필요할 것이다. 치료의 다른 형태는 성공할 때까지 여러 번이 걸릴 것이다. 충분하게 치류가 되는데는 여러 해가 걸릴 수도 있는데, 오랜 기간이 걸리는 해결책을 당신과 가족이 받아들여라.

셋째, ADD를 가진 많은 사람은 가족구성원의 정기적인 도움이 더 좋은 것이라는 것을 질 안나. 보농, 가족구성원은 조언, 피드백, 격려를 제공하고, 조직화된 사람에 의한 지지를 제공하는 것으로 도움을 받는다.

- 당신의 가족이 자신의 삶을 구조화하도록 도움으로써, 도박을 위한 기회나 자원을 억제하라. 이것은 청소년에게는 더 쉬울 것이지만, 다른 대상에게는 어떤 동의를 받을 수 있어야 가능하다. 도박을 하려면, 돈, 시간, 도박에 접근하는 것이 필요하다. 이러한 자원이 가능하지 않도록 하는 방법을 찾아라.

넷째, ADD를 가진 많은 도박중독자들은, 주요 동기가 되는 흥분과 위험을 바란다. 도박이 제공하는 높은 수준의 자극은 일시적으로 집중에 더 초점을 맞추는 결과를 가져올 수 있다. 자극을 제공하는 다소 덜 위험하고 비용이 적게 드는 대체물로 대체함으로써 도와라. 또한 ADD를 약물로 치료하는 것은 높은 수준의 자극을 감소시키는데 필요하다.

## 도박중독자가 정신분열증을 가졌을 때 당신이 할 수 있는 것

첫째, 정신분열증을 가진 어떤 사람은 사고와 판단 상의 문제가 도박 충동을 통제하는 것을 더 어렵게 만든다. 다른 사람에게 있어서는, 왜곡된 사고가 도박하는 요인이 될 수도 있다. 도박은 정신분열증을 가진 사람이 경험하는 종종 다른 심각한 문제때문에 불분명해진다.

- 도박 중독 문제를 제기하기 위해 계획을 세울 때 정신건강 전문가와 밀접하게 작업하라. 당신은 정신건강 제공자의 도움이 필요할 것이다. 함께, 효과적으로 개입하는 기회를 더 잘 가질 수 있을 것이다.
- 도박 행동에 대하여 가족에게 명확하게 물어보라. 가족이 문제를 가지지 않았다고 추측하지 말라. 처음 정신분열증을 가진 환자에게 도박 행동에 대한 질문을 했을 때, 우리는 전혀 알지도 못했고 의심도 하지 못했던 도박문제를 환자가 갖고 있다는 것 때문에 종종 놀란다.
- 제한된 돈을 가진 사람일지라도, 그가 도박 중독 문제를 가지지 않았을 것이라고 추측하지 말라. 우리 환자 중 많은 수가 일하는 것이 불가능하고 매우 제한된 수입을 가지지만, 남아있는 돈이 거의

없을 정도로, 즉석 복권을 사는데 수입의 많은 부분을 쓴다.

둘째, 정신분열증을 가진 어떤 사람은 일하는 것이 불가능하다. 그 결과로서, 그들은 시간이 많이 남게 된다. 경험적으로 도박이 정신분열증을 가진 사람에게 관심의 초점이 되는 것을 보아왔다.

- 과도한 자유시간은 도박과 관련되어 있다는 것을 알아라.
- 도박과 양립할 수 없지만 도박중독자의 욕구에 맞는 다른 활동을 찾도록 도와라.

## 도박중독자가 활동 / 행동에 대한 욕구로 도박을 할때 당신이 할 수 있는 것

첫째, 도박중독자의 흥분에 대한 욕구를 인식하고 받아들여라. 위험을 취하려는 도박중독자의 패턴을 보고 도우려고 지속적으로 시도하라–변화를 위한 도박중독자 자신의 노력에 대한 기반이 될 것이다. 흥분되는 활동속에서 도박중독자의 흥미에 대해 비심판적인 방식으로 도박중독자와 얘기하라. 위험을 올바르게 인식하도록 도박중독자를 도우는 동안, 도박이 도박중독자를 위해 가지는 보상을 당신이 알고 있다는 것을 도박중독자에게 보여주라.

둘째, 안전에 대한 관심을 직접적으로 제기하라. 도박중독자는 위험을 알 수도 있지만, 더 높은 수준의 위험에 더 편안함을 느끼기 쉽다. 도박중독자가 가지는 다른 위험을 당신이 이해하려고 노력한다는 확신을 주도록 주의깊게 경청하라. 큰 돈으로 도박하는 것을 포함하여 도박

중독자의 생활에 중요한 것을 가지고 어리석은 판돈걸기를 하고, 카드나 빌린 돈으로 도박하는 주제로 질문하라. 또한 약물남용, 음주운전, 안전하지 않은 성적 행동같은 비도박적인 활동에 대해서도 질문하라. "현명한"방식으로 흥분을 추구하도록 제안하라. 단지 안전에 초점을 맞춘다면, 도박중독자 가족은 잘 듣지 않으려 할 것이다. 당신이 흥분에 대한 도박중독자의 관심에 지지를 제공하지만 "현명한" 방식, 안전한 방식으로 하는 것의 중요성을 강조한다면, 도박중독자는 더 잘 들을 것이다.

셋째, 흥분과 대사건에 대한 도박중독자의 욕구의 채널을 건설적으로 도와라. 산악 자전거와 윈드서핑같이 흥분되는 많은 활동이 있다. 전형적으로, 이러한 활동을 하도록 조직화된 집단은 안전과 판단을 강조한다. 도박중독자 가족이 상대적으로 안전한 방식으로, 이러한 활동을 하도록 배우는 동안 즐거운 흥분의 수준을 가질 수 있다. 도박대신에 다른 활동을 대치하도록 도박중독자를 도우는 장기간의 목표를 추구하라. 제공된 지지가 그를 지키는 동안 도박중독자에게 새로운 활동을 소개하라. 적절할 때, 그를 참여시켜라–정기적인 활동에 함께 참여하게 만들어라.

넷째, 도박을 포기하는 것이 당신의 가족인 도박중독자에게 어떤 의미인지를 인식하라. 아마 다른 것에는 흥미를 느끼지 않을 것이다. 도박중독자의 상실감에 대해 직접적으로 그와 얘기하라. 다음 질문을 해보라:

- 도박으로 가장 크게 놓치게 된 것은 무엇입니까?
- 더 이상 흥분을 느끼지 못하게 된 것은 무엇입니까?

도박을 포기하려고 시도하는 이유를 도박중독자에게 상기시켜라. 가족과 친구의 사랑과 존중을 유지하거나 회복하는 것을 포함하여 재정을 향상시킬 기회와 안정된 생활스타일을 추구하고, 도박에 의해 야기된 문제와 스트레스로부터 자유로워지는, 도박을 그만둠으로써 얻을 장기간의 이익을 확인하고 돌아보게 도박중독자를 도우라.

## 도박중독자가 부정적인 감정을 경감시키려고 도박을 할 때 당신이 할 수 있는 것

첫째, 당신과 도박중독자 가족이 피하려고 하는 감정을 이해할 필요가 있다. 종종, 도박중독자는 자신이 얘기할 수 없거나 인식할 수 없는 불유쾌한 감정을 피하려고 시도한다. 가족과 친구는 도박중독자가 우울이나 불안이 있다는 것을 알지 못한다. 불편한 감정에 대해 얘기하는 것은 느릴 수 있지만 궁극적으로 보상이 되는 과정이다. 어떤 경우에는 도박중독자는 말로는 한 번도 해보지 않은 감정에 대해 얘기하는 것을 배우는 데 문제가 있다. 다른 경우에는 부정적인 감정과 관련해서 그들이 믿는 낙인을 극복해야 한다. 종종, 불편한 감정이 긴장시키지 않을 때가 직접적으로 감정에 대하여 얘기하기 시작할 시기이다. 도박중독자가 자신의 감정에 대해 얘기하는 것을 활발하게 표현할 수 있도록 돕는 작업을 하라.

둘째, 당신은 부정적 감정을 다루는데 일반적으로 사용하는 비효과적인 전략을 변화시키도록 도박중독자 가족을 도울 수 있다. 감정을 차단하는 단기간의 전략은 즉각적인 안심은 제공하지만 장기간의 해결책은 아니다. 도박중독자에게 야기된 문제를 해결하는 작업을 하는 동안 감정을 관리하고 참는 것을 배우는 것은 장기간에 걸쳐 지속적인 안심을 제공할 것이다. 당신은 도박중독자가 이 목표를 달성하기 위해 전문적인 도움이 필요하다는 것을 인식해야 한다(10장을 보라).

## 친교를 위해 도박을 할 때 당신이 할 수 있는 것

첫째, 가족으로 하여금 친교와 사회적 관계를 가지려고 도박을 한다는 것을 깨닫도록 도와주라. 도박중독자 가족이 도박하지 않는 관계를 거의 가지지 않은 이유를 이해하려고 해보라. 부끄러움이 많아서? 아니면 적응을 잘 못한다고 느껴서? 대화기술이 부족해서? 도박하지 않는 사람과 맞지 않을 것이라고 생각해서?

둘째, 당신의 가족이 도박이 없는 곳에서 사회적 관계를 확인하고 발전시킬 수 있도록 도와주라. 도박중독자 가족이 도박 친구 모두와 헤어져야한다고 제안하면서 서두르지 마라. 대신에 가족이 알고 있는 가끔 도박을 하거나 도박 중독이 아닌 사람과 함께 도박과 관련되지 않은 활동을 시도해보도록 지지하라. 하지만, 이러한 관계가 지속되면 지속적인 문제 도박을 지지하는 어떤 위험이 있을 수 있으므로, 이것은 도박중독자 가족과 함께 조사해보라.

도박하지 않는 친구와 시간을 보내는 것을 격려하고, 도박중독자가 참여할 수 있는 사회적 활동을 구축하도록 살펴보라. 가족의 관심에 맞는 활동의 유형을 적용시켜 보라. 많은 집단과 활동이 사춘기 청소년/젊은이 도박중독자에게 가능하다. 유사하게 여행 집단, 노인 센터, 지역사회 서비스 조직 같은 다양한 활동이 노인에게 적당하다. 중년에게는 구조화된 활동을 적용하기가 가장 어렵다. 하지만, 가족의 현재 관심을 살펴보고 지역사회에서 가능한 활동을 약간 조사해보면, 선택할 수 있는 많은 것들을 찾을 수 있을 것이다.

## 긍정적인 정체성과 자아 존중감이 필요해서 도박을 할 때 당신이 할 수 있는 것

첫째, 도박중독자 가족에게 있어서 도박이 자신의 정체성가운데 무엇을 의미하는지를 찾아라. 당신은 이미 가족이 도박중독자의 이미지에 가까운 모습을 갖고 있다고 느낄 수도 있다. 그럴지라도, 자기 정체성의 많은 측면은 도박중독자 가족이 인식하지 못하고 있을 수 있고, 이런 인식은 탐구를 해야 한다. 그렇게 하기위해서, 도박하는 가족에게 자신의 인격과 평판을 설명하도록 요청해 보라. 그에 대해 다른 사람이 어떻게 생각하고 말한다고 생각하는가? 도박과 관련된 성격(뱃심좋음, 거친, 용기있는, 책임감 없는)을 들어보고 반대의 경우(두려운, 조심스러운, 바보같은, 지나치게 책임을 지는)도 들어보라.

둘째, 도박이 노박하는 가족의 정체성에 어떤 영향을 주고 이것이 도움이 되는지 아닌지에 대해 도박하는 가족이 생각하도록 격려하라. 당신과 다른 사람으로부터의 피드백이 종종 비현실적인 생각을 바로잡을 수 있다. 그 가족에게 도박하지 않는 것과 관련해서 그의 성격에 대해 긍정적인 피드백을 주는 것은 자아존중감을 높이는데 도움을 줄 수 있다. 당신은 그 가족이 도박중독자의 이미지에서 동경할 만한 것과 동일한 양으로 그 가족이 도박하지 않는 것과 관련된 활동을 하는 것에 긍정적인 피드백을 표현함으로써 도박과 관련되지 않은 활동을 하도록 격려할 수 있다.

## 도박중독자가 대인관계상의 동기로 도박을 할 때 당신이 할 수 있는 것

첫째, 이 동기로 도박을 한다고 생각된다면 3장에서 동기사정하는 부분을 다시보라. 당신은 가족이 이 동기를 달성하려는 것을 정확하게 이해하기는 어려울 수도 있다. 왜냐하면, 당신은 가족구성원과 도박중독자사이에 상호작용의 관찰자일 뿐 아니라 참가자이기 때문이다. 종종 다른 관계나 전문가에게 자문하는 것은 이 부분을 이해하는데 도움이 될 수 있다.

둘째, 당신 가족과 다른 가족구성원간의 상호작용 패턴을 합리적으로 이해하는 것에 자신이 있다면, 당신의 관찰에 대해 도박하는 가족과 대화를 시작해 보라. 당신이 발전시킨 "통찰력"에 대해 그에게 강의하려는 유혹은 피하라. 대신, 당신의 관찰을 소개하라-특히, 도박에 응답하는 도박중독자와 가족구성원의 방식 간에 연결-도박중독자가 그 정확성에 동의하는지 동의하지 않는지 물어보라. 모든 수단을 동원해서 도박중독자 가족에 대해 판단하는 것은 피하라.

그 가족이 당신의 모든(또는 어떤) 관찰에 즉각적으로 동의할 것이라고 기대해서는 안 된다. 우리는 당신이 다른 구성원의 유사한 반응의 결과로 도박중독자가 도박을 하는, 반복되는 상황에서 시간을 들여 지속적으로 지적을 하도록 추천한다. 이런 방식으로, 당신은 중요한 대인관계상의 욕구와 만나기 위해 도박을 한다는 방식에 있어서 도박하는 가족구성원이 더 큰 인식을 발전시키도록 원조를 주어야 한다.

## 돈 때문에 도박을 할 때 당신이 할 수 있는 것

첫째, 도박하는 가족이 밝힐 수 있는 돈의 역할과 중요성을 논의하라. 대화하는 것이 거의 언제나 "인터뷰 하기"나 심문하기보다는 더 생산적이다. 또한 이 주제에서 자신의 관점을 논의할 준비도 되어야 한다. 당신의 목표는 도박중독자 가족이 이겨서 돈을 따기를 원하는 것을 더 잘 이해하는 것이다. 대부분의 사람에게 있어서, 돈은 어떤 다른 결과를 의미한다; 더 넉넉한 생활스타일, 성공감이나 달성감, 다른 이로부터의 갈채와 관심, 단순한 행복.

일단 당신은 돈을 원하는 도박중독자 가족으로 하여금 어떻게 다른 목표를 가지도록 도울 것인가를 이해하고, 도박을 통해 획득하는 실제적인 결과에 대해 질문하는 위치에 있게 될 것이다. 얼마나 많은 돈을 도박하느라 잃었는가? 돈을 가지고 해온 일이 무엇인가? 이러한 목표를 추구하는데 돈을 획득하는 가장 효과적인 다른 방법이 있는가? 부가적인 돈 없이도 같은 목표를 달성하는데 또 다른 방법이 있는가?

둘째는, 도박에서 이겨 돈을 벌수 있는 가능성에 대한 부정확한 생각을 바로잡아주는 것이 지속되는 도박의 무익함을 도박중독자에게 더 잘 이해시키는데 도움이 될 수 있다. 이것은 통상적으로 여러 빈의 내화로 획득되는 과업이며, 전문적인 치료자나 재정적인 카운셀러의 개입이 도움이 될 수도 있다. 부록 B에서 이것에 대한 소개가 나와 있다. 시간이 지나면서 기회의 게임으로 지속되는 도박은 거의 틀림없이 상실을 증가시킬 것이라는 걸 지적하라. 종종, 아주 큰 돈을 따는 천문학적인 기묘한 일은 다른 특별하고 평범하지 않은 사건과 비교하면 마치 번개에 맞거나 유성이 지구와 충돌하는 것처럼 힘든 일이라는 것을 알려주는 것이 도움이 된다.

셋째, 당신의 가족이 돈을 가짐으로 자기 가치를 확인하고 그 관계에 만족한다면, 가족 구성원과 다른 사람이 그를 가치있게 여기는 또 다른 많은 방법에 대해 논의하라. 당신은 돈을 가지고 하지 않더라도 관계를 만족시키도록 하는 많은 방법을 찾아낼 수 있다.

넷째, 도박중독자가 한정된 수입을 가지고 있다면, 그와 함께 일할 준비를 하거나 수입을 증가시킬 대안적인 방법을 찾거나 소유한 예산내에서 관리하는 방법을 배운다. 당신은 재정적인 관리에 대해 낮은 비용이나 무료로 조언을 해줄 수 있는 재정 및 신용 카운셀러에게 도박하는 가족에 대해 의논하고 싶을지도 모른다(9장을 보라).

## 변화를 위한 전략

도박 중독은 한 번으로 해결되진 않는다. 대신에, 어떤 종류의 변화를 만드는 일련의 단계를 통해 진행된다. 목표가 담배를 끊는 것이거나, 경력을 바꾸는 것이거나, 배우자에게서 더 많은 지지를 얻는 것이라면 문제가 되지 않는다; 사람들은 일반적으로 예견할 수 있는 방식으로 변화를 만든다. 그 과정을 이해하는 것은 도박중독자 가족이 도박을 포기하는데 어떤 과정을 거치는가를 이해시키는 지도를 당신에게 줄 것이다.

약 20년 전에, 두 심리학자 제임스와 카를로는 사람이 어떻게 변하는지 패턴을 보기 시작했다(1995). 그들의 작업은 변화에 대해 사람들이 생각하는 방식에 혁명을 가져왔고, 미국 전체에 퍼져 치료자에게 모델이 되었다. 간단하게 살펴보면 변화는 변화의 과정을 거쳐 가족 구성원으로서의 역할을 점검하는 이러한 단계를 사용하고 설명하는 여섯 단계가 있었다.

### ▣ 단계 1 : 심사숙고 이전

첫째 단계는 문제에 대한 반성의 부족을 확인하는 것이다. 사람들은 도박을 문제로 보지 않는다. 도박중독자는 도박의 결과 중 어떤 것을 보지만 도박이 문제를 야기했다고 고려하지는 않는다. 이러한 결과가 다른 요소, 예를 들면, 나쁜 운, 나쁜 결정, 당신이나 다른 가족들 탓이라고 여긴다. 이것은 도박중독자가 도박을 포기하지 않고 투자한 것을 반성하거나 단순히 그의 인식이 초기 단계에 있음을 지적할 수 있다.

### ▣ 단계 2 : 심사숙고

먼저 도박이 도박중독자가 피하고 싶은 결과를 가져온다는 것을 인식하기 시작하고 도박중독자가 변화를 원하는 어떤 것으로 도박을 생각하기 시작한다. 도박이 결과들과 어떻게 연결되어 있다는 것을 알게 되고, 변화를 원하는 것이 반성의 통상적인 부분이다. 이러한 반성의 과정은 다음 단계를 위한 전제조건이다.

### ▣ 단계 3 : 준비

이 단계는 도박중독자가 즉각적인 미래로의 변화를 결심하는 단계이다. 과업은 그런 변화를 위한 계획을 형성하는 것이다. 이것은 변화하는 때, 이 변화를 다른 사람에게 얘기하는 방법, 변화를 유지하기 위해 필요한 지지를 획득하는 방법에 대한 질문과 연관된다. 이것은 완전한 성공을 위해 중요한 의미를 담고 있는 계획의 기간으로 중요하다.

### ▣ 단계 4 : 활동

이것은 변화하고자 하는 생각과 관련해 대부분의 사람들에게 있어야 하는 단계이다. 도박중독자는 도박을 그만두려는 단계를 가지고 도박 없는 자신의 삶을 재인식하기 시작한다. 도박중독자는 단도박모임에 참석하기 시작할 수도 있다. 도박중독자는 도박하는 친구나 장소와의 접촉을 제한할 수도 있다. 주말을 다른 활동으로 채우기 시작할 수도 있다. 중대한 역할을 하는 모든 단계 중에서도 이것이 전형적으로 대부분의 활동이고 대부분 요구되는 단계이다.

## ▣ 단계 5 : 유지

변화는 종종 몇 달이나 몇 년이 걸리는 지속된 노력이 요구된다. 많은 도박중독자와 가족구성원은 도박중독자의 첫 번째 도약에 놀라게 된다. 도박중독자는 몇 주나 몇 달 동안 변화에 어려움을 예상하고, 변화과정을 마치게 된다. 긴 기간의 성공은 초기 변화를 유지하기 위한 지속적인 작업을 요구한다.

## ▣ 단계 6 : 종결

이 단계에서, 도박은 더 이상 유혹이나 문제로 나타나지 않는다. 도박중독자는 도박을 피하기 위한 어떤 특별한 노력도 더 이상 가지지 않고 자신의 관심을 생활의 다른 영역에 초점을 맞추게 된다. "전에 도박중독자"였던 사람들 뿐 아니라 많은 치료자들은 도박 중독이 종료 단계란 없다는 것을 믿게 된다.

## 변화의 단계를 사용하는 노력을 시작하기

변화의 단계를 이해하는 것은 도박 중독을 다루는 과정상 어떤 시점에서 당신의 가족을 도울 수 있는지에 대한 통찰력을 가져올 수 있다. 단계는 도박중독자 가족이 행하기 위한 것이지만, 당신이 어떻게 변화를 지지할 수 있는지를 이해하기 위한 틀을 제공한다. 우리는 일반적으로 변화의 초기 단계에서 도울 수 있는 태도와 응답에 초점을 맞추는 처음 다섯 단계를 복습할 것이다.

당신의 독특한 상황은 가족의 변화 단계에서 전적으로 일치하는 방식으로 바람직하게 반응하는 데는 한계가 있을 수 있다. 때때로, 상황의 응급함이나 도박중독자의 행동은 당신에게 더 빠르고 독립적으로 행동하도록 장려할 것이다. 부가적으로, 당신 자신뿐 아니라 도박중독자 가족의 감정은 제기된 특정한 변화단계에 반응하는데 당신의 가능성(기꺼이 하려는 마음)에 한계를 가져올 수도 있다. 7장에서, 우리는 아래에 설명된 태도와 반응이 각 변화의 단계에서 확고한 목표로 변화할 수 있는 한 가지 방법을 제안할 것이다.

## ▣ 사전숙고 단계

이 단계에서 도박하는 가족은 실제적으로 도박이 문제인지를 고려하지 않는다. 당신의 노력은 도박중독자로 하여금 묵상 단계로 옮겨가도록 지지하는데 목표를 두어야 한다. 이렇게 함으로써, 당신은 도박과 그것의 결과를 살펴봄으로써 도박중독자 가족을 격려하는 방법을 찾기 원할 것이다. 전형적으로, 도박중독자는 도박과 그 결과 간에 연결에 대한 생각에 대응하는 심리적인 방어를 가지고 있고, 그 결과 당신의 노력은 매우 주의깊게 될 것임에 틀림없다(도움을 위해 7장을 보라).

가장 보편적인 실수는 이 단계에서 직면과 숙고를 강제하는 비난을 하는 것이다. 공격이나 비난같은 것에 자연적인 반응은 방어적으로 반응하게 해서, 진정한 숙고는 거의 나타나지 않는다. 더 효과적인 접근은 협력적인 노력으로서 숙고를 보이는 것이다. 당신은 도박에 의해 야기된 문제에 대해 생각하고 말하도록 도박중독자를 초대한다. 대부분 문제성 도박중독자는 도박의 결과로 불행하다. 그들의 불편함을 떨쳐버리도록 도우는 것은 문제에 대한 의미있는 숙고를 증진시킬 것이다.

### ※ 숙고 단계

숙고 단계에서, 도박하는 가족은 도박이 가지는 문제와 관련하여 이해를 시도하고 변화하고 싶은 사항에 대해 돌아보게 된다. 변화 시도하기를 원하는지를 결정하는 도박의 비용과 이익을 계산해 보면, 대부분의 도박중독자가 전형적으로 달성할 수 없는 것을 납득하려는 면이 있

다. 그래서 이 과정에서 어떻게 그를 도울 수 있을 것인가? 여기에 몇 가지 특정한 과업이 있다:

- 도움은 도박중독자가 판단에 대한 두려움없이 개방적으로 말할 수 있는 어떤 장소를 가지는 것을 보증하는 것이다. 숙고가 더욱 정확하게 되는 논의를 열어두라. 도박중독자의 생각과 감정에 대해 비판없는 공명판이 됨으로써 도박중독자를 도울 수 있을 것이다(이렇게 돕는 것에 대해서는 7장을 보라). 하지만 어떤 관계에서는, 이것이 불가능한 과업이다. 당신은 너무 화가 나거나 분개해서 판단없이 들을 수 없거나, 도박하는 가족이 지난 싸움이나 죄책감 때문에 당신과 개방적으로 말할 수 없다면, 당신은 이런 종류의 지지를 제공하는 최선의 사람이 아니다. 친구, 다른 가족, 전문적인 카운셀러를 선택하는 것이 더 나을 것이다.
- 도박중독자의 되돌아보기에 대해 도박의 결과에 대한 정보를 포함해서 정보를 제공하라. 도박중독자가 변화를 시도할지를 결정하려고 한다면, 가족은 도박의 모든 결과를 알려줄 필요가 있다. 어떤 가족구성원이 도박의 결과로써 그들이 본 것에 대해 지적하는 것에 실패하는 것은 도박중독자가 다음 단계로 옮겨가고 싶지 않게 만든다. 도박없이 생활이 좋아질 수 있다는 것 뿐 아니라 무엇을 잃었는가를 상기시켜라. 몇 년동안 도박을 해온 사람에게 있어서, 다른 일로 여분의 돈을 사용한다는 것은 상상하기 어려울 것이다. 다른 것은 더 가까운 신뢰로운 관계가 될 것이라는 상상을 도울 필요가 있다. 관리되지 않는 죄책감과 방어기제를 일으키지 않고 무거운 부담 없이 이것을 하는 것이 비결이다.
- 도박중독자가 변화하는 자신의 능력에 대한 믿음을 되돌아보도록 도와라. 많은 도박중독자는 변화를 원하고 그들이 그렇게 할 수 있

다는 자신감을 획득했을 때 더 빠르게 준비 단계로 이동해 갈 것이다.

## ⁙ 준비 단계

당신의 가족은 도박을 그만둘 준비가 되어 있다. 이것은 그에게는 중대한 시기이다. 그는 마지막 두려움을 다루고 계획을 세우고 변화에 대해 희망을 가진다. 당신은 아마 변화에 대한 흥분, 실망에 대한 두려움, 변화가 당신에게 의미할 수 있는 것에 대한 불안같은 강한 감정을 느낄 것이다.

당신의 가족에게 재보증을 제공할 수 있는 지지를 주는 것이 필요하다. 도박중독자가 문제에 대해 책임을 지는 어려운 일을 한 후에, 어떤 가족은 이 시점에서 도박을 통제하려는 유혹을 가지는 실수를 했다. 도박중독자를 조르거나 강제하려는 것은 진정한 변화에 대한 불안을 부른다. 당신 자신에게 물어보라. "가장 생산적인 지지의 유형이 이것일까?"

## ⁙ 행동 단계

이 시점에서, 도박하는 가족은 도박 행동을 변화시키고 행동상에서 이 변화를 굳히는 방법을 구한다. 이것은 많은 믿음을 줄 만한 주요한 달성이다. 이제 변화의 작업은 당신의 역할을 의미있게 변화시키도록 하는 더 많은 요구가 있다.

• 첫째, 당신은 변화를 지지할 필요가 있다. 이것은 "뇌없는 사람"처럼 보일 수 있지만, 많은 가족 구성원은 실제적으로 이 시점에서 변화를 방해한다. 때때로 이것은 단도박모임에 참석하려는 아내를 남편이 막는 것처럼 공공연하다. 종종 이것은 더욱 노골적이다. 우

리는 습관의 창조물이고, 우리 삶의 건강하지 못한 패턴일지라도 예측되는 이익이 있다. 반대로, 변화는 거의 항상 어떤 불안과 저항을 일으킨다.

- 도박하는 가족은 작업의 많은 부분을 공유하기 때문에, 당신도 지지가 필요하다. 이것은 당신의 도박하는 가족이 요구하는 합리적인 능력안에서 돕는 도움이 유용하게 되는 것이 포함된다. 때때로, 이것은 매우 구체적인 원조를 의미할 것이다. 가족이 더 자주 필요로 하는 것은 격려받는 것이고, 도박하는 가족은 하려고 노력하는 것에 대해 알아주는 것과 어떤 이가 자신의 말을 경청해 주는 것이다. 도박중독자 가족은 변화하는 방법을 통해 사고하는 시점에서 도움받을 필요가 있다. 당신이 더 잘 알수록, 가족이 제공받을 수 있는 도움은 더 많아진다. 행동단계는 많은 방해가 있을 수 있다. 문제성 도박을 통제하는 것은 배우는 과정의 부분이다.
- 방해에 맞딱드릴 때 당신과 도박하는 가족이 필요로 하는 것을 확실히 구분하라. 많은 가족은 이러한 이슈를 혼동하고, 자신이 원하거나 필요로 하는 것이 아닌 도박중독자를 돕는데 초점을 둔다. 우리 클라이언트 중 하나인 부인은 남편이 도박을 하지 않는 12개월이 지나 도박에서 일시적으로 벗어난 후에 남편과의 이혼에 임박하여 불안해했다. 후에 그녀는 남편의 문제에 대해 "심각하게 받아들일" 필요가 있다고 생각했음을 드러내었다. 그녀가 자신과 남편의 욕구를 구별하는데 더 주의 깊었다면, 그녀는 자신의 두려움과 실망을 표현하는 방법이 필요하고 격려가 필요하다는 것을 인식했을 것이다.

## 유지 단계

당신의 도박하는 가족이 이러한 변화획득이 강화되면, 당신의 역할은 다시 변할 것이다. 희망적이게도, 당신은 경청할 뿐만 아니라 제공된 지지와 격려를 지속시킬 수 있을 것이다. 단기간의 퇴보가 있을 수 있지만, 궁극적으로 성공한 사람으로 결정되는 시간을 지속시킨다. 가족구성원은 때때로 문제성 도박중독자보다는 장기간의 전망을 유지하는게 더 어렵다는 것을 알게된다. 가족구성원은 최종적 실패에도 불구하고 어떤 쇠퇴에 도달할 지도 모른다고 실망하게 되는 것을 두려워하는 것은 도움이 되지 않는다. 퇴보는 회복의 정상적인 부분이다. 그것은 놀랄만한 것이 아니고 장기간의 실패의 표시로 해석되어서는 안 된다.

마지막으로, 유지 단계의 중요한 과업 중 하나는 만족스러운 생활스타일을 발전시키는 것이고, 가족 구성원을 위한 것일 뿐만 아니라 도박중독자를 위한 도전이 될 수 있다. 도박이 그만두어질 때, 시간과 돈은 더 보상적인 생활을 재건설하는데 좋세 사용될 수 있다. 어떤 배우자는 노력없이 이러한 과정이 일어나기를 가정하고 "행복해지기"를 앉아서 기다린다. 불행하게도, 행복은 그렇기보다는 더 많은 일을 해야한다. 재건된 활동과 가족과 친구와의 외부 관계, 당신이 의미있게 찾을 수 있는 추구하는 생활에 노력으로 돌리며, 관계에 있어서 재건된 신뢰에 초점을 맞추어야 한다. 때때로, 이것은 도박 뒤에 숨어있는 어떤 문제를 해결하는 것을 의미한다(12장을 보라). 당신의 역할은 거의 틀림없이 이러한 문제를 해결하고 당신의 삶을 재건하기 위해 도박중독자와 작업하는 것을 포함할 것이다.

## 응 급

일반적으로, 도박중독자의 현재 변화 단계에 따라 행동에 보조를 맞춤으로서 강력한 기여를 할 수 있다. 도박중독자의 더 빠른 변화가 응급하다고 느끼는가? 도박중독자의 변화의 현재 단계와 일치하지 않는 활동을 하도록 이끄는 외부의 발달은 다음에 제시되는 것들을 포함한다:

1. 도박중독자나 다른 사람의 안전에 대한 위협(대부 고리대금업자에게서 대부받는 것을 포함)[11장을 보라]
2. 급박한 재정적 빈곤(거주나 음식같은 생계의 필수적인 기능에 필요한 불충분한 자원을 포함)[9장을 보라]
3. 직업이나 학업의 중단(잠재적이거나 실제적으로 직업을 잃거나 학교를 그만두게 되는 것을 포함)
4. 사회적 붕괴(분리나 이혼으로 잠재적인 가족 구조의 해체를 포함)[4장을 보라]
5. 도박으로 정신적 질병이나 다른 장애의 증가된 증상들(불안, 우울, 약물 남용, 다른 고위험 행동을 포함)
6. 당신이나 다른 가족 구성원에게 증상이나 다른 장애 증가(불안, 우울, 약물 남용을 포함)
7. 도박을 지지하는 불법적인 행동이나 다른 잠재적이거나 실제적인 법적인 이슈

이러한 객관적인 환경에 부가해서, 지연에 대한 내성이 개인내부나 외부에 다양하다. 예를 들면, 존은 그의 부인 제인이 도박에서 많은 돈을 잃었다는 것을 알았다고 말했다. 제인의 손실은 가족이 어떤 오락적 활동도 하지 못하도록 방해했지만 다른 모든 이들의 욕구를 만족시켰다. 존은 제인이 병들고 늙은 부모를 돌보아야 할뿐 아니라, 일에 대한 강한 스트레스아래 있다는 것을 알았다고 가정하자. 남편은 10년 전에 부인이 강한 스트레스 기간동안 여섯 달 동안 과도하게 음주를 했다는 것을 회상했다. 제인의 도박이 차츰 확대되지 않았다면, 존은 여섯 달의 기간을 넘어서서 12달까지 변화하는 단계동안 부인을 참을성 있게

지지하였을 것이다.

아마 두 달 후에, 제인의 도박은 같은 수준으로 남아있고, 존의 급박함은 더욱 커졌을 것이다. 그래서 도박의 단계와 그것의 영향이 지속되었음에도 불구하고, 그의 내성은 시간이 지나면서 변화했다. 다른 배우자는 발단이후로 지연되는 동안 참아낼 수 없었을 것이다.

당신의 급박감을 떠올릴 때, 급박함에 대한 기초를 결정하기 위해 환경과 지연을 위한 내성을 구별하라. 이 충고는 어떤 더 크거나 작은 특정한 인내의 정도를 암시하는 것이 아니다. 그보다는 급박함에 대한 기초를 이해하는 것은 취해야 할 행동이 무엇인지에 대한 고지된 더 나은 결정을 할 수 있도록 도울 것이다.

전문적인 상담을 요청하는 것은 언제나 좋은 생각이다.

제7장

# 대화하기

도박문제를 해결하기 위한 최선의 방법은 대화를 하고 함께 일하는 것이다. 이런 복잡한 과정을 시작하는 것은 문제성 도박중독자가 어떤 것이 잘못되었다는 것을 부인하려는 경향이 있기 때문이다. 이 장에서는 대화의 특성을 설명하고 문제성 도박중독자가 당신의 배우자, 자녀, 노인 가족인지에 따라 가족이 어떻게 생산적인 대화를 시작할 수 있는지를 설명해준다.

## 주요 요소들

기본적으로, 건강한 대화는 다음의 요소들로 구성된다:

1. 다른 이에 의해 영향을 받은 각자는 상호작용을 한다–다른 사람에 반응해서 양쪽 모두 그들의 생각, 감정, (말)행동을 바꿀 수 있다.
2. 대화는 좋은 것이며, 메시지를 보낸다는 의미는 메시지를 받는 것과 같다. 좋은 의사소통을 차단하는 것은 말하는 사람이 그 자신

을 분명하게 표현하지 못하게 하고 듣는 사람에게 관심을 기울이 지 못하게 한다.

3. 정보는 언어적이고 비언어적인 두 방식으로 전달된다. 비언어적인 메시지는 사람들이 어떻게 행동하는가 뿐 아니라, 사람들이 어떤 식으로 말하는가(예를 들면 목소리 톤)를 포함한다. 우리는 이러한 모든 채널로 메시지를 주고 받는다.
4. 변화는 시간을 요구하기 때문에 대화는 시간에 따라 발생한다. 성공적인 대화와 건강한 변화는 본질적으로 연결되어 있다.
5. 메시지는 두 가지 수준에서 보내진다; 하나는 말하는 문맥적인 내용이고 다른 하나는 감정적인 메시지이다.

대화의 목표는 의도된 변화의 단계로 연결하는 것이다.

목표를 설정하는 것은 당신이 가기를 원하는 곳으로 움직여 가는 것을 도운다. 변화의 단계에 대한 이해와 긴급함을 가지고, 상황에 대한 다른 요구(6장을 보라)가 있다면, 차례로 목표를 발전시킬 수 있다.

도박중독자로 하여금 도박을 완전히 그만두게 하는 궁극적인 목표로 나아갈 수 있게, 구체적인 목표를 변화시키도록 각 단계에서 도움이라는 적절한 태도로 전환시키는 방법이 여기에 제시된다.

### ◆단계 1 : 심사숙고 이전

주요 목표 : 존재하는 주요한 문제에 대한 동의에 도달하기

하위목표들 :

• 대화를 시작하기
• 관심을 말하기
• 문제가 무엇인지 구체적인 용어로 말하기
• 어떤 것이 문제가 해결된 것처럼 보이는지를 구체적인 용어로 말

하기
- 당신의 가족에게 그 사람의 관점을 표현하는 기회를 주기

### ◆단계 2 : 심사숙고

주요 목표 : 변화시킬 필요가 있음에 동의하기
하위목표들 :
- 도박중독자가 당신의 관심을 인식하도록 도우기
- 활발하고 실제적인 경청에 기반을 두고 이해를 수정하기
- 특정한 문제에 대한 이해에 도달하기
- 변화를 위한 욕구를 인식하기
- 변화를 시작하기 위한 협력 모임을 만들기

### ◆단계 3 : 준비

주요 목표 : 활동의 구체적인 계획을 발전시키기
하위목표들 :
- 구체적 목표를 설정하기(단계내에서)
- 달성할 수 있는 목표로 과정을 설정하기
- 문제를 해결하는 작업을 하는데 있어 각자의 역할을 확인하기
- 앞으로 이동할 과정에서(가족내부와 외부에서) 자원을 확인하기
- 이러한 목표에 도달하기 위한 시간 제한을 설정하기

### ◆단계 4 : 행동

주요 목표 : 문제를 해결하기
하위목표들 :
- 단계 3을 발전시키는 계획을 실행하기
- 자원을 사용하고 관리하기

- 시간한계를 가지고 목표 지속을 향한 과정을 평가하기
- 필요성을 갱신하기(넓은 목표를 유지하기)

**◆단계 5 : 유지**

주요 목표 : 과정을 유지하기

하위목표들 :

- 모니터를 지속하고 과정을 평가하기
- 획득된 것을 유지시키는 데 필요한 자원을 설정하기
- 더 유지시키기 위한 생활스타일을 설정하기
- 습관을 벗어나는 계획을 세우기

## 대화시간은 얼마나 오래 가져야 하는가?

지연시키기 위한 최근의 상황과 개인적인 인내심은 주요한 요소가 될 것이다. 당신의 상황이 절망적이라면(예를 들면, 더 큰 손실은 가정해체라는 결과로 나타날 것이다), 이때 행동은 즉시 시작되어야 한다. 만약 외부의 압력이 덜 위협적이라면(예를 들면, 당신의 휴가가 취소되어야 한다), 다양한 단계를 통해 나아질 어느 정도의 시간을 가질 수 있을 것이다.

물론, "어느 정도의 시간"이라는 것도 여전히 애매모호하다. 개인의 환경에 기반을 둔 각 단계를 달성하는데 현실적인 시간의 틀을 설명하도록 하라. 그러한 시간의 틀은 달성하기에 불가능한 목표를 만드는 것도 아니며, 설정된 한계의 중요성을 약하게 할 만큼 길지도 않아야 한다.

특정한 시간 틀을 가지기 위해, 6장에서 응급상황에서 영역을 살펴

보았다.

당신의 시간 틀은 다음단계로 옮겨가기 전에 각 목표를 사정할 기회를 포함해야 한다; 더 큰 행동은 이전의 목표와 만나거나 그렇지 않거나 간에 서로 근접해야 한다. 이것은 당신에게 상황에 대한 통제감을 줄 것이고, 바꾸어 말하면, 우울과 불안을 덜어주는 데 도움이 될 것이다.

하지만, 한계를 설정하는 것은 "최후통첩을 주는 것"과 같은 것은 아니다. 최후통첩은 당신이 다른 사람의 행동을 통제하려는 것을 암시하기 때문에 종종 분노와 반항을 가져올 수 있다. 이전 장에서 논의한 대로, 당신은 문제성 도박중독자가 얼마나 많은 시간을 변화의 단계로 움직여 가도록 요구될지 통제할 수 없다. 그러나 당신이 시간 틀, 목표, 대안적 계획을 분명하게 한다면, 도박중독자는 다양한 행동의 결과에 대한 충분한 지식을 가지고 선택의 사유를 가실 수 있을 것이다.

각 단계는 다양한 논의가 요구 된다.

도박중독자에게 접근하기 전에, 마음속에 논의를 위한 목표를 분명하게 가진다. 이것은 당신이 달성할 수 있는 것의 한계뿐만 아니라 당신이 달성하고 싶은 것을 아는 것을 의미한다. 우리가 말하는 "한계"는 다음과 같다: 현재의 논의로 도달할 수 있는 것을 넘어서는 목표는 어느 것인가? 현재의 논의를 위해 얼마나 많은 시간이 필요한가? 논의에 포함되어야 하는 위험 신호의 징후는 무엇인가?

## ▣ 논의하는 방법

각각의 논의 작업을 하기위한 기법은 각각 새로운 목표와 유사하게 남는다. 여기 일반적인 지침이 있다.

### ※ 양쪽 모두에게 만족스러운(Win-Win) 결과를 위한 목표

양쪽 모두에게 만족스러운 결과를 달성하기 위해, 당신은 다른 사람에게 공격하지 않고 분명하게 당신의 요점을 표현해야 하고 다른 사람의 요점을 현실적으로 민감하게 들어 주어야 한다. 당신은 다음의 것들을 해야 할 필요가 있다 :

- 모두에게 이익이 될 해결책을 모색하는데 초점을 맞추기
- 다른 사람과 진정한 작업 동맹을 발전시키기 위해 모임을 만들기
- 무비판적이 되기
- 유연하게 낙관적으로 되기
- 확고하지만 열려있기

실제적인 행동과 눈에 띄는 사건을 문제로 지적해야 함을 기억하라; 도박이 전반적으로 문제임에도 불구하고, 구체적이고 특정한 용어로 논의되어야 한다.

### ※ 다른 사람의 목표를 명심하기

모두에게 이익이 될 해결책을 모색하는 것은 가능한 최고로 충족되는 범위로 양쪽 모두의 목표가 만나는 지점을 의미한다. 당신의 목표는 분명하게 개요가 있어야 하지만, 당신 가족 구성원의 목표는 어떠한가?

아마 도박중독자의 궁극적인 목표는 도박을 유지하는 것이다; 이것이 도박중독자 가족을 위해 도박을 그만두게 하려는 당신의 궁극적인 목표와 직접적으로 상반된다 할지라도, 도박에 대한 동기가 많이 다르다는 것을 기억하라(3장과 6장을 보라). 당신의 가족 구성원에게 이러한 동기가 적용될지를 이해하려고 노력하라. 도박에 대한 이러한 이유

가 다른 방식으로 만족되거나 관리될 수 있다면, 전문적인 원조를 요구할 수 있을 것이고, 도박을 하려는 욕구는 감소되거나 사라질 것이다.

### 100 퍼센트 당신이 옳다고 가정하지 마라.

도박하는 당신 가족의 행동이 자기 파괴적이라고 모든 사람이 당신의 말에 동의할지도 모른다. 하지만, 당신의 다양한 관점이 모두 100퍼센트 정확하다고 가정하는 것은 실수다. 이러한 이슈의 다른 측면은 어떤 사람이 당신의 관점을 이해하지 못한다면, 그 사람은 잘못이라는 가정이 된다. 말하는 사람과 듣는 사람 모두는 정확한 의사소통을 위한 책임을 공유한다. 당신은 "이해를 못하나요?"라고 하기보다는 "내가 이것을 분명하게 말하고 있나요?"하고 물어봄으로써 오해를 건설적으로 얘기할 수 있을 것이다.

### 논의할 좋은 시간을 찾기

만약 당신이 얘기한 완벽한 시간을 찾는다면, 그런 시간은 결코 찾을 수 없을 것이다. 그러나 얘기할 시간을 주의깊게 선택하지 않는다면, 성공할 기회를 감소시킬 것이다. 불안, 좌절, 분노에도 불구하고, 얘기할 적절한 시간을 찾아서 논리적 사고가 당신의 행동을 안내할 수 있도록 적절한 계획을 가지고 한다면 당신의 행동에 영향을 줄 수 있을 것이다.

어떤 상태를 찾아야 하는가? 첫째, 도박중독자와 당신 둘이만 있을 시간이 있어야 한다. 아이들이 있거나 당황스럽고, 예측할 수 없는 결과를 일으키는 다른 사람과의 역동이 있는 공공 장소(안전한 이슈가 아닌 한-11장을 보라)에서 이슈를 제기하는 것은 얘기하는 당사자들에게 생산적이지 못하다. 당신의 자녀와 사적으로 접근함에 있어서, 예를 들면, 도박중독자의 자매 앞에서 부모인 당신이 이런 문제를 제기해서 도박중독자의 (아마도 약한)자존감을 떨어뜨릴 수 있는데, 당신은 도박중독자의 발전적 독립성을 존중하고 이러한 행동을 당신이 하지 않을 것이라는 것을 보여줄 것이다. 유사하게, 당신은 가족 중 더 나이든 도박중독자에게 개인적으로 얘기함으로써 그의 존엄성이 손상될 수 있는 가능성을 최소화시킬 것이다.

둘째, 관심이 논의에 초점을 맞추도록 다른 이슈가 침범하지 않는 것이 필수적이다. 예를 들면, 재정적인 압박과 관련된 감정들이 높을 때 돈에 대해 논의하기 시작하는 것은 좋은 생각이 아니다. 이상적으로, 당신이 방해받지 않을 조용한 장소에서 얘기할 특정한 양의 시간-대략 45분 정도-을 따로 설정해두어야 한다. 당신이 집에서 한다면, 전화받지 않는다는 것에 동의해야 함을 의미한다. 아이들이 있다면, 약속된 시간동안 집 밖에 분명히 아이들이 나가있도록 해야 하거나 아이들이 잠자리에 들면 얘기할 수 있다.

만약 그러한 시간을 찾을 수 없다면, 지금이나 가까운 미래에, 적어도 이후의 논의를 위한 계획을 세울 수 있도록 도박중독자와 몇 분의 얘기를 할 시간을 찾아야 할 것이다. 어떤 특정한 시간이 제기되고 약 45분 동안 얘기할 중요한 문제가 있다는 것을 분명하게 해야 한다. 얘기하기 전에 주요한 주제를 미리 정해 놓아야 한다. 도박중독자가 논의하는 것에 동의하기 전에 당신이 무슨 얘기를 하려고 하는지 알고 있다고, 주장한다면, 좋은 논의를 위한 충분한 시간이 있을 때까지는 세부적인 것을 얘기하고 싶지 않다고 말하라. 주제는 도박이 가족에게 미치는 영향에 대해서만 말해야 한다. 다음 예시에 따라 확고하지만 논쟁적이지 않게 하라.

당신 : 난 당신에게 중요한 얘기를 할 시간을 가지고 싶어요. 우린 약 45분 정도 얘기에 집중할 수 있는 조용한 시간이 필요해요. 아이들이 잠자리에 들고 난 화요일이나 토

요일 밤 9시쯤이 어때요?

도박중독자 : 뭐 때문에 그러는데?

당신: 나는 자리에 앉아서 얘기할 수 있을 때까지 전체 얘기를 아껴두고 싶어요. 화요일이나 토요일 밤 9시가 적절한 시간인가요?

도박중독자 : 난 무슨 얘기를 하는지 알 때까지 어떤 것에도 동의할 수 없어.

당신: 당신 입장은 알겠어요. 난 당신의 도박이 가족 전체에 영향을 주는 것에 대해 염려가 되요. 난 이것에 대해 함께 얘기할 기회를 갖고 우리가 상황을 이해할 수 있도록 하고 싶어요.

도박중독자 : 지금 얘기하고 끝내자구.

당신 : (이런 얘기를 할 수 있는 조용한 45분이 있다면)좋아요, 거기에 나도 동의해요. (만약 충분한 시간이 없다면)아이들이 5분 뒤면 아래층으로 내려오게 되고, 그러면 우린 이걸 숨길 수 없을 거예요. 화요일이나 토요일 밤에 45분 정도 이것에 대해 얘기할 시간을 내주겠어요? 당신의 관점에 대해 주의 깊게 듣고 나의 걱정을 표현할 기회를 주세요. 나의 목표는 우리 둘다 긍정적인 결과를 달성하고 서로를 이해하게 되는 거예요–난 당신을 꾸짖거나 비판하고 싶지 않아요. 우리 그런 만남을 정할 수 있겠죠?

이 시점에서 많은 사람들이 만남에 동의하지만, 당신의 가족이 그렇지 않다면, 당신은 "당신이 지금 만나는 시간을 정하고 싶지 않다는 것을 알겠어요. 난 당신이 당신과 내가 가능할 수 있는 만나는 시간이 언제인지 며칠동안 다시 생각을 해봤으면 좋겠어요."라고 말할 수 있을 것이다. 도박중독자가 당신의 손아래 아이라면, 특별히 두 번째 요청방식으로 당신이 확고하고 존중을 하면서 만남을·주장할 수 있을 것이다.

## ▣ 당신의 상태를 말하는 방법

도박중독자가 얘기할 어떤 시간을 따로 설정해 준 것에 대해 고마움을 표시하면서 시작하라. 당신이 생각하는 도박이 전체 가족에게 미치는 영향에 대해 말하고 싶다고 직접적으로 말하라. 이것에 대해 얘기하는 것이 양쪽에게 다를 수 있다는 것을 알고, 하지만 양쪽 모두를 만족시키는 상황으로 이끄는 이해에 도달하기 위해 함께 작업할 목표가 있다는 것을 강조하라. 당신이 도박중독자를 비판하거나 꾸짖으려고 하는 것이 아님을 명백하게 말하라.

### ※ 당신의 걱정을 표현하기

#### 정보 자원

가족 구성원의 도박으로 가족이 받을 수 있는 영향은 일반적으로 정보의 3가지 자원에 기반을 두고 있다: (1) 도박중독자의 행동과 관찰가능한 사건; (2) 당신 자신의 감정; (3) 당신이 할 수 있는 추정

#### 행동과 다른 관찰가능한 사건

당신과 다른 사람이 보거나 들을 수 있는 논리적인 반박에 노출되지 않는 것들이 있다. 비디오카메라는 비디오나 오디오 트랙에서 이러한 사건을 기록할 수 있다. 예로 들 수 있는 것은 도박중독자가 지난주 단지 하루 밤 밖에 가족과 저녁을 먹지 못한 사실이 있거나 지난 6달 동안에서 10,000달러에서 500달러로 저축 계좌가 비게 된 사실 등이다.

#### 당신 자신의 감정

당신의 감정이 합법적이지만 속이는 데가 많다고 알려준다. 감정적

인 반응을 보고하는 가장 건설적인 방법은 이런 형태를 따른다: "일어났을 때(관찰가능한 사건을 이름붙이고), 나는 느낀다(감정을 이름붙인다)." 예를 들면, "당신이 두 번이나 아침에 집에 오면, 나는 화가 난다."고 말하고, "당신이 가족을 무시하고 내게 관심을 가지지 않을 때, 나는 화가 나요."라고는 말하지 마라. 후자는 많은 추정을 담고있다: 예를 들면, 무시한다는 것은 무엇을 뜻하고 도박중독자가 관심을 가지지 않는다는 것은 어떤 것인가? 이러한 질문은 해석이 다양하다. 그러나, 두 번 아침에 집에 올 때는 관찰가능한 사실이다.

당신의 감정을 보고할 때 명심해야한 두 가지 중요한 점이 있다: (1) 당신의 감정은 근거가 확실하고 (2) 당신의 언어적, 물리적 행동은 통제 하에 있어야 한다. 화가 나고, 슬프고, 불안하게 되면 받아들이되, 소리치거나, 모욕하거나 육체적으로 공격적이 되어서는 안 된다. 당신은 오래된 상처같이 관계없는 문제를 가져오는 일은 그만두어야 한다: "이것은 당신이 오토바이를 사온 것과 같은 일이다."(20년 전에 일어난 얘기를 꺼내며) 이것은 엄청나게 어려운 상황이고 대화의 이러한 유형에서 당신의 기술을 향상시키는 것은 전문적인 원조를 요구할 수도 있다. 문제가 당신의 잘못이라서나, 도박중독자를 성나게 하지 않는 것이 목적이라는 뜻은 아니다. 그보다는 당신 개인의 대화 기술을 새로운 수준으로 향상시키는 것은 당신의 목표를 달성하는데 도움을 줄 수 있다는 것이다.

### 추정

정확할 수도 있고 정확하지 않을 수도 있는 것이 추정이다. 당신은 가족구성원이 이기적이라고 추측할 수도 있다. 당신이 맞을 수도 있지만 추정은 대화에서 건설적이지는 않고 추정을 표현하는 것은 반박을 불러일으키는 이슈가 되기도 한다.

추정은 다음을 포함한다:

1. 다른 사람의 행동을 해석하기("당신은 나를 상처주었다.")
2. 다른 사람의 동기를 해석하기("당신은 성공을 두려워한다.")
3. 다른 사람을 도박중독자와 비교하기("당신은 당신 아버지 같다.")
4. 어떤 종류의 부정적인 일반화를 하기("당신은 나빠; 거짓말쟁이야; 둔감해 등.")

당신이 "생각한다"는 것을 뜻할 때 "느낀다"는 말을 잘못 사용함으로써 개인의 감정을 추정하는 대화를 하지 않도록 주의하라. 예를 들면, "난 당신이 둔감하다고 느껴요."라고 말한다면: 그것은 감정이 아니다; 그것은 당신이 끌어낸 생각, 결론, 추정이다. 문장을 시작할 때 "느끼다"라는 말을 넣는 것만으로 그것이 감정이 되지는 않는다. 이런 구별은 당신이 논리적으로 혼란되지 않는 정보를 유지해야만 당신의 걱정을 나타낼 수 있기 때문에 극히 중요하다.

### 규칙에 대한 예외

추정을 사용할 수 있는 두 가지 예외가 있다: (1)도박중독자가 완전하게 부인함에도 불구하고 관찰 가능한 사실이 도박문제로 지적되었을 때(2장을 보라) (2) 도박중독자의 사고나 느낌을 이해함으로써 가족 구성원과의 동맹을 만드는 방법으로 추정을 정직하게 사용할 때, 예를 들면, "당신은 화가 나보인다. 당신은 내가 공정하지 않다고 생각할 거 같다." 당신은 도박중독자의 생각과 느낌에 대해 추정을 하지만 그렇게 해서 동맹을 맺는다. 모든 경우에, 사실보다 가설로써 추정한다는 것을 인식하라.

### ※ 예시 : 당신의 걱정을 표현하기

당신의 걱정을 표현하는 최선의 방법은 무엇인가? 당신은 관찰 가능한 사건, 느낌, 추정에 대해 지금 알고 있는 것을 명심하고 [표 7 1]을 보자. 두 번째 칸에서 관찰 가능한 사실은 각 문제 영역에 관계된다. 이러한 사실을 얘기하는 것은 논의를 시작하는 좋은 방법이 될 수 있다. 왜냐하면 그것이 비판단적이고, 건설적이기 때문이며, 좋은 결과를 이끌어내는 최선의 기회를 가지기 때문이다. 그러나, 추정은 조언하는 네 번째 칸에 혼란을 줄 수 있고 건설적이지 못하다. 이것은 가중된 수치심, 역공격, 증가된 논쟁을 이끌어낸다.

**[표 7-1] 관찰 대 추정**

| 문제 영역 | 관찰 가능한 사실 | 추정 | 조언 |
|---|---|---|---|
| 도박은 가족구성원의 시간과 에너지를 소비한다. | "당신은 한 주에 세 번씩 경마장에 가고 한주에 두 번 카드를 하죠. 시간으로 계산하면 주당 25시간을 쓰고 있어요." | "경마장에 가는 것과 카드놀이로 당신은 모든 시간을 쓰고 있고 나나 아이들을 돌보지 않아요." | 도박중독자는 자신의 가족을 잘 돌볼 수도 있고 상황에 대해 죄책감을 느끼고 있지만 재설정된 균형을 가질 수 없다는 것을 알아라. 도박중독자가 돌보지 않는다고 비난함으로써, 당신은 도박중독자가 단지 알고만 있는 내부의 말을 결정적으로 만들게 된다. |
| 약물 남용을 포함하는 도박중독자의 부정적인 감정과 행동의 변화 | "도박이 증가한 이후로, 당신은 밤에 평균 3-4번의 음주를 하고 있고, 적게 먹고 10파운드 줄었으며, 잠도 잘 못 잔다고 내게 말했어요." | "당신은 우울하고, 불안정하며, 술에 중독되었어요." | 추정은 반박할 수 있다. |
| 학업이나 일에서의 손상 | "성적이 지난 두 학기동안 떨어졌다; 평균 90점에서 평균 78점으로 떨어졌다." | "학교에서 끔직하게 행동하는 게으름뱅이가 되었고 어떤 것도 많이 하지 못할 거야." | 추정은 부끄러운 것이다. |

| | | | |
|---|---|---|---|
| 재정적인 어려움 | "우리는 신용카드로 17,000달러를 빚졌고 빌린 지 2달이나 됐어." | "우리 모두의 돈이 탕진되었어." | "탕진되다"라는 말조차도 반박될 수 있다. 가족 내에 도박중독자는 도박(무책임한 방식으로)에 2,000달러를 잃고 가족에게 2,000달러를 되돌려주고 싶어서 50,000달러를 더 잃는다. |
| 가족내에 증가된 긴장 | "당신은 아이들의 모든 행사에 가곤했었지만 지난 세 번의 딸의 공연을 놓쳤고 올해 아들의 모든 경기를 가지 못했죠. 우리는 빚 때문에 아이들에게 새 옷을 사줄 수 없게 됐어요. 아이들은 우리에게 이것 때문에 고통받고 있다고 말했어요." | "당신은 가족내에서 모든 흥미를 잃었고 단지 자신만을 생각하고 혐오스러운 도박에만 관심이 있어요." | 추정은 부끄러운 것이고 반박될 수 있다. |
| 육친 외에 다른 사람과의 손상된 관계 | "철수와 은수 둘다 우리가 빚진 돈을 갚을 때까지 우리와 어떤 것도 같이 하지 않겠대요." | "당신의 형제들도 당신이 지독하고 모든 사람이 우리를 업신여길거라고 생각해요." | 추정은 수치스러운 것이고 반박될 것이다. |
| 법적인 문제 | "당신은 절도로 고발당했어요." | "당신은 거짓말쟁이에 도둑이에요." | 추정은 부끄럽고 역공격을 만들어 낼 수 있다. |

## 연습 : 당신의 걱정을 표현하기

### ◆단계 1

관찰 가능한 사건과 당신의 감정에 대해 건설적인 진술을 실천하라.

아래 [표 7-2]는 문제 영역에 대한 하나의 세로줄이 있고, 문제를 증명하는 관찰 가능한 사건에 대해서는 두 번째 세로줄에서 제시된다. 7가지 가장 보편적인 문제 영역은 이미 기록되어 있고 당신이 채울 다른 문제 영역의 공간이 있다. 첫째, 포함되지 않은 생활의 문제 영역이 있다면 더 써보라. 그리고, 이것이 문제라고 설명하는 관찰 가능한 사건을 기록하려고 시도하고, 문제의 결과인 감정을 써 보라.

**[표 7-2] 건설적으로 감정을 표현하기**

| 문제영역 | 관찰 가능한 사건 | 당신의 감정 말하기 |
|---|---|---|
| 도박중독자의 시간과 에너지를 소비하기. | | |
| 증가하는 긴장, 증상, 약물 남용을 포함하는 도박중독자의 다른 문제들. | | |
| 학업이나 직장에서 손상.<br>재정적인 어려움. | | |
| 가족구성원의 증가된 긴장, 증상, 다른 문제들. | | |
| 육친 외에 다른 사람과의 손상된 관계.<br>법적인 문제 | | |

### ◆단계 2

이제, 나누어진 일지에, 구체적인 용어로 당신의 걱정을 나타내는 간결하고 건설적인 진술을 쓰라. 관찰 가능한 사건과 자신의 감정 양쪽 모두를 포함해야 한다.

### ◆단계 3

건설적인 방식으로 당신의 걱정을 진술하는 기술을 발전시키는 것은 매우 중요하다. 이러한 능력은 명백하게 건설적인 조언과 비건설적인 발언 모두에 대한 이해를 증진시킬 것이다. 그러므로, 우리는 비건설적인 방식으로 당신의 걱정을 진술하는 일지를 경험적으로 써보려고 한다. 이러한 연습으로, 추정을 하고 부정적인 발언을 하라. 다른 사람에게 호의적이지 않은 방식으로 쓴 것을 다른 사람과 비교하라. 이런 연습은 비건설적인 진술의 구성요소를 이해하는 데 도움을 주기 위해 설계되었다. 당신의 가족과의 실제적인 대화에서는 이런 침입을 한계 짓는 목표를 더 해보자.

### 일어날 것 같은 변화를 말하기

당신이 가져오고 싶은 변화에 대해 분명하게 해야한다. 희망하는 변화는 관찰 가능한 사건과 행동의 용어로 표현되는 것이 가장 좋다. 예를 들면, [표 7-1]에서 관찰 되는대로, "당신은 아이들의 모든 행사에 가곤했었지만 지난 세 번의 "딸"의 공연을 놓쳤고 올해 "아들"의 모든 경기를 가지 못했죠."에서 관찰할 수 있듯이, 당신이 원하는 것을 구체적인 용어로 말해야 한다: "사업으로 외부에 나가 있지 않았다면, 나는 "딸"의 모든 공연과 "아들"의 모든 경기에 가고 싶었어."

당신의 감정을 드러내는 것이 정당할지라도, 당신의 감정을 변화시키려고 도박중독자에게 요구할 수 없다. 그러나 당신의 감정을 불러 일으키는 관찰 가능한 사건을 변화시키기 위해 도박중독자에게 요청할 수는 있다.

재정적인 문제를 논의할 때, 당신은 당신이 원하는 특정한 관찰 가능한 변화를 정하기보다는 더 많은 것을 논의해야 한다; 그러한 변화를 이끌 수 있는 과정을 의논해야 한다. 이것을 설명하기 위해, 다시 이전의 예시를 사용하자; "우리는 신용카드로 17,000달러를 빚졌고 빌린 지 2달이나 됐어." "우린 두 주내에 최근 빚을 갚고 한 달에 150달러 수준으로 카드빚을 줄여야 한다."라고 말할 수 있도록 당신이 바라는 특정한 변화를 가정해 보자. 이것은 관찰 가능한 사건의 안내지침에 따른다.

만약 도박중독자가 목표에는 동의하지만, 도박으로 돈을 되찾으려는 것이 달성하기에 가장 좋은 방법이라고 생각한다면? 이런 경우에, 당신은 유기적으로 연결된 목표를 달성하는 과정을 제기하는 것이 필요할 것이다. 이것은 이 장 뒤에 "대상에 반응하는 방법"이라는 부분에서 상세하게 다룰 것이다.

## ▣ 민감하지만 사실적으로 경청하기

좋은 의사소통은 말하는 기술 뿐 아니라 경청 기술을 요구한다. 건설적인 경청은 당신이 도박중독자를 이해할 필요가 있는 정보를 주는 것 뿐 아니라 적절하게 반응하는 것이고, 대화에서 존중받고 이해하는 모습을 증진시키고 가족 구성원이 당신의 말을 주의 깊게 들을 기회를 증가시키는 것이다. 좋은 경청의 필수적인 것은 다음과 같다.

### ※ 정보를 획득하려고 시도한다

당신의 목표는 생산적인 대화를 만들고, 독백을 전달하지 않는 것이다. 당신이 경청하지 않고 도박중독자로부터 새로운 정보만을 흡수한다면, 당신은 대화를 할 수 없고, 강의 양식으로 다른 사람의 행동을 변화시키려고 하는 것이다. 강의가 당신의 목표를 달성할 어떤 기회인가? 다른 사람이 말하는 것을 무시한다면, 대화는 만들어지지 않을 것이다.

### ※ 당신은 활발한 경청자이다

활발한 경청은 가족구성원이 당신의 입장을 경청하는 기회를 증가시키고 대부분의 정보를 얻게할 것이다. 활발한 경청을 위한 많은 안내지침이 있다. 의사소통의 많은 측면에서, 지침들은 간단하지만 논의동안 계속 지키는 것이 쉽지는 않다. 기본적으로, 활발한 경청은 관심을 기울이고, 선입견을 가지는 생각을 제쳐두고(가능한 많이), 다양한 수준에서 경청하고, 이해를 확인하는 것이다. [표 7-3]은 이러한 일반적인 점의 각각을 포함하는 특정한 행동을 세부화했다.

**[표 7-3] 활발한 경청**

| 일반적인 점 | 특정한 행동 |
| --- | --- |
| 관심을 기울이기 | 말하지 말고, 방해하지 말기<br>당신이 다음에 무엇을 말할지 열거하지 말기<br>방어적이 되지 않기<br>비언어적인 행동을 통해 관심을 보여주기(눈맞춤, 고개 끄덕임) |
| 선입관을 가지지 않기 | 사람을 판단하지 않기<br>사람에게 비판적이지 않기<br>색안경을 알아차리기(예를 들면, "그는 항상 거짓말을 해) |
| 다양한 수준에서 경청하기 | 말의 내용을 알기<br>말 뒤에 진술되는 감정을 이해하려고 시도하기<br>상대방이 달성하기를 원하는 것을 이해하려고 시도하기 |
| 이해를 확인하기 | 부가적인 정보를 요청하기<br>명확화를 요청하기<br>다른 사람이 말한 것이 무엇인지 당신이 이해한 것을 요약하고 부연하며, 당신이 이해했는지를 물어보라.<br>이해하지 못했다면, 당신이 놓친 것이 무엇인지 물어보라. |

다양한 수준에서 당신이 경청한 것은 우리가 일반적으로 실망하게 되는 사실을 추정해 보도록 한다. 그러나 이 경우에 이런 추정은 당신

이 이것을 사실로 믿고 상대방을 다루기 전에 다른 사람이 확인해야 하는 가설이다.

### 의사소통은 두 가지 수준을 가진다: 내용과 감정

대부분의 사람은 내용을 명백하게 알지 못한다기 보다는 의사소통의 기초가 되는 감정적인 수준에 대해서 거의 알지 못하는 경향이 있다. 그럼에도 불구하고, 우리는 지속적으로 감정적인 메시지의 인식에 반응하고 감정적인 수준에서 메시지를 보낸다. 사람들의 감정적인 얘기를 이해하는 것은 그 사람이 원하는 것과 그들이 경험하는 것, 어떤 단계가 해결로 이끌어 가는가를 이해하는데 필수적인 부분이다. 문제성 도박중독자는 당신이 자신의 감정을 정확하게 이해한다면 지지받는다고 느낄 것이고, 이것은 긍정적인 대화를 향한 중요한 단계이다.

때때로, 당신은 문제성 도박중독자의 감정을 이해하려고 노력하는데 분개할 수도 있고, 특히 그의 행동이 너무나 많은 문제를 야기하고 도박중독자가 당신의 감정에 관심을 거의 기울이지 않을때는 더욱 분개할 것이다. 도박중독자의 감정을 이해하는 것이 당신이 도박중독자가 가질 수 있는 어떤 나쁜 감정에 "고정"되는 것을 암시하지는 않는다는 것을 명심하라. 하지만, 당신이 그렇게 하도록 선택한다면, 원조를 제공하는데 선택사항을 가질 수 있다.

도박중독자가 당신의 인식과 반응의 선택에 영향을 줄 수 있기 때문에 자신의 감정에 경계를 남겨라.

### 당신 자신의 반응을 알기

모든 사람은 강한 감정적인 반응을 불러일으키는데 단지 가벼운 자극만이 필요한 감정적인 영역을 가지고 있다. 이러한 영역은 보편적으로 "버튼"이라고 부르고, 더 초기의 생에서 강한 감정적인 경험을 하면서 "설치"되었다–종종 아동기에 만들어지지만 때로는 특정한 사람에게 있어서는 더 초기의 상호작용으로 만들어진다. 현재의 자극이 이러한 버튼을 활성화시킴에도 불구하고, 우리의 반응의 강도는 더 초기의 배움으로 가동된다. 예를 들면, 한 사람이 자신의 지성에 대해 민감하다면, 간접적인 언급은 이것을 만들고("당신은 초점을 잡지 못했다.") 강한(적어도 내부의) 반응이 있을 것이다. 당신이 그러한 반응의 강도가 현재의 상황이 아니라, 더 초기의 시기에 관련되어 있다고 이해한다면, 당신은 현재 상호작용에 초점을 유지시키는 게 더 쉬울 것이고, 논의를 틀어지게 하는 경우를 감소시킬 것이다.

### 행동 의사소통

의사소통은 언어적으로, 비언어적으로, 행동적인 채널로 일어남을 기억하라. 당신이 목표를 향해 움직이고 있는지를 결정하고 목표가 어떻게 진행되는지에 대한 측정으로서 당신은 아마 행동적인 변화를 찾을 것이다. 이것은 대화의 부분을 고려해야 하고, 특히 문제성 도박중독자가 말로 표현하는 스타일이 아니므로 더 먼저 행동으로 의사소통하는 것을 찾아야 한다. 이 경우에, 당신은 걱정과 충고하기를 원한다는 것을 표현해야 한다. 당신은 도박중독자가 한 것을 관찰함으로써 그의 대답을 경청할 것이라는 걸 말하고, 당신이 여전히 말로 의사소통하기를 원한다는 것을 그에게 상기시키고 그의 대답을 들은 후에 행할 다른 기회를 요구할 것이라는 것을 말하라.

행동 메시지는 말로 표현되는 것과 일치되거나 일치되지 않는가? 다른 사람의 전체 의사소통을 완전하게 이해하기 위해서 행동적이고 언어적인 메시지 간에 일치와 불일치의 패턴을 확인할 필요가 있을 것이다.

## 현실적인 경청의 필수적인 내용

### 객관적으로 새로운 정보를 인식하기

활발한 경청은 정보(문제성 도박중독자의 언급 내용)의 판단을 보류하는 것을 암시하지는 않는다. 도박중독자가 그들이 문제를 가지고 있다는 것을 부인하려는 경향이 있다는 것을 당신은 고통스러운 경험을 통해 배웠을 것이다. 도박중독자들은 명백하게 기묘한 사실적인 정보가 있는 것을 말할 수 있다. 당신이 정확하지 않은 진술을 그들에게서 "잡아내려"시도하지 않음에도 불구하고, 당신은 도박중독자가 말하는 것과 객관적인(관찰 가능한) 사실을 비교할 준비를 해야 한다.

문제성 도박중독자는 충분한 정보에 당신이 접근하는 것을 최소화하거나 차단하려고 시도할 수도 있고, 사실을 설명하는데 잘못된 진술을 할 수도 있다. 예를 들면, 당신의 배우자는 당신의 은행 계좌가 줄어든 것이 도박중독자가 당신의 수입을 보는 것을 허락하지 않았음에도 불구하고(접근을 차단), 여러 달 동안 부인의 매상이 더 낮았기 때문이라고 주장할 수도 있다. 또는 아마도 당신의 딸의 대학 고지서가 이전 학기보다 월 150달러 증가했다는 것이다. 그녀는 캠퍼스 과외의 교과과정에서 출석회수와 도시권의 소비(영화, 극장, 스포츠)를 설명할 것이다. 하지만 이러한 소비를 문서화하는 영수증을 만들 수는 없다. 당신은 이러한 상황을 어떻게 관리해야 하는가?

당신은 모든 가능한 정보를 신중하고 비판적으로 평가해야 한다. 만약 정보가 누락되었다면 가족구성원은 그것을 요청해서 제공할 힘을 가진다. 도박중독자가 당신의 요구를 받아들이지 않는다면, 거부는 당신의 정보은행에 사실을 덧붙이게 된다. 이것은 다른 표시와 합해졌을 때(2장을 보라), 도박중독자의 도박이 과도하다는 결론을 이끌어내게 된다(이 주제에 대한 더 많은 얘기는 이 장의 뒤에 있는 "응답"부분을 보라).

## 반응자의 다섯 가지 주요한 유형

가족구성원은 건설적인 부분을 불러일으키거나 건설적이지 않은 다음의 반응 중 하나를 불러일으킬 수 있다:

### 1. 공격적 행동

이것은 공격의 요소(고함치기, 모욕하기 등)를 포함하고 주장적인 행동과는 구별해야 한다. 분노와 연합된 모든 행동이 반드시 공격적일 필요는 없다. 분노는 정상적인 인간 감정이고, 적절하게 표현된다면, 대화에서 적절한 면을 가진다.

### 2. 부정

이것은 복잡한 반응이다(5장을 보라). 어떤 경우에는 문제성 도박중독자는 자신이 문제가 있다는 것을 인식하지 못할 수도 있다. 다른 경우에는, 도박중독자는 자신이 문제를 가지고 있다는 것을 깨닫지만 어떤 의미있는 도박행동에는 관련되어 있지 않다고 말할 수 있다.

### 3. 조작

이것은 간접적이고 우회적인 수단을 통해 목표를 달성하도록 설계된 행동을 말한다. 이 목표는 다른 목표를 추구하는 척 속이거나 목표를 달성하는 목적을 위해 감정적인 수준으로 메시지를 보내는 것으로 달성될 수 있다. 후자의 방법은 대화에서 사용되는 가장 보편적인 것 중 하나이며, 고전적인 예는 죄책감을 포함한다. 예를 들면, 당신이 가족구성원의 도박으로 재정적인 영향을 걱정한다고 말한다. 도박중독자는 "나는 두 가지 일을 하지만 당신 욕구를 충족시킬 만큼 충분한 돈을 벌수는 없어."라고 대답한다. 이런 계략이 성공한다면, 초점은 과도하게 일하는 사람에게 당신이 과도한 요구를 하는 것으로 전환되게 된다. 이를 통해 도박중독자는 당신에 대한 죄책감을 감소시킨다. 다른 감정은 사람을 조작하려는 시도로 감소될 수 있다. 예를 들면, 많은 사람은 공격적인 행동에 직면했을 때 불안해진다. 그러한 행동을 조작할 필요가 없음에도 불구하고, 그것은 당신이 목표를 추구하는 것을 막고 불안을 유도하는 의도된 목적이 될 수 있다.

### 4. 수동공격적 행동

이것은 동의된 어떤 것을 하는데 실패함으로써 분노를 표현하는 특징을 갖는다. 예를 들면, 도박중독자가 단도박모임에 가는데 동의했지만 지속적으로 참석하는 것을 "잊어버렸다"는 것은 도박중독자가 수동공격적인 방식으로 반응하는 것이다. 그러한 행동은 어떠한 특정상황을 설명하는 것은 아니다; 그것은 패턴임에 틀림이 없다.

### 5. 부가적인 도박이 재정적인 곤란을 해결할 것이라는 주장

문제성 도박중독자는 도박을 통해 돈을 따는 것이 재정적으로 돈을 다시 따서 재성석 문제를 해결하는 최선의 해결이라고 진실로 믿을 수 있다. 이것은 추적하는 마음이다(2장을 보라). 문제성 도박중독자와 약물 남용자간의 한 가지 주요한 차이는 도박중독자는 문제 해결책으로 이런 버릇을 지속적으로 추구하지만 약물 남용자는 그렇지 않다. 도박이 가장 효과적인 전략이라고 믿는 어떤 문제성 도박중독자는 자발적으로 그렇게 말하지는 않을 것이다. 당신은 도박중독자가 선호하는 전략이 이것인지 직접적으로 도박중독자에게 질문해야 할지도 모른다.

## ※ 반응을 위한 세 가지 원칙

반응을 위한 세 가지 일반적인 원칙이 있다.

**1. 재진술하고 도박중독자의 관점을 요약하고 당신이 정확하다고 확신하고 있는 것을 점검함으로써 가족 구성원의 관점을 알기**

만약 당신이 충분히 명확하게 관점을 진술하지 않았다면, 더 많은 정보와 명확화가 필요하다. 상황을 따라가 보는 것은, 내용과(또는) 감정을 알 수 있게 할 수도 있다.

**2. 당신이 할 수 있는 만큼 도박중독자의 관점을 이해하고 지지하기. 동의할 수 있는 영역을 찾기**

당신이 동의할 수 없다면, 적어도 당신이 어떤 방식으로 지지할 수 있는 영역을 찾아라. 그것조차도 불가능하다면, 도박중독자의 생각과(또는) 느낌의 근거에 대한 이해를 표현하려고 시도하라. 특정한 감정(5장을 보라)을 이끌어내는 생각이 무엇인지를 이해함으로써, 도박중독자의 감정의 내면을 탐구할 수 있어야 한다.

**3. 경청으로부터 얻어진 어떤 새로운 정보를 조합하도록 기억하면서 대화를 지속하기**

당신은 논의의 최고조에서 당신 목표의 잃어버린 시야를 끌어내거나 불러일으켜서 초점을 유지할 필요가 있을 것이다. 최고조의 순간에 통제를 유지하기 위해서는 감정과 행동(5장을 보라)뿐 아니라 생각을 알 필요가 있다. 그것은 다섯 가지 다른 대상 각각에 대한 당신의 반응을 특징 짓는다. 만약 당신의 자동적인 경향이 특정한 대상에게 생산적인 것이 아니라, 대안적인 계획, 더 생산적인 반응을 허용하도록 예상된다. 당신 자신의 감정 반응을 관리하는 것은 도박중독자에 대한 이해를 전달하도록 하고 대화를 놓치지 않게 유지시킨다.

여기에 대상의 다섯 가지 유형에 반응하는 방법을 제시한다.

## 1. 공격성

물리적인 안전이 걱정된다면, 이것은 주요한 걱정이다. 이 문제는 11장에서 제기된다. 이 논의에서, 우리는 물리적인 안전에 대한 위협이 없는 것을 추구한다. 공격성은 분노, 불안, 죄책감을 포함한 다양한 감정적인 반응을 불러일으킨다. 이러한 반응 중 하나 혹은 그 이상이 당신의 특징적인 반응인가? 예견함으로써 일반적인 안내지침을 따르고 행동에 직면하기 전에 당신의 반응을 작업하라.

분노는 통상적으로 불공정함, 부정, 공격을 인식함으로써 나타나는 반응이다. 공격성은 지속적인 대화를 낙담시키는 것과 같이 특정한 목표의 추구나 빈약한 분노 관리 기술에서 나온다. 공격적인 행동은 분노에 대한 근거를 당신이 이해한다는 것을 보여준다면 종종 긴장이 완화될 수도 있다. 직접적인 모욕에 직면했을 때 조차도 도박중독자의 위치와 "당신이 분노를 니디냈다. 나는 당신이 불공정하다고 생각한다"라는 말을 이해할 수 있고, "나는 재정에 대한 나의 걱정이 당신에게 공정하지 않게 보일지도 모른다는 것을 이해할 수 있다"고 덧붙인다. 그러나, 우리 가족의 분열에 영향을 끼치지 않는다는 것을 이해하려고 시도하라. 나는 공격을 시도하려고는 하지 않지만 이 문제를 해결하기 위해 함께 작업하려고 시도한다. 그러므로, 나는 우리의 재정에 대해 직접적으로 질문을 되돌리기를 원한다.

## 2. 부정

부정의 직면에서, 지속성은 핵심어이다. 반복된 부정의 직면에서, 많은 사람은 논의의 곁길로 빠져 화를 내고 참지 못한다. 이러한 감정이 부정에 대한 보편적이고 정당한 반응이지만, 당신의 대화는 이 앞에서 설명한 세 가지 일반적 원칙을 따름으로써 이것을 관리하여 더욱 생산적이 될 것이다.

많은 사람이 반복적인 부정에 계속 직면하면 무기력함을 느낀다. 아마 문제성 도박중독자는 어떤 재정적인 문제를 부정하고, 자신이 도박을 한다는 것을 부정한다. 어떤 사람은 그러한 직접적인 부정에 직면하여 그들의 걱정을 지속적으로 알게 되면 지극히 불안하게 된다. 문제의 크기는 종종 이러한 사람들이 자신의 불편함을 지나치면서, 심각한 부가적인 손실이 있게 될 때까지는 모른다. 당신은 이런 어려운 상황을 관리하기 위해 전문가의 도움을 받아 주장 훈련이 필요할 수 있다.

### 3. 조작

조작을 다루는 열쇠는 이것이 일어나고 있다는 것을 아는 것과 당신 자신의 반응을 알고 둘 간에 일어나는 과정을 직접적으로 제기하는 능력이다. 도박중독자는 대화를 발전시키기 위해 당신을 불유쾌하게 만들거나 당신을 협박하는 공격적인 행동을 사용할 수도 있다.(공격적인 행동은 주로 이것은 한정된 기술의 문제가 있는 상황과는 다르다) 당신은 다음과 같이 직접적으로 말함으로써 제기할 수 있다. "당신이 나에게 그렇게 고함을 지를 때, 나는 매우 불안하고, 두렵기까지 해요. 하지만, 나는 함께 작업하는 것이 우리의 차이를 해결하는 최선의 기회를 제공한다고 믿기 때문에 계속하고 싶어요. 나는 이 의논이 잘 되는 방법으로 당신의 생각에 대해 마음을 열어둘게요. 당신에게 가장 잘 받아들여질 방법으로 나의 관점을 표현하려면 어떻게 해야 할까요?" 가족구성원은 반응할 수도 있고 공격적인 행동을 지속할 수도 있다. 당신은 그의 행동을 통제할 수 없다는 것을 기억해라-당신의 목표는 성공의 기회를 최대화할 수 있는 방법을 상호작용하는 것이다.

### 4. 수동공격적인 행동

이것은 시간을 들여 패턴을 인식하는 것을 요구하기 때문에 정의하기가 힘들다. 해결책은 약속하거나 관심을 얘기하기보다는 행동에 초점을 두는 것이고, 그러면 도박중독자는 당신의 목표가 행동의 변화라는 것을 충분히 알게 될 것이다. 이 접근은 또한 말로 보증함으로써 생긴 희망이 뒤따르는 실천의 부족으로 희망이 깨어지면서 생기는 실망을 최소화한다.

5. 부가적인 도박이 해결책이라는 주장

문제성 도박중독자는 당신이 동의하지 않는다는 것을 알기 때문에 이런 생각을 말로 하지 않고 남겨둘 수 있다. 돈을 되찾으려고 다시 도박하는 것은 문제성 도박중독자 사이에서 가장 보편적인 것이기 때문에, 당신은 이러한 이슈를 제기하고 이것이 문제를 악화시킬 것이라는 당신의 관점을 확고하게 말해야 한다. 이 생각은 집요할 수 있지만 문제성 도박중독자가 문제를 해결하기 위해 공식적으로 다루도록 요구될 수 있다.

## 연습 : 상대방에게 반응하는 방법

이제, 당신의 일지를 가지고, 상대방을 살펴본 후에, 반응의 세 가지 일반적인 법칙을 적용해서 그들에 대한 당신의 반응을 적어보아라. 상대방의 특정한 유형 각각을 위해 설계된 특정한 전략을 통합시켜라(예시 응답은 다음의 연습에서 제시된다).

1. 공격성

"당신은 항상 나를 내리누른다. 그것은 한 가지만이 아니라 다른 것에도 그렇다. 당신은 완전히 잔소리꾼이고 정말 끔직하다."

2. 부정

"나는 단지 친구와 있는 동안 몇 번 복권을 긁었고, 아주 잠깐 동안 경마를 했을 뿐이다. 이게 무슨 큰 문제가 되나?"

3. 조작

"당신이 나의 실패와 내 가장 친한 친구가 아프거나 죽는 상황에서 어떤 스트레스가 있었는지 알기나 해? 당신은 의사가 나에게 즐길만하고 긴장을 풀 수 있을 만한 것을 찾아보라고 말한 것도 알고 있지. 도박은 나에게 그런 것을 제공해 주는 것 중 하나인데 당신은 그것조차 꺼리고 있어. 당신은 내 건강이 나빠지고 있다고 했고 의사도 같은 말을 한걸 알잖아."

4. 수동공격적 반응

"그래, 나는 당신이 이런 염려를 가진다는 게 옳다는 걸 알아. 난 즉시 도박 활동을 확실히 줄일거야."

5. 해결책으로서의 더 많은 도박

"우리는 65,000달러를 빚졌어. 매년 단지 30,000달러만 버는데 말이야. 일을 해서 빚을 갚으려면 20년은 걸릴거야. 도박에 이겨서 이러한 혼란을 벗어날 기회를 갖자구."

## ▣ 예시 응답

1. 공격성

당신을 비판하는 것은 공정하지 못하다고 당신은 믿고 있어서 그런 식으로 느끼는 것은 이해한다.(원칙 1과 2) 하지만, 내가 이번에 사용하고 싶은 것은 비판없이 나의 걱정을 표현하고, 당신의 관점을 이해하고, 서로에게 마음을 열고 정직하게 얘기해보는 것이야 우리는 그렇게 할 시간을 사용하고 내가 계속하고 싶은 것에 동의했어. 우리가 대화하면서, 내가 당신을 무시한다고 느끼면, 나에게 지적해주고 나는 그런지 살펴볼께요. 하지만 나는 지금 계속 얘기하고 싶고 내가 이해한 것을 표현하고 당신의 관점을 이해하고 싶어. 괜찮겠죠?

## 2. 부정

내가 말하는 것은 내가 어떤 염려를 가지고 있는가 하는 것이예요. 당신의 말은 나의 염려에 대한 근거를 이해하지 못해 제기된 것이라고 여겨져요(원칙 1). 내가 함께 애기할 이런 시간을 요청한 이유가 바로 그 때문이고 그래서 나는 나의 염려를 표현하고 당신이 얘기한대로 큰 일이 아니라면 이런 염려가 가치를 가지는지를 우리가 함께 풀어갈 수 있다고 생각해요(원칙 2). 그래서 나는 우리가 이해에 도달할 수 있도록 이것을 시작하고 싶어요.(원칙 3) 괜찮죠?

## 3. 조작

최근 몇 년은 확실히 긴장을 풀고 즐길 필요가 있을 만큼 당신이나 나에게 매우 어려웠어요.(원칙 1과 2) 내가 당신의 건강을 상하게 했을지도 모른다고 당신이 말했을 때, 첫 번째 나의 반응은 죄책감을 느꼈어요. 하지만 내가 그렇게 보는 것을 그만두자, 내가 당신과 우리가족이 건강하기를 원한 게 아니란 걸 알았어요. 나는 도박이 당신에게 긴장완화를 가져오는 것이라고 판단했지만, 이제 당신의 긴장 수준을 높이고 있어요. 나는 이 시간을 나의 염려를 표현하고 당신의 관점을 듣는데 사용하고 싶어요.(원칙 3) 나는 도박이 당신에게 손상을 주었다는데 초점을 맞추고 긴장을 푸는 다양한 방법을 논의하는 다른 시간을 갖고 싶어요.(원칙 3)

### 3. 수동 공격

(이번이 가족 구성원이 이것을 말한 첫 번째라면 당신은 다음과 같이 응답할 수도 있다) 나는 이것에 대해 말하게 되서 매우 행복해요. 이것은 큰 시작이예요.(원칙 1, 2) "나는 도박으로 한 번에 확실하게 빚을 갚을 것이다."라고 말할 때 정확하게 무엇을 의미하는지 봅시다. 아마 당신이 도박을 얼마나 자주 얼마나 많이 할지 결정하는데 도움이 되고 지난주에 도박을 얼마나 많이 자주 했던가를 아는데 도움이 될 것이예요. 우리가 어떤 구체적이고 관찰 가능한 목표를 설정하는 방법과 목표에 따르는지를 보기위해 월말에 함께 그것을 반성해보는 것을 정할 수도 있을 것이예요.(원칙 3)

### 4. 해결책으로서 더 많은 도박

당신이 도박이 해결책이라고 얼마나 주장할 수 있을지 나는 알고 있어요.(원칙 1, 2) 하지만, 도박은 더 나쁘게 만들 수 있고 그렇게 할 것이라고 나는 확신해요. 다른 가족도 이런 종류의 빚을 벗어났고, 어렵지만 우리 역시도 할 수 있어요. 도박없이 재정적인 혼란을 해결하는 방법을 만들어 봅시다.(원칙 3)

다른 사람이 어떻게 응답할지 예상해 보라. 응답을 위한 세 가지 일반적인 원칙은 무엇이 문제이든 간에 응답을 관리할 수 있게 한다. 한 가지 순간에 한 가지 유형이상으로 결합된 복잡한 반응이 있을 수도 있다. 당신이 그들을 어떻게 다룰지 계산하고, 도박중독자가 일으킬 수 있는 더 가능한 대상을 고안하려고 시도하라. 이것에 대해 당신을 도와줄 사람이 있다면, 당신은 역할극을 할 수 있다. 기본적으로, 역할극은 사람과 사람간의 상황을 연습하는 것이다. 당신이 진짜 상황을 다루기 전에 앞서 그것을 연습하지 못할 이유가 무엇인가? 그것은 사람이 모든 유형의-대인관계상의 상황을 포함해서 어려운 상황을 다루는 것을 배우는 것이다. 당신이 친구나 가족구성원과 역할극을 할 수 있다고 믿을 수 있다면 당신의 자신감과 기술은 더해질 것이다.

제8장

# 육친외의 관계를 회복하기

도박 중독은 도박중독자와 가족 친지들, 시댁, 친구들, 이웃, 동료, 다른 지역사회의 구성원들과의 관계에 있어 신뢰와 성숙을 훼손시킨다. 좌절에 빠진 문제성 도박중독자는 거짓말을 할 수도 있고, 다른 사람의 감정과 선의를 조작하고, 빌린 돈을 되갚지 않고, 사기를 치거나 도둑질을 한다. 도박중독자의 가족의 중요한 외부 관계는 손상되어, 심각하지 않은 문제성 도박중독자를 찾아보기는 어렵다.

문제성 도박중독자의 배우자, 파트너, 부모, 성인 아이로서, 당신은 도박중독자의 행동에 의해 파괴되고 상처 입은 가족으로서 문제성 도박중독자에 의해 발생된 불신, 의심, 분노, 괴로움에 대해서 외부의 표적이 되는 어려움을 부여받아야 할지도 모른다. 어떤 경우에는, 도박중독자의 행동이 가족인 당신에게 다소 책임이 있는 것처럼 사람들이 분노를 직접적으로 당신에게 표현할 수도 있다. 다른 경우에는, 사람들이 학교에서, 교회에서, 이웃에서 당신을 피할 수도 있다. 그들은 당신에게서 걸려온 전화를 피할 수도 있다. 당신은 더 이상 사회적 기능에 초대받지 못할지도 모른다. 그것이 가진 형태가 무엇이든지, 이러한 관계에 대한 손상은 건강한 외부 관계가 당신과 가족의 안녕에 중대하게 도움이 되었기 때문에(이런 관계의 손실은) 당신을 황폐화시킬 것이다.

당신의 가족생활에 중요한 사람들과의 이러한 손상된 관계를 회복하는 것은 치료에서 중요한 단계이다. 이렇게 하는 것은 당신과 도박중독자, 지지가 필요한 가족의 나머지 구성원에게 가족 내 생활에서 도박중독자의 부정적 영향으로부터 모두 회복할 수 있도록 도울 것이다. 이런 과정은 천천히, 어렵게, 때로는 불편하게 일어날 수 있다. 이것은 격려, 지속, 감정적인 인내를 요구한다. 또한 이러한 관계를 치료하기 위해 도박중독자가 책임질 것과 직계 가족 구성원으로서 할 수 있는 것 간에 구별하는 것이 중요하다(당신이 도박중독자를 도울 수 있는 것과 도울 수 없는 것에 대해 6장에서 논의한 것을 보라).

이 장에서, 우리는 도박중독자의 행동에 의해서 발생되는 손상의 특성을 사정하기 위한 틀을 제공한다. 우리는 육친 외에 관계를 회복하기 위한 특정한 측정 틀을 당신과 도박중독자, 가족 내의 다른 구성원에게 제공한다. 당신이 가능한한 바로 이러한 과정을 시작할 것을 촉구한다. 왜냐하면 가족생활에 중요한 사람과의 관계를 재설정하는 것은, 회복의 도전 기간 동안 감정적이고 실제적인 지지를 획득하는 최선의 방법이기 때문이다.

## 손상을 조사하기

당신이 도박중독자와 긴 시간을 살았다면, 당신의 육친과 다른 가족 외부 사람들에 대한 도박중독자 행동의 보다 명백한 결과를 직접적으로 경험했을 것이다(가족 관계에서 도박 중독의 파괴적인 영향에 대한 더 세부적인 것은 4장을 보라).

직계 가족 외부의 손상을 조사할 때, 실제적 결과와 감정적 결과를 구별하는 것이 도움이 된다. 어떤 사람은 도박중독자의 말을 신뢰하거나 그 사람을 도우려고 시도한 실제적 결과로 상당한 고통을 받았을 수 있다. 예를 들면, 도박중독자에게 돈을 빌려주기 위해 저축한 돈을 축냈을 수도 있고 도박중독자의 렌트카 사용을 보증했거나 사업장에서 현금을 맡겨 도박중독자가 접근할 수 있도록 해 주었을 수도 있다. 도박중독자나 당신 혹은 다른 가족은 적어도 도박중독자가 행동의 실제적 결과를 사과해야 한다는 것을 알고 있지만, 종종 치료과정에서 진전되기가 어렵고 다른 사람과의 재연결이 어렵다.

실제적 영향을 이해하는 것은 어떤 개인이 도박중독자의 행동에 그렇게 강하게 반응하는 이유를 더 쉽게 알도록 만든다. 사람들은 종종 강한 감정적 반응을 한다. 왜냐하면 그들이 도박중독자에게 지지적이거나 도움이 되는 방법을 잃어버린 후에 좌절감을 느꼈기 때문이다. 사람들이 우리를 신뢰하거나 원조의 손길을 뻗을 때, 〈그들은 일반적으로 우리의 일부분과 상호적인 반응을 기대한다.〉 도박중독자는 이런 기대를 무너뜨리고, 좌절된 사람에게 분노와 괴로움을 준다.

가족 외부의 사람들 또한 도박중독자를 포함해서 당신과 다른 가족구성원과의 관계로부터 거리를 둠으로써 감정적 상실로 고통받을 수 있다 때때로, 친척, 친구, 이웃, 동료는 분노를 거두고 멀어지는 것을 선택할 수도 있다. 또 다르게, 당신이나 가족구성원은 정규적 의사소통으로부터 멀어지는 방식을 선택할 수도 있다. 4장에서 논의한대로, 당신은 가족 내부에 어려움이 있는데 열중하기 때문에 접촉을 단절할 수도 있다. 또 다르게, 당신은 도박중독자의 행동에 대해 부끄러움이나 죄책감을 느낄 수 있고, 발생한 그런 행동과 문제에 대한 희망이나 합리화를 제공하고 싶지 않을 수도 있다. 당신과 가족 바깥에 관련되어 있는 의미있는 사람 모두는 중요하고 양육적인 접촉을 빼앗기고 잃어버린다.

## ▣ 중요한 관계를 재검토하기

5장에서 당신은 정기적으로 혹은 간헐적으로 각 가족구성원이 지지적인 접촉을 가지는 중요한 사람들의 목록을 준비하도록 다른 가족구성원의 도움을 요청할 수 있다. 접촉은 직접 만나거나, 전화, 이메일, 편지로 시도될 수도 있다. 다양한 다른 종류의 지지를 포함할 수 있다. 돈을 주고받는 일을 하기; 프로젝트나 과업을 원조하기; 충고하고, 안내하거나 정보를 공유하기; 대화에서 생각과 느낌을 공유하기; 여가 활동을 함께 하기; 접촉을 얼마나 자주 하느냐 하는 것은 접촉의 질보다는 덜 중요하다. 만약 당신이 이러한 연습을 해보지 못했다면, 지금 그런 연습을 해 볼 것을 제안한다.

일단 당신이 이 연습을 끝내면, 당신과 가족구성원은 [표 8-1]에 예시처럼 4개 항목으로 완성 표를 만들고, 이름을 정한다. (당신의 일지에 가족구성원의 포괄적인 표를 준비하는 모델로서 이장의 끝에 [표 8-2]를 사용하라) 가장 왼쪽 편의 칸은 각 가족구성원의 이름을 써라. 그리고 두 번째 칸에는 각 가족구성원이 지지적인 접촉을 할 수 있는 사람과 모든 개인을 목록화하라. 그 칸 오른쪽 괄호 안에는 가족 구성원과의 우선 관계에 대한 어떤 정보를 각각 쓰라.

## ▣ 우선되는 관계를 사정하기

도박중독자의 이름을 포함해 각 가족구성원의 관계에 대해 우선순위를 포함시키는 연습이 다음 단계이다. 이것을 하는 가장 간단한 방법은 도박중독자의 하위 목록 중, 세 가지 가장 중요한 관계를 뽑아낸다.(P로 표시) 다른 사람이 참가한다면, 각 가족구성원에게는 도박중독자와 같은 방식으로 이것을 결정하게 하라. 당신은 다음과 같이 가족구성원에게 요청할 수 있다. "당신 이름 밑에 있는 이 목록에 있는 사람들 중에서, 지금 당신의 생활에 가장 중요한 세 명을 말해주겠어요?" 각 사람의 하위 목록에 적는 이러한 이름 옆에 "나"를 넣어라. 당신은 그들이 자신이 우선적으로 생각되는 이름으로 어떻게 나오게 되었는지 다른 가족구성원에게 설명하는 것을 잘 들어봄으로써 많은 것을 배울 수 있다. 당신이 이 연습을 혼자 한다면, 가족 중 각 사람에게서 가장 중요한 관계를 뽑아내는데 당신의 판단을 사용하라. 당신 가족의 도박에 의해 발생된 최근의 어떤 문제에 대한 관계의 중요성을 고려하라.

**[표 8-1] 중요한 관계의 완성 목록**

| 가족 구성원 | 중요한 관계들 | 우선 관계 | 관계의 현재 상태 |
|---|---|---|---|
| 철수 (도박중독자) | 김과장(상사) | | |
| | 이명철(낚시 동료) | 1 | 그에게 800달러를 빚지고 4개월 동안 접촉이 없다. |
| | 정자(이모) | 1 | 화를 냈지만 여전히 나에게 말을 한다. |
| | 박홍철 | | |
| | 신병만 | 1 | 우리 문제에 대해 아는 가족이 아닌 유일한 사람 |
| | 김고수(의사) | | |
| 영희 (부인) | 말자(가장 친한 친구) | 1 | 지금 나의 가장 가까운 지지자 |
| | 옆집에 사는 봉수 부모 | 1 | 철수가 그들에게 거짓말을 하고 400달러를 빌린 이후로 우리에게 말을 하지 않는다. |
| | 박옥자(교회의 오르간주자) | | |
| | 정수라(동료) | | |
| | 최수민(상사) | | |
| | 말자(성가대) | | |
| | 박소라(성가대) | | |
| | 권한기(성가대) | | |
| | 정자(이모) | | |
| | 범수(삼촌) | | |
| | 어머니 | 1 | 싸울 때면 내가 남편 철수와 이혼하라고 말한다. |

| | | | |
|---|---|---|---|
| 민수<br>(아들) | 미리(여자친구) | 1 | 괜찮지만, 내가 그녀를 아버지와 만나게 데려가지 않는 이유를 이해하지 못한다. |
| | 한범(가장 친한 친구) | 1 | 한 중에 두 번/세 번 그와 얘기한다. |
| | 박 코치 | 1 | 집에서 어머니를 도우려고 대학 축구팀에서 빠져 나를 화나게 했다. |
| 민희<br>(딸) | 세희(6번째 순위의 친구) | 1 | 좋다. |
| | 원일(5번째 순위의 친구) | 1 | 좋다. |
| | 범수(삼촌) | | |
| | 할머니 | 1 | 전화로 그녀에게 사랑한다고 말한다. |
| | 정 선생님 | | |

종종 같은 사람이 다른 가족구성원의 목록에서 나타날 것이다. 예를 들면, 이 연습을 완성한 한 여성은 아이들이 태어나서 방과 후에는 종종 그들을 돌보았기 때문에 가족과 아이들이 잘 아는 거리에 사는 가까운 친구가 있었다. 그녀의 친구는 우선되는 관계로 나타났다. 그녀의 목록뿐만 아니라 그녀의 세 아이들 중 두 명의 목록에도 나타났다. 여기 가족구성원의 목록에서 우선되는 관계로 나타나는 이름은 "최고 우선" 관계이다.

당신이 우선 관계의 완성 목록을 시작한 후에, 각 우선 이름을 다시 살펴보고 그 관계의 현재 상태를 사정할 시간을 가진다. 모두 가능하다면, 연습을 위해서 가족 중 도박 구성원을 포함해서 계속하라. 특정한 관계에서 어떤 것이 지속되는지에 대한 다른 가족구성원의 사정을 요청해야 한다. 예를 들면, 아이들이 그들의 생활에서 특히 학교에서 친구와 선생님처럼, 어떤 사람과 가지는 관계의 질에 대해서는 단지 표면적으로만 알고 있다. 어떤 사례에서, 같은 사람에 대해 다른 가족 구성원은 매우 다른 사정을 할 수 있다. 다른 가족구성원과의 대화를 가짐으로써 가족구성원의 관계에 대한 경험을 더 배울 기회가 될 수 있고 그들의 삶에서 중요한 사람과 현재 경험하는 어떤 어려움이 있는지를 알 수도 있다.

당신이 새검도하는 동안, 관계에 해를 가져올 수 있는 도박중독자와 이전에 어떤 상호작용을 정의하는데 특정한 관심을 기울이라. 당신이 도박중독자로부터의 투입에 의존해야 함에도 불구하고, 당신은 이런 특정한 이슈에서-만약 그들이 충분히 나이가 들거나 유용한 투입을 제공하는 상황에 충분히 친숙하다면 다른 가족구성원의 의견을 들을 수 있다(도박중독자의 시각은 당신의 것과 다소 다를 수 있다).

## 아이들이 참가할 수 있는가?

많은 부모는 아이가 얼마나 나이가 들어야 이런 유형의 논의에 아이를 참여시킬 수 있는지 궁금해 한다. 이런 영역에서 아이들은 성숙의 수준이 다르고, 아이들이 성인의 논의에 참여해야 하는 정도도 가족에 따라 다르기 때문에 지침을 제시하는데 어려움이 있다. 보수적인 접근은 이런 논의에는 적어도 12세된 아이들만 참여시켜야 한다고 본다. 더 어린 아이들은 가족관계에서 도박중독자의 행동에 대한 영향에 대한 솔직한 논의를 방해하거나 위협할 수도 있다. 그들은 가족에서 모든 문제의 원인으로 도박중독자를 희생양으로 삼을지도 모르고, 성인관계의 복잡함을 전적으로 이해하지 못한다.

당신이 편안한 수준과 아이들이 편안한 수준은 중요한 지침이 된다. 일반적으로 말하면, 아이들은 그러한 논의에 참가하는 데 불편함을 느끼면 아이들은 말과 행동으로 그것을 표현한다. 그래서, 당신이 아이들을 참여시키려고 초대했을 때는 아이들의 반응에 신중히 주의를 집중하라. 그들이 연습의 목적을 이해한다고 확신하라. 가족에서 중요한 관계를 회복하기 위한 후속의 노력에 대해 알려주고, 관계를 “고정”시키는데 책임이 없다는 것을 분명히 하라. 종종, 부모는 가족 문제에 대해 아이들이 가지고 있는 인식의 정도를 과소 평가한다. 당신이 나이가 더

든 아이가 도박중독자의 행동에 의해 야기된 관계의 손상을 알고 있다는 것을 안다면, 손상을 사정하고 당신과 다른 사람은 손상을 치료하는 데 이해를 도모하도록 아이들을 참여시키는 것이 이치에 맞을 것이다.

## 우선되는 관계를 재검토하기

당신의 완성 목록에 다양한 우선되는 이름을 재검토함으로써, 표의 오른쪽 칸에 관계의 현재 상태를 설명하는 약간의 말을 적어 넣는다. "최고 우선"은 한 번 이상 나타날 수 있고, 완성 목록에서 이름이 나타난 맨 처음에만 언급을 써준다. "관계는 어떤 문제를 가지고 있다"는 식의 애매모호한 설명을 피하고 대신, 구체적인 표현을 하도록 초점을 맞춘다: "철수가 범수 삼촌으로부터 2,000달러를 빌렸다. 가족과는 6달 동안 접촉이 없다."거나 "김과장과의 마지막 접촉은 일자리로 되돌아오기 전에 '일관성 있게 효율적으로 행동하라' 고 철수에게 말하다 화를 내며 마찰이 있었다."

건강한 우선되는 관계에 대해 간단한 언급을 확실히 해야 한다. 이들 중 많은 것은 이미 5장에서 연습을 행하도록 하였다. 당신은 언급을 적어 넣기 전에, 관계에 대한 다양한 개인의 관점을 반영하는 언급을 정확하게 적어 넣기 위해 각 가족구성원과 당신은 계획된 기입을 확실히 재검토해야 한다. 다른 가족구성원이 현재의 관계 진술에 대해 다른 의견을 가진다면 다른 관점을 의논할 기회를 고려하라. 이런 논의 후에도 여전히 의견일치가 안 된다면, 오른쪽 칸에 다양한 인식을 간단히 적어라.

대부분의 가족에서 적어도 우선되는 관계 중 몇몇은 도박중독자의 행동에 의해 직접적으로나 간접적으로 부정적인 영향을 받았을 것이다. 어떤 가족에 있어서, 우선관계의 대부분은 영향을 받을 수도 있다. 적어도 당신 가족구성원에게 있어서 가장 중요한 세 가지 우선되는 관계가 영향을 받았다면, 당신은 이 관점을 계속 진행하지 않아도 된다. 가족생활에서 중요한 관계를 회복하기 위한 전략을 계획하기 시작하는데 많은 정보를 지금 이미 가지고 있는 것이다.

당신이 연습의 이 단계를 완성할 수도 있지만, 정리된 우선되는 관계가 도박 가족의 행동으로부터 부정적 영향을 받지 않을 수도 있다. 이 경우에, 각 가족구성원의 목록에서 가장 중요한 세 가지 관계에 우선순위를 매기는 과정을 되돌아가서 반복할 것을 제안한다. 이 이름에는 "2"를 적어 넣는다. 다시 이러한 이름을 재검토하고, 특히 그들이 도박중독자의 행동에 의해 어떤 방식으로 손상을 입었는지 그렇지 않은지 이러한 관계의 현재 상태를 사정한다. 이러한 관계가 도박중독자에 의해 영향을 받지 않았다고 나타난다면, 그때는 세 번째 단계로 계속 나아간다. 결국, 당신은 거의 틀림없이 부정적으로 영향을 받은 어떤 관계와 직면할 것이다.

가족구성원의 삶에서 중요한 우선되는 관계 중 많은 관계가 도박 중독에 의해 손상을 받았다면, 이런 연습을 하는 것으로 스트레스 받고, 우울하고, 좌절되는 느낌을 떠날 수 있게 할 수도 있다. 이러한 느낌을 관리하는데 도움을 받으려면 5장을 보라. 가족에게 중요한 관계 중 많은 것은 현재 황폐해진 것이 사실이고, 이런 상황을 바꾸기 위해 할 수 있는 많은 것이 있다. 부가적으로, 이런 연습을 하는 것은 당신과 다른 가족구성원에게 가족구성원의 삶에 중요한 사람이 누구인지와 그들이 중요하게 여기는 방식에 대한 더 분명한 이해를 줄 수 있다. 당신은 가족에게 나타나는 도박 중독의 영향을 제기하는 동안, 당신과 가족, 그리고, 많은 사람에게 얼마나 감사한지를 새롭게 느낄 수 있다.

당신의 목록에 기록할 사람이 거의 없다고 괴로워하지 마라. 아마 당신이 새로 이사 왔거나 가족이 상대적으로 독립적인 생활을 해왔기 때문일 것이다. 묘한 것은 이러한 사람 중 많은 사람은–미래에 당신이 정의할 수 있는 더 많은-특히 그들에게 도달하는 첫 번째 단계를 잘 거친다면, 우정, 지지, 원조를 기꺼이 제공할 것이다.

## 중요한 관계 재정립하기

도박중독자의 행동 때문에 부정적인 영향을 받아온 사람들에게 다가가는 것은 위협적으로 느껴질 수 있다. 여전히, 세 가지의 내용을 기억하는 것이 중요하다. 첫째로, 이런 상황을 개선해 보려는 당신의 내면 깊은 갈망이나 주도권을 잡으려는 의지는 당신에게 있어서 최고의 자원이 된다는 것이다. 둘째는, 과거 당신 가족의 생활에 특별히 긍정적으로 기여해 왔던 많은 사람들은 당신이 관계를 회복하기 위해 잡으려는 어떤 주도권에 긍정적으로 반응해 줄 것이다. 셋째는, 인내가 황금이다. 냉담함을 깨뜨려 보려는 당신의 첫 시도에 긍정적으로 반응해 주지 않는 사람일지라도 포기하지 마라. 만약 당신이 이러한 것들을 개선해 보려는 내면 깊은 열망을 다양한 방식으로 지속적으로 추구한다면, 대부분의 사람들은 용서하려는 의도를 가지게 될 것이다.

당신이 아니라, 도박중독자나 다른 가족구성원이 행동계획을 세운다 해도, 당신은 관계를 개선할 수 있는 것으로 여겨지는 목표 및 책임과 그 도박중독자의 목표 및 책임사이를 조심스레 구별지어야 한다(6장을 참조하라). 책임이라는 이슈를 제기해 보면, 도박중독자의 행동과 그 행동의 현실적인 결과사이에 명백한 차이를 그려내는 것이 도움이 된다는 것을 발견하게 된다. 예를 들어, 어떤 도박중독자가 가족의 외래 진료 청구액을 지불하기위해 가장 가까운 친구에게 1,000달러를 빌려달라고 말했다고 가정하자. 그리고 나서 그녀는 인근에 있는 카지노에 가서 블랙잭을 하느라고 그 돈을 다 잃었고, 이젠 갚을 수 없게 되어 있다. 친구에게 한 그녀의 거짓말이나 빚을 갚을 수 없게 된 실패는 그녀의 행동이었다. 친구에 대한 그녀 행동의 현실적 결과는 1,000달러를 잃는 것이다.

종종 가족구성원들은 도박중독자의 행동에 대해 비난, 죄책감, 또는 책임을 떠맡는 경향이 있다. 하지만, 대부분의 경우에서, 당신 또는 다른 가족구성원들이 할 수 없었던 일은 도박중독자가 도박하는 것, 거짓말하는 것, 다른 사람을 조종하는 것, 또는 도박을 계속하기 위해 속이고 훔치는 것을 막는 것이었다. 이러한 점에서, 도박중독자가 손상시킨 거의 모든 관계는 당신이 아니라 도박중독자의 책임으로 간주될 수 있다.

4장과 6장에서 논의했던 것처럼, 가족 성원들은 때때로 뜻하지 않게 도박중독자의 행동을 지지하고 심지어 강화하는 공동의존 및 조장 행동에 관여한다. 만약 이것이 당신 가족의 경우라면, 당신 또는 다른 가족구성원들이 이 상황에 기여한 점을 인식하는 것이 중요하다. 도박중독자의 행동을 지지함에 있어 당신의 역할에 대한 책임을 인식하는 한편, 당신과 다른 가족구성원들은 또한 스스로를 용서해야 한다. 유사하게, 만약 당신이 그 관계를 유지하는 데 적절한 에너지를 투입하지 못하거나 스스로 멀어짐으로써 어떤 외부 관계가 부자연스럽다면, 책임을 인식하고 당신과 가족구성원들이 매우 어려운 상황에 대처하기 위해 당신이 최선을 다했다는 점을 떠올리는 다른 사람에게 사과하라.

비록 당신이 도박중독자의 행위에 대해 직접적인 책임이 없다고 할지라도, 당신은 도박 행위의 결과로 다른 사람들이 재정적 혹은 다른 실질적인 손해를 입었을 때 도박중독자 가족의 한 사람으로서 도덕적인 책임을 느낄 것이다. 또한 손해를 입은 사람들 가운데 일부는 그러한 결과에 대해 당신에게 도덕적으로 책임이 있다고 여긴다. 우리는 당신이 도덕적으로 다른 가족구성원의 부채를 청산할 책임을 져야 하는지를 당신에게 충고할 수 없다. 그러나, 우리는 당신이 도덕적 책임감이나 당신의 동기, 그리고 당신의 결정에 관한 잠재적인 영향(그 관계에 대해 도박중독자와 다른 관련 당사자 모두에 대해) 이면의 이유들에 대해 주의 깊게 생각해 보도록 권한다.

## ▣ 도덕적 책임

많은 사람들은 그들이 도박 관련자의 행동과 다른 사람들에 대해 일어난 결과의 원인이 된, 자신들의 실패를 깨닫기 때문에 도박중독자의 행위 결과에(작용하거나 효과적으로 작용) 대해 도덕적으로 책임감을 느낀다. 양자택일로, 그들은 가족 가운데 한 성원의 비행이 죄책감 및 수치심 그리고 모든 가족구성원들에 대한 공동 책임으로 귀착하는 문화 가치에 동의한다. 상환 부담을 지는 것은 이러한 죄책감 또는 수치심으로부터 안도감을 제공한다.

여전히 다른 사례에서, 가족구성원들은 가족이 어느 정도 책임이 있다고 믿는 도박중독자에 의해 손해를 입은 개인을 달래고 충족시키는 부담을 질 것이다. 부채를 상환하는 것은 정상적인 관계를 회복하기 위하여 가족 성원과 다른 당사자들 모두 자유롭게 한다.

만약 당신이 도박중독자의 부채에 대한 책임을 떠맡기로 결심하면, 당신은 도박중독자가 도박중독자의 행위로 실질적인 손해를 입은 사람들에 대해서 뿐만 아니라 자신에 대해 이러한 책임을 인식하는 것을 회피하는 것을 실제로 보다 쉽게 만들 것이다. 따라서, 당신은 도박중독자에게 도박중독자를 구하기 위해서가 아니라, 도덕적 의무를 이행하기 위해서 당신이 자유롭게 상환하기로 결정한 것을 강조해야 한다. 당신은 또한 도박중독자가 그 결과로 고통 받은 개인들에 대한 자신의 책임을 인식할 것이라는 당신의 기대를 강조해야 한다.

## ▣ 행동 계획 개발

관계 회복을 위해 행동 계획을 개발함에 있어서, 당신은 가능한 많은 가족구성원들, 그러한 개인들에게 제의를 하고 우선 접근할 개인들을 선택함에 있어서 도박중독자를 포함시켜야 한다. 만약 당신이 당신의 가족과 좋은 의사소통을 가지고, 도박중독자가 책임을 인식하고 회복을 노력한다면, 이 일은 비교적 쉬워야 한다. 만약 이것이 당신 가족의 상황이 아니라면, 당신은 자신의 책임으로 그 과정을 시작할 필요가 있다. 종종 당신의 사례를 통해 당신은 도박중독자와 다른 가족구성원들이 그 과정에 결국 관여되도록 격려할 수 있다.

어느 사례에서, 당신이 일차적으로 당신과 가족구성원들에게 가져다주는 이익을 위해 그리고 이차적으로 도박중독자에게 가져다주는 이익을 위해 관계를 개선하려고 노력하는 것을 마음속에 각인하는 것이 중요하다. 이러한 특별한 관계가 당신(관계에 대한 다른 당사자들에 대해서 뿐만 아니라)에게 유익한 방식을 검토하고 당신은 미래에 있기를 원하는 관계 방식에 대해 생각하라. 이렇게 함으로써, 당신은 사람들에게 접근할 때, 당신은 그 관계가 당신에게 얼마나 중요하며 왜 당신이 관계 회복에 관하여 그렇게 많이 관심을 갖는지를 논의할 준비가 될 것이다. 이것은 도박중독자를 위한 중개자 또는 대변인처럼 홀로 행동하는 것보다 효과적이다.

다른 사람들과 접촉하려 할 때, 당신은 한 번에 우선되는 관계 가운데 한 명 또는 두 명에만 초점을 두어야 한다. 다른 가족구성원들도, 도박중독자를 포함하여, 유사한 지침을 따라야 한다. 관계 재건은 시간과 정서적 에너지를 필요로 한다. 비록 몇몇 관계들은 쉽게 회복되지만, 다른 관계들은 회복되기가 훨씬 더 어려운 것으로 입증된다. 당신은 그 길의 도중에 일시적 방해물에 부닥칠 수도 있다.

많은 사람들은 그들이 도박중독자나 도박중독자 가족의 일원으로서 당신에 대해 품고 있는 부정적인 느낌에도 불구하고 함께 일해야 할 것이다. 만약 당신이 너무 힘없이 늘어놓으려고 한다면—모두 동시에 많은 관계를 재건하려고 시도하면서—당신은 스스로에 대해 정서적으로 고갈되고 좌절될 것이다. 관계 회복은 벽돌로 벽을 만드는 것과 같다. 벽의 기초가 튼튼하고 안전하다는 것을 확실히 하기 위해 벽돌을 하나씩 쌓아라. 그렇지 않으면, 당신은 전체 구조를 위험에 빠뜨리는 위험을 무릅쓰게 될 것이다.

도박중독자의 활동에 의해 영향을 받지 않는 적어도 한 명의 좋은 친구로부터 뿐만 아니라 다른 가족구성원들로부터 지지를 얻도록 노력하라. 그러한 방식은, 당신이 어려움에 처할 경우 당신은 조언과 확신을 위해 의지할 수 있는 누군가를 갖게 될 것이다. 만약 당신이 친한 친구 또는 관련된 사람이 없다면, 또는 도박중독자의 활동이 당신의 모든 교우 관계에 긴장을 일으킨다면, 당신에게 필요한 지지를 제공해 줄 수 있는 종교 상담가 또는 치료자를 찾아라. 당신이 자신의 삶과 가족의 삶에서 중요한 사람들과의 관계를 재건하기 시작할 때, 각각의 회복된 관계는 당신을 위한 또 다른 지지의 원천으로 이용될 수 있다.

## 접촉하기

우리가 당신의 도박 관련자들과 대화를 만들어내기 위해 7장에서 윤곽을 잡은 원칙들 가운데 대부분은 가족 밖의 사람들과 접촉하는 것에 적용될 수 있다. 그런데, 도박 관련자들과는 달리, 당신이 가족 밖에서 만나는 많은 사람들은 당신처럼 같은 목적—그들의 느낌과 관심이 인정되면 그리고 당신의 도박 관련자의 행동 또는 관계에 대한 당신의 부주의에 관한 결과로써 그들이 경험한 부정적인 결과에 대해 진심에서 우러난 사과가 있다면—을 달성하는 데 있어 시작하는 것에 관심이 있을 것이다.

만약 그렇게 할 기회가 주어지면 용서를 베풀려는 대부분의 사람들의 호의와 사과의 힘을 과소평가하지 말라. 당신이 개인적으로 도박중독자의 행동이나 그러한 행동의 결과로 일어난 일에 대해 책임을 느끼지 않더라도 사과하는 것이 좋다. 진심에서 우러난 사과는 당신이 다른 사람에 대해 잘못 행해진 것을 알고 있고 그것이 일어나지 않기를 바랐다는 것을 전달한다. 또한 그것은 다른 사람이 도박중독자와 당신, 또는 그들이 겪은 결과에 대하여 어떤 방식으로든 책임이 있다고 여기는 누군가를 용서할 기반을 마련한다.

대부분의 기분이 상한 사람들은 자신들의 걱정과 느낌이 인정된다고 믿을 때까지 잘못을 용서하는 것이 어렵다. 진심에서 우러난 사과는 이것을 이룬다. 용서의 결과로 일어나는 행동은 그 사과에 답례하는 방식이다.

동시에, 이러한 두 가지 행위는 현재 곤경에서 벗어나기 위해 관계 당사자들 모두에게 기초를 제공한다.

## ▣ 적합한 시간 찾기

당신이 한 사람과 재접촉할 준비가 되었을 때, 당신과 그 사람 모두 스트레스를 덜 받고 덜 혼란스러우며 덜 피로한 접촉 시간을 선택하라. 저녁 식사 시간 이후 밤 또는 주말에 집으로 전화하는 것은 종종 좋은 시간이다. 당신은 또한 만약 그 또는 그녀가 다른 방법으로 마음을 빼앗기거나 속박되지 않는다면 사회 또는 지역사회의 사건에서 개인들에게 접근할 것이다. 정직하고 솔직하라. 그 관계는 부자연스럽고 손상된 것임을 인지하고(또는, 만약 당신이 오랫동안 접촉을 하지 않는다면, 당신은 그것이 가진 것을 의심할 것이다), 당신은 관계에 대해 방해받지 않고 충분히 이야기할 수 있는 시간을 찾고자 한다고 말하라. 지금이 좋은 시간인지를 물어보라(당신이 이미 알지 못한다면). 만약 다른 사람이 지금이 적당한 시간이라고 알려준다면, 당신은 계속할 것이다. 만약 그렇지 않으면, 대화를 계속하기 위한 나중 시간에 동의하라. 만약 다른 사람이 즉시 당신들 사이의 그 이슈에 관해 이야기하기 시작하거나 불만에 관한 목록을 이야기하기 시작하면, 주의 깊게 듣고, 하지만 처음 기회에, 지금이 당신의 관계에 관하여 확대된 논의를 하기 위한 정말로 좋은 시간인지에 대해 확실히 점검하라.

### ※ 대화 시작의 예

수: 안녕, 메리. 난 지난 몇 달 동안 우리들 사이에 있었던 일들에 관해 관심이 있어. 그래서 어떠한 주의 산만도 없이 우리가 이야기할 수 있는 편리한 시간을 찾고 있어. 이번에 이런 종류의 논의를 할 좋은 시간이 될까?

메리: (성이 나서) 수, 너도 알다시피, 잭은 여섯 달 전에 그가 우리들에게 빚을 진 1,500달러를 갚을거라고 말했어. 그리고 그로부터 한 마디도 듣지 못했어. 프레드와 난 이 일에 대해 매우 심란해. 내 전화에 그가 결코 응답하지 않으면 어떻게 할까?

수: 나는 너와 프레드가 잭으로부터 듣지 못한 것에 화가 난 것을 확실히 이해할 수 있어. 난 여기에 관해 충분히 이야기하고 싶어. 어쨌든 우리가 방해받지 않고 이야기할 20분 정도 여유가 있겠니?

메리: 글쎄, 프래드한테 아이를 침대에 눕히도록 부탁하고 10분 안에 너에게 다시 전화할게.

## ▣ 윈-윈(Win-Win) 대화 목적

당신과 다른 사람이 관계를 다시 되돌리려고 원할 때 가정하는 것이 적당할 때, 다른 사람 또한 부가적인 목적을 가질 것이다.

예를 들어, 그녀는 자신이 받은 상처를 당신이 알고, 그녀의 감정을 헤아리고, 명백한 사과를 표현하기를 원할 것이다. 대화를 하는 동안 그 사람의 비언어적인 행동, 제스추어, 얼굴 표정, 어조에 주의를 기울여라. 그 사람의 어조는 긴장이 풀렸는가? 그녀는 활기차게 대화를 하는가 또는 조심스럽게 주의하는 것처럼 보이는가? 그러한 실마리는 그 사람이 그녀가 대화에서 원하는 것을 얻는가를 당신에게 종종 말해줄 수 있다. 만약 당신이 확신하지 않는다면, 직접적인 질문이 대답을 제공할 것이다: "당신은 우리 대화에 만족하는가?" 또는 "우리가 포함시키지 않은 중요한 것이 있는가?"는 만약 당신이 확신하지 않는지를 물어보기 위한 좋은 질문들이다.

## ▣ 당신의 관심 진술하기

당신과 이야기하기 위해 시간을 내는 것에 동의한 데 내해 그 사람에게 감사하는 것으로 시작하라. 당신이 그 관계를 높이 평가하고 좋은 관계를 다시 수립하려고 한다는 것을 나타내라. 당신은 그 관계에서 방해에 관한 당신의 느낌 가운데 일부를 드러낼 것이다. 당신의 관계에서 받은 최근의 상처를 다시 인지하라. 그 상처에 관하여 간결하고 정직한 설명을 하고, 그러나 도박중독자의 상황과 당신의 사생활에 관한 세부적인 논의에서 막다른 길에 이르는 것을 피하기 위해 상술하지 마라. 만약 당신이 이러한 것들을 인식한다면 다른 사람에 의해 고통 받은 결과에 대해 짧은 언급할 수 있을 것이다. 만약 당신이 그렇게 하는 것이 적절하다고 생각한다면, 당신은 또한 그러한 결과에 대해 지금 사과할 수 있을 것이다.

### 설명의 예

수: 메리, 나에게 다시 전화해줘서 고마워. 메리, 우리는 지난 5년 동안 친구였어. 나는 지난 몇 달 동안 통상적인 접촉을 잃어버린 것에 대해 매우 유감스러워. 나는 너와 프래드가 잭의 행동에 대해 얼마나 심란할지 이해해. 잭은 그가 최근까지 도박문제와 불운한 싸움을 할 때까지 너희들에게 돈을 빌렸어. 그는 지금 이 문제를 위해 도움을 받고 있어. 그리고 나는 그가 너희들과 함께 문제를 해결하기를 원한다는 것을 알고 있어. 나는 잭이 앉아서 나에게 모든 것을 말했을 때인 2주 전에 그 대부금에 관해 알았어. 이런 식으로 일이 된 것에 대해 정말 미안할 뿐이야.

## ▣ 다른 사람의 관심을 경청하기

지금, 당신은 이야기를 멈추고 다른 사람에게 응답할 기회를 주어야 한다.

대부분의 사람들은 다른 사람들에게 과거는 잊어버리도록 설득하려고 지나치게 많이 노력하는 실수를 한다. 당신이 할 수 있는 가장 설득적인 일은 다른 사람의 반응과 관심들에 대해 무비판적으로 활발하게 귀를 기울이는 것이다(7장을 보라). 그녀가 최근의 사건들에 관하여 자신이 이해한 것을 표현하고 그녀가 가진 부정적인 감정을 드러내도록 허용하라. 사건에 대한 그녀의 의견이나 그녀의 고유한 반응에 관해 논쟁하려고 시도하지 말라. 대신, 그녀가 말하는 것에 주의하고, 말의 내용과 그 사람의 감정 상태 모두에 귀를 기울여라. 그녀가 말한 것을 인지하고, 주기적으로 설명을 요청하고 그녀의 의사소통에 관해 당신이 이해한 것을 중계하라.

## ▣ 미래에 대한 기대

관계를 예전으로 되돌려 놓고 싶어하는 당신의 바램과 관계가 당신에게 얼마나 중요한지에 대해 재차 단언하라. 당신이 미래에 존재할 관계를 얼마나 좋아할 지 기술하는 데 있어 가능한 구체적으로 하라. 예를 들어: “내가 릭에게 돈을 빌려줄 때까지, 나는 언제든지 안부를 전하러 들를 수 있고 당신이 어떻게 하는지를 볼 수 있다고 느낀다. 나는 다시 그런 종류의 관계를 갖고 싶다.”

다른 사람에게 당신, 도박중독자 또는 다른 가족구성원들이 자신들을 후원하여 최근의 사건들을 배치할 준비가 되기 전에 할 필요가 있는 것을 물어보라. 많은 사람들은 거의 즉시 관계를 회복할 준비가 될 것이다. 다른 사람들은 구체적인 요청을 할 것이다. 어떤 사람들은 도박중독자와 직접 이야기하려고 할 것이다. 다른 사람들은 대부금의 상환이슈를 제기할 것이다. 당신은 무비판적으로 그 사람의 요청에 귀를 기울여야 한다. 그(또는 그녀)는 당신에게 관계를 회복하기 전에 편안해질 필요가 있음을 말할 것이다. 만약 그가 당신이 주의를 기울인 요구를 비합리적이고 터무니없는 것으로 만들면, 주의깊게 듣는 것이 그들 가운데 누군가에게 동의하는 것이라고 의미하는게 아님을 알릴 필요가 있다.

만약 당신이 그 사람의 요구를 충족시키는 데 동의한다면, 당신이 기꺼이 그렇게 한다는 것을 확신하라. 어떤 비용으로 그 관계를 향상시키기 위해 잘못 둔 바램에서 당신이 하기를 원하지 않는 것을 하는 데 동의하지 않도록 하라. 대신, 만약 당신이 대안적인 방법을 찾아내는지를 보면, 그 사람의 욕구를 충족할 것이다. 종종 이것은 그 사람의 요구 뒤에 놓인 것을 들으려고 귀를 기울인 것에 의해 행해질 수 있다. 예를 들어, 대부금의 완전한 상환을 요구받는 사람은 도박중독자로부터 직접적인 사과를 받음으로써 만족하고, 부분적인 상환, 특히 당신의 가족이 현재 어려운 재정적 상황에 직면해 있는 경우에는 허락할 것이다.

거의 드문 상황에서, 당신의 욕구나 원칙을 희생시키지 않고서 정상적인 관계를 회복하는 것을 위한 그 사람의 필요조건을 충족시키는 것은 불가능하다. 그러한 상황에서, 당신은 관계가 이번에는 회복되지 않을 수 있다는 것을 받아들일 필요가 있다.

대신, 현재는 이러한 상황을 내버려두고 당신의 에너지를 당신이 합리적으로 충족시킬 수 있는 요구를 가진 사람들과의 관계를 강화시키는 데 사용하라.

## ▣ 어느 정도로 말할 것인가

당신의 가족이 직면한 상황과 도박중독자의 상황에 관하여 사람들에게 어느 정도로 말해야 하는가? 특정 견지에서, 당신이 편안하게 드러낸다고 느끼는 것 이상으로 더 많이 드러내는 것으로 보일 필요성이나 다른 사람들의 질문들에 의해 압력을 받을 필요는 없다. 더 많이 드러냄으로써 당신이 반드시 다른 사람들을 만족시킬 것이라든지, 그들이 당신과 기꺼이 재접촉하게 될 것이라는 생각으로는 끌리지 말라.

또 다른 지침으로는 그들이 당신과 정상적인 관계를 회복할 것인지를 결정하기 위해 알 필요가 있는 것만을 사람들에게 말하는 것이다. 이러한 지침을 활용하는 것은, 그 상황에 관하여 사실 그대로의 내용을 기술함으로써 시작할 수 있다. 만약 그들이 질문을 하거나, 이러한 수준의 노출을 불만족스러워한다면, 상세히 설명하는 것을 선택하고 이것이 그들을 만족시키는 것처럼 보이는가를 점검할 것이다. 대부분의 상황에서, 사실에 관한 짧고 숨김이 없고 분명한 기술은 충분할 것이다. 다른 사람이 만족하는 것처럼 보이자마자, 다른 사람이 잘 받아들이는 것처럼 보이면 더 많이 노출하고 더욱이 그 상황을 노출할 필요성을 느끼며 조언이나 피드백을 받게 된다.

이러한 이슈를 보는 또 다른 방법은 당신이 다른 사람과 갖는 친밀함의 수준에 관해 생각하는 것을 포함한다. 한 명 또는 두 명의 친한 친구들 또는 확대 가족 성원과 함께, 당신은 그 상황에 관하여 많은 것을 노출하려고 한다. 다른 사람들에게는 덜 유사하게 노출한다. 많은 이웃들, 협력자, 지역사회의 다른 사람들에게, 당신은 사실 그대로의 내용만을 노출한다, 그것조차도 아니다. 전문 상담가 또는 종교 상담가에게, 당신은 가까운 친구 또는 가족에게 노출한 것보다 훨씬 더 많이 노출한다.

## 해결을 향한 작업

이 장의 시작 부분에서 언급한 것처럼, 관계 회복은 많은 에너지, 인내, 헌신을 필요로 하는 장기간의 프로젝트이다. 몇몇 개인들에게, 정상적인 관계를 회복하기 위해 그들이 필요로 하는 것에 관해 편하게 이야기할 수 있는 지점에 도달하기 위해서는 여러 차례 만남을 필요로 한다. 몇몇 사람들에게 있어서는 이것이 소외의 깊이 또는 뿌리 깊은 불평에 기인한다. 또 다른 몇몇 사람들은 그들의 욕구, 필요, 요구 면에서 대인 관계에 관하여 결코 생각하지 않는다. 그들은 당신이 희망하는 것처럼 당신에게 반응할 수 있기 전에 이러한 이슈들에 관하여 생각할 필요가 있다.

고통스러운 느낌과 손상된 신뢰를 회복하는 데는 시간과 노력이 든다. 신뢰는 말보다 행동에 더 많이 기반하며, 행동은 시간이 걸린다. 12장에서 당신이 보게 될 것처럼, 신뢰는 절대적인 현상이 아니다; 관계의 회복 또한 그러하다. 관계의 재구축을 단계적인 과정으로 보는 것은 당신이 잘 견디도록 도울 것이고 당신에게 일시적인 방해에 직면하여

도 계속해 나가기 위한 낙관과 용기를 제공할 것이다. 그러한 관점은 재구축 과정에서 작은 단계의 성취를 통해 당신이 보상을 받도록 하는 것을 가능하게 한다.

관계 회복에서는, 버티는 것이 미덕이다. 오늘날 바쁜 세상에서, 사람들은 대인 관계를 깊이 있게 유지하는데 시간을 거의 사용하지 않는다. 만약 당신이 자신의 삶에서 중요한 관계를 회복하겠다고 헌신하면, 이러한 사람들 가운데 대부분은 당신이 주의를 기울인 것과 관계를 보다 중요하게 만든 것에 대해 고마워하고 감동받을 것이다. 목적이 있는 방식으로 가족의 삶에서 중요한 사람들과의 관계를 육성하는 것은, 우리의 관계가 우리 삶에서 목적과 의미를 제공하기 때문에 단순한 관계 회복을 넘어서는 이득을 가져올 수 있다.

**[표 8-2] 중요한 관계의 목록**

| 가족 성원 | 중요한 관계 | P | 현재의 관계 상태 |
|---|---|---|---|
| | | | |
| | | | |
| | | | |
| | | | |
| | | | |
| | | | |
| | | | |
| | | | |
| | | | |
| | | | |

제9장

# 도박 중독이 가계에 미치는 영향 다루기

도박 중독은 도박중독자의 재정을 붕괴시킬 뿐 아니라, 가족 가계도 크게 무너뜨릴 수 있다. 가족들은 절망적인 도박 중독자가 도박으로 수입을 잃고, 저축한 돈을 빼앗아가고, 사산을 양노하고, 신용카드 회사, 은행, 재무 회사, 친구와 친척, 고리 대금업자에게 거액의 빚을 진다는 것을 안다. 종종, 가족 또는 도박중독자의 재정적인 안정 상태가 무너지는 첫 번째 신호는 그러한 상황이 통제를 벗어날 때까지는 인식되지 않는다. 채권자는 도박중독자 가정에 협박하는 메시지를 남기기 시작한다. 배우자는 서랍이나 도박자의 옷에서 지불되지 않은 청구서를 발견한다. 가족, 친구 또는 이웃과의 외관상 유쾌하던 만남이 도박중독자의 지불되지 않은 부채가 드러나는 불유쾌한 대화에 다다르게 된다.

가계가 취약해지는 것은 도박중독자가 가계의 주 부양자인데, 자신의 직업을 잃거나, 가족의 중요한 재산과 예금에 직접적인 접근을 할 수 있을 때 가장 크다. 그러나 도박중독자가 가족의 가계에서 주변적인 역할을 할 때 조차, 그 영향은 가족과 도박중독자 모두에게 심각할 수 있다. 청년기 도박중독자의 부모는 재정적인 파멸 또는 악화에서 원조를 제공하고 자녀의 신용을 구제하기 위해 부채를 전부 갚지 않을 수 없다고 느낀다. 부모는 다른 방법으로 (도박중독자의 생활과 직업의 유지를 위해) 현재 수입과 저축을 떠맡을지도 모른다. 이같은 일은 도박으로 저축과 연금 소득을 잃고 부채를 늘린 도박중독자의 성인 자녀에게도 일어날 수 있다.

이러한 파괴된 재정적 결과를 다루는 일은 처음에 압도적인 것처럼 보인다. 재정 문제에서 당신의 지식과 경험이 제한되어 있다면 이것은 현저히 그렇다. 반면, 가족 재정에 정통한 사람은 과업이 주춤하는 것을 발견할 수 있다. 하지만, 이러한 결과들은 성공적으로 다루어질 수 있으며, 당신 가족의 재정적인 안녕은 다시 회복될 수 있다. 그 일은 도박중독자의 재정적 건전성에 대해 진실을 유지시키는 것이다. 재정상에 일어나는 파괴적인 변화는 실제적 결과와 정서적 결과 모두를 갖는다는 점을 이해하는 것이 핵심이다. 만약 당신이 가족 재정의 기초에 대한 일반적 지식과 가족 또는 도박중독자의 현재 재정 상태에 관한 세부사항들에 대한 이해를 갖추고 있다면 당신은 실제적 결과를 관리할 수 있어야 한다.

정서적 결과를 다루는 것은 보다 큰 도전이 될 수 있다. 가족의 재정 상황이 극적으로 하락하는 것에 직면하여 심한 불안, 분노, 상실을 느끼는 것이 일반적이다. 이러한 반응들은 가족 성원이 과거에 했던 말과 행동에 관하여 이미 경험한 실망, 배신, 상실의 감정을 악화시킨다. 당신은 충동적으로 과도하게 반응하고 싶어지며, 가족 또는 도박중독자의 재정적 건전성을 즉시 강화시키고자 노력한다. 다른 한편, 당신은 그 상황을 다루는 데 완전히 무기력함을 느낀다. 이러한 극단적 상태를 피하기 위해 노력하라. 다른 재정적 손실을 피하기 위해 당신이 재빨리 움직이는 것이 중요하다. 그러나 당신은 당신의 감정을 통제하고 있을 때 그 상황을 개선하기 위해 행동을 취해야 하며, 가족의 재정적 안녕을 침착하고 신중하게 회복하기 위해 필요한 단계를 계획할 수 있다.

이 장에서, 당신의 가족이 재정 회복을 향한 길로 나아가도록 하기 위해 단계적인 지침에 관한 개요를 제공한다. 당신이 당신 또는 도박중독자의 재정적 상황을 평가하고, 가족 재정에 관한 통제를 얻고, 재정적 회복 계획을 수립하고, 채권자와 법 당국을 다루고, 필요하다면, 당신과 도박 중독자 사이에 재정적 방화벽을 세우도록 도울 것이다. 이러한 과정 동안, 당신은 강하고 때때로 예상치 못한 감정을 자신이 반복적으로 경험하는 것을 발견할 것이다. 이러한 것의 대부분은 당신의 재정적 취약성과 도박중독자의 이전 행동에 기인할 것이다. 그러나, 일반적으로 돈 문제를 다루는 것은 종종 강력하고 정신적 갈등을 지닌 감정, 죄책감, 수치심 그리고 불안과 같은 것을 불러일으킨다. 이러한 감정들이 나타날 때 이것을 인식하는 것과 재정적인 결정에 대해 감정의 영향을 제한하는 것이 중요하다.

재정적 회복 단계는 대체로 도박중독자가 배우지, 미성년 자녀, 또는 성인 아동이나 재정적으로 독립한 성인인가와 같은 것이다. 따라서, 이 장의 나머지 전체에 걸쳐서 당신 육친의 재정 상태에서 독립한 그 또는 그녀의 재정적인 안녕을 회복하도록 성인 관련자(adult relative)를 원조하는 상황에서조차 "당신 가족의 재정"을 언급한다.

## 재정에 대한 통제력을 받아들이거나 공유하기

당신이 가족의 재정 상태를 개선시키기 위해 실질적인 조처를 취하기 전에 당신에게 정보에 근거한 재정적 결정을 내리도록 허용하는 재정 기록과 충분한 통제에 대해 적당한 접근 방법을 갖도록 권고한다. 도박중독자가 당신의 배우자일 때, 당신이 주요 가장이라면 통제를 확실히 하기 위해 실질적인 특징에 관한 일부를 하고, 적극적으로 가족 재정을 관리하고 모든 주요 자산과 계좌를 당신의 이름으로 해둘 필요가 있다. 그러나, 그 역할이 주로 도박중독자에 의해 충족된다면, (대개 당신에게 재정 기록에 대한 접근과 유일한 책임이 있지 않을 경우), 가족 자산과 수입을 위해 적어도 공동 책임을 확실히 하기 위해 부가적인 조처를 취할 필요가 있다.

가족 내의 재정 관리 역할에서 유의미한 변화는 도박중독자와 다른 가족 성원들의 일부에게 강한 감정을 깨운다. 커플들은 의식적으로든 무의식적으로든 자신들의 관계에서 초기 재정 관리와 관련해 그들의 역할을 협상하고 결정한다. 종종, 그러한 역할들은 전통적인 문화적 관습 또는 커플의 부모들이 재정 관리 책임을 나눈 방식에 근거할 것이다. 이러한 전통이 어떤 형태로든 깨어지는 것은 파괴적이고 위협적인 것으로 경험된다. 게다가, 만약 당신이 가족 재정을 관리하는데 있어 자신을 위해 보다 적극적인 역할을 제안할 경우, 도박중독자는 이것을 그렇게 효과적으로 하기 위해 자신의 실패를 돋보이게 하려는 것으로 여길 것이다. 만약 당신이 배우자가 당신의 안전 또는 다른 가족구성원의 안전을 위협하는 방식으로 당신의 제안에 반응하게 될까봐 염려한다면, 당신은 우선 11장에 설명된 안전 지침을 검토하고 임상 전문가에게 조언과 자문을 구하도록 권고한다.

## ▣ 첫 번째 단계

당신의 첫 번째 단계는 배우자에게 당신이 가족의 재정 업무를 관리하는 데 보다 적극적인 역할을 취하는 것에 동의하도록 요청하는 것이어야 한다. 당신의 관여로 가족과 도박중독자 모두를 위해 재정적 안녕을 회복하도록 도와야 한다는 것을 설명하라.

당신이 배우자의 동의를 얻도록 돕기 위해 7장에서 설명한 생산적인 대화를 위한 단계를 검토할 것을 권고한다. 처음에, 그러한 제안은 도박중독자에게 저항과 분노, 불안, 수치심 그리고 죄책감을 일으킬 것이다. 도박중독자의 감정을 인정하되, 당신의 관여가 가족과 도박중독사 모두의 재정적 안녕에 유익하다는 것을 증명해야 한다는 것을 다시 설명하면서 요청을 반복하라. 당신은 자신의 보다 적극적인 역할이 반드시 재정적 의사 결정에서 도박중독자를 배제하는 것은 아니라는 것을 지적하도록 선택해야 할 것이다. 당신이 재정적인 결정을 내리는 데 있어서 팀으로 함께 일하는 것을 더욱 선호한다는 것을 설명하라.

만약 당신이 지속적인 저항에 부딪힌다면, 배우자에게 가족의 재정 업무에서 당신의 보다 큰 관여에 관하여 그 또는 그녀의 염려를 토의하도록 격려하라. 이러한 논의를 통해 당신에게 보다 적극적인 역할을 허용하고 동시에 배우자의 불안을 누그러뜨릴 계획을 만들어낼 수 있다. 대신, 당신들이 모두 재협상 역할에 동의한 후, 당신은 다음 여러 달 동안 가족 재정에서 주도권을 취하는 일시적인 "시도" 계획을 제안할 수 있다.

당신은 자신의 입장을 지지하기 위해 이러한 논의에 나이 든 자녀나 확대 가족 성원이 관여하도록 할 것이다. 이 작전은 피하도록 하라. 도박중독자는 집단으로 대항하는 것같이 느낄 것이며, 자녀들은 다른 부모에 반대하여 한 부모를 지지하는 불편한 위치에 놓여서는 안 된다. 확대 가족 성원들은 재정 관리에 대한 적절한 계획에 관하여 종종 자신들의 고유한 문제와 생각을 소개하지만, 실제로 당신과 배우자가 변화를 위해 동의하는 것을 더욱 어렵게 만든다.

## ▣ 도박중독자를 무시하라

만약 당신이 어려운 시도를 한 이후에도 배우자로부터 동의를 얻을 수 없다면, 당분간 도박중독자를 아주 무시할 필요가 있다. 가족 재정 기록에 접근하고, 수표와 저축 계좌를 열고, 가족 예산을 밝히라. 당신이 일하고 있을 경우, 당신은 그 계좌에 봉급을 맡기기 시작할 수 있다.

때때로 배우자와 함께 그 이슈로 되돌아오라. 도박중독자가 당신이 보다 적극적인 역할을 취하는 것을 볼 때, 그 또는 그녀는 새로운 조정에 더욱 개방적이기 시작할 것이다.

## ▣ 청년과 노인 도박중독자의 재정에 대한 통제 획득

도박중독자가 청년 또는 젊은 성인일 때, 이슈는 약간 다르다. 만약 당신의 자녀가 미성년자(대부분의 주에서 18세)라면, 자녀가 초래한 부채에 대해 지불할 의무가 있을 것이다. 당신은 또한 자녀의 복지를 보호할 강한 윤리적 책임을 느낄 것이다. 만약 당신이 그 자녀를 위해 주요 재정 지원을 제공한다면(예를 들어, 그 자녀가 여전히 집에 살거나 당신이 대학 수업료를 제공하고 있는), 당신이 그 또는 그녀의 재정 업무에 관여하기 시작하는 정도를 지시하는 강력한 위치에 놓여 있을 것이다.

그러나, 당신의 자녀는 그것을 자신의 독립에 대한 침해로 여기며 당신의 개입에 저항할 것이다. 당신은 또한 그가 학교에 가 있거나 자기 돈으로 생활할 경우 자녀의 재정을 적극적으로 관리하는 것이 비현실적이라는 것을 발견할 것이다. 그런 상황에서, 당신은 자녀가 재정 상황을 검토하도록 자녀와 함께 정기적으로 자리를 갖거나 적절한 충고와 제안을 제공하면서 자신을 위해 충고하는 역할을 제안할 것이다. 만약 당신이 재정적인 지원의 중요한 몫을 제공한다면, 당신은 그런 조정에서 자녀의 자발적인 참여를 지속적인 지지 조건으로 할 수 있다.

나이 많은 도박중독자와 함께, 그들의 재정을 관리함에 있어 당신 자신을 관여시키려는 어떤 시도도 확실히 강한 저항과 감정들, 즉 도박을 하는 배우자 또는 자녀와 부딪히는 저항과 유사한 결과를 불러 일으키지만 완전히 다른 이유들이 있다. 그러한 개입은 당신과 도박중독자 사이의 전통적 관계에 반항하는 것이며, 그 또는 그녀는 충고를 제공하고 결정을 내리는 어른이고 당신은 의존하고 있는 자녀인 것이다. 게다가, 나이 많은 도박중독자는 당신의 노력에 대해 스스로를 더 이상 독립적으로 자신들의 일을 관리하지 못하는 신호로 이해한다. 최선의 접근은, 당신이 그 또는 그녀의 "재정 상태에 합당한 집"을 얻을 수 있을 때까지 일시적인 이유에 대해 선임자와 함께 작업하며 충고하는 역할을 하는 것이다. 그러한 제안은 연장자가 당신으로부터 필요한 원조에 동의하는 동시에 체면을 유지하도록 해줄 것이다.

만약 당신이 처음에 그러한 동의를 얻을 수 없다면, 질문을 요청하고 비공식적인 충고와 지지를 제공하면서 당신의 노력을 정교하게 지속할 것을 권유한다. 만약 그렇지 않으면, 법정에서 도박중독자가 그의 재산을 다루는데 무능하다고 판단하지 않는 한, 당신은 도박중독자의 줄어드는 자원에도 불구하고 자원을 제한할 것이다. 도박 중독으로만 어떤 사람이 재정적으로 무능하다는 충분한 증거로 고려되지 않는다. 만약 당신이 도박중독자가 무능하다고 생각한다면, 이렇게 보는 경우를 결정하기 위해 그리고 그런 경우에 해당할 때 처리 절차에 대해 전문가의 조언을 구하라.

## 당신의 재정 상황에 대한 평가

당신 가족 또는 도박중독자의 현재 재정 상황에 관한 철저한 목록 작성을 수행하는 것은 두 가지 이유로 중요하다. 첫째, 당신 가족의 재정적 상태를 알려줄 것이다. 이러한 정보 없이, 가족이 재정적으로 가장 취약한 영역을 확인할 수 없으며 또한 이 상황을 개선하기 위해 현명하게 계획을 세울 수도 없다. 둘째, 재정적 상황에 대한 조사를 위해 조처를 취하는 것은 당신으로 하여금 보다 많은 것이 관리하에 있으며 통제 밖의 재정적 압력에 덜 좌우되는 것을 느끼도록 한다. 당신이 대체로 가족 또는 도박중독자의 재정에 대해 잘 알고 있다면, 가족 성원의 도박 활동이 가족 재산을 줄이거나 가계 빚을 늘렸기 때문에 당신은 철저한 검토를 하기 원할 것이다.

가족의 재정을 관리해 본 경험이 거의 없거나 매우 위험에 처해 있는 가족을 생각할 때 재정에 관해 생각하는 것조차 당신에게 불안과 우울증을 남길 경우, 당신은 이 단계를 미루거나 회피하고 싶어질 것이다.

이러한 유혹에 그만두지 않도록 하라. 만약 그 일이 압도되는 것처럼 보인다면, 그것을 작은 단계로 나누고 매일 조금씩 하라. 또한, 당신은 신뢰하는 친구, 가족, 또는 재정 문제를 다루는 데 편하고 식견을 갖춘 전문가의 도움을 얻기를 원할 것이다.

## ▣ 순수한 재산 진술 준비

순수한 재산 진술을 준비하기 위해, 첫 번째 할 일은 모든 재정적 자산과 그들의 상태에 관한 목록을 작성하는 것이다. 이 목록은 다음 항목을 포함해야 한다:

- 수표, 저축, 그리고 신용 조합 계좌의 현금
- 증권과 채권 투자, 상호 기금, 금융시장 기금
- 연금, 개인 은퇴 예금 계좌, 연금 기금
- 부동산 보유
- 생명 보험
- 집안 가구, 자동차, 보석 같이 값비싼 개인 자산

만약 당신의 가족 또는 도박중독자가 잘 정리된 재정 기록을 갖고 있다면, 이 일은 비교적 간단할 것이다. 재정 기록이 오래된 것이고, 정리되지 않았으며, 존재하지 않을 경우 이 일을 완성하는 것은 보다 많은 노력을 필요로 한다. 당신은 재정 자산에 관한 포괄적인 상황 파악을 얻기 위해 재정 당국, 은퇴 기금 관리자, 보험 대리점, 다른 곳을 접촉할 필요가 있을 것이다.

일단 자산 목록을 가지면, 모든 재정 채무에 관한 목록을 개발하라. 이 목록에는 다음이 포함된다:

- 현재 지불되지 않은 계산서
- 신용 카드 부채
- 개인 은행 대부금; 신용 조합 대부금
- 초과 인출된 수표 계좌
- 자동차 대부금
- 생명보험 또는 은퇴 기금과 교환하여 빌린 총액
- 저당과 가옥 개량 공사 대부금; 그리고
- 지불되지 않은 세금

각각의 부채에 대해, 채권자의 이름과 지불해야 할 결제되지 않은 금액을 목록으로 만들어라. 고리대금업자, 카지노, 마권(馬券) 영업자뿐 아니라 가족 성원, 친구, 이웃 그리고 동료에 의해 도박중독자에게 생긴 개인 부채를 확실히 포함해야 한다.

이러한 일을 마치고 나서, 당신은 두 가지 목록을 얻고, 그들을 같은 표에 넣어 총 부채에 대해 총 자산을 비교함으로써 순 재정 가치(표 9-1을 보시오)에 관한 진술을 작성할 수 있다. 단기적 관점에서 보면, 특히 그 균형이 의미 있는 경우, 당신은 플러스 순 가치 재산으로 다소 안심이 되어야 한다. 그런 사례에서, 당신은 가족이 규모가 큰 도박 관련 부채에 직면할 경우 어떤 자산을 싸게 팔 수 있을 것이다. 그러나, 자산과 부채의 구성이 당신 또는 도박중독자의 순 가치의 크기보다 더욱 중요하다.

**[표 9-1] 자산 및 부채 현황**

| 자 산 | 가치 | 부 채 | 가치 |
|---|---|---|---|
| 갖고 있는 현금 | | 현재 지불되지 않은 계산서 | |
| 수표 계좌 | | 신용 카드 부채 | |
| 저축 계좌 | | 개인 은행 대부금 | |
| 신용 조합 계좌 | | 신용 조합 대부금 | |
| 개인 증권 | | 수표 초과 인출 | |
| 개인 채권 | | 의료/치과 계산서 | |
| 상호 기금 | | 자동차 대부금 | |
| 금융시장 기금 | | 생명 보험 대부금 | |
| 연금 | | 개인 퇴직 적립금 대부금 | |
| 이익-배당 계획 | | 저당 | |
| 401(k) | | 집 개량 공사 대부금 | |
| 개인 퇴직 적립금 | | 지불되지 않은 세금 | |
| 퇴직 기금 | | 개인 대부금 | |
| 사업 이자 | | 도박 부채 | |
| 부동산 | | | |
| 생명 보험 | | | |
| 집안 가구 | | | |
| 자동차 | | | |
| 보석 | | | |
| 소장품 | | | |
| 총 자산 | | 총 부채 | |

총 자산 : ____________________

총 부채 : ____________________

순 자산 : ____________________

만약 주요 자산이 현재 안전에 지극히 중요할 경우, 중요한 부채를 제거하기 위해 비교적 얻기 어렵거나 비교적 청산하기에 값이 비싼(집 또는 연금 기금 보유고에 당신이 소유한 가치와 같은) 어떤 자산을 파는 것은 어리석은 일이다. 그런 시나리오에서는, 플러스 순 가치 재산조차 유리한 입장으로 순조로운 항해를 뜻하지 않는다. 다른 한편으로, 마이너스 순 가치 재산은 근심에 대해 명확한 이유가 된다; 그것은 당신이 가족 또는 관련자의 재정적 건전성을 개선하기 위해 가능한 한 빨리 적극적인 조치를 취할 필요가 있다는 뜻이다.

## ▣ 당신의 현금 유동성 평가

상황을 개선하기 위한 움직임을 검토하기 전, 당신은 가족 또는 관련자의 수입과 지출 패턴—이른바 "현금 유출입"—을 검토할 필요가 있다.

앞의 연도 동안 당신의 총 수익과 순 수입을 계산함으로써 시작하라. 총 수입(세금과 다른 공제액 이전의 수입)을 계산함에 있어서, 다음 사항을 확실히 포함해야 한다:

- 수입을 올리는 가족 성원의 총 임금과 봉급
- 자영업 수입
- 은행 계좌, 증권, 채권 투자, 생명 보험 정책으로부터 이자와 배당금
- 사회보장제도, 연금 그리고 장애 또는 실업 수당
- 부양비, 아동 양육, 부동산 수입

당신의 총계를 직접 [표 9-2]와 유사한 서식에 기입하고 당신의 총 수입을 얻기 위해 그들을 더하라. 그리고 나서 당신의 봉급에서 연방, 주 그리고 지역의 소득세, 사회보장세 그리고 다른 공제액으로 지불한

금액을 기입하라. 마지막으로, 당신의 순 수입—앞의 연도 동안 당신의 지출을 충족하는 것이 가능한 양—을 얻기 위해 총 수입에서 총 공제액을 빼시오. 12로 그 숫자를 나누는 것은 당신에게 월 평균 수입을 제공할 것이다. 또한 당신은 다른 수입 부문에서 수령하는 월 평균 총액을 평가하고 싶을 것이다.

지출 측면에서, 가족 지출을 두 가지 부문으로 구분하라: 고정된 한 달 동안의 지출과 정기적인 지출과 유동적인 한 달 동안의 지출. 고정된 지출에는 다음이 포함되어야 한다:

**[표 9-2] 순 수입 계산**

| 총 수입 | 가족성원1 | 가족성원2 | 가족성원3 | 연 소득 | 월 평균 |
|---|---|---|---|---|---|
| 임금 또는 봉급 | | | | | |
| 보너스 | | | | | |
| 자영업 소득 | | | | | |
| 이자와 배당금 | | | | | |
| 사회보장 수당 | | | | | |
| 연금 | | | | | |
| 실직 또는 장애수당 | | | | | |
| 부양비 또는 아동양육 | | | | | |
| 선물 | | | | | |
| 기타 | | | | | |
| 총 수입 | | | | | |
| 공제액연방 소득세 | | | | | |
| 주 소득세 | | | | | |
| 지역 세금과 공공요금 | | | | | |
| 사회보장세 | | | | | |
| 기타 | | | | | |
| 총 공제액 | | | | | |
| 순 수입 | | | | | |

(총 수입 - 공제액 = 순 수입)

- 임대료 또는 대부금 같이, 그 해 동안 당신이 매월 또는 주기적으로 지불한 비교적 안정된 지출
- 설비비용
- 집주인, 의료, 자동차, 생명보험에 대한 지불 금액
- 부동산 세금
- 연방과 주의 소득세
- 신용 카드, 차 대부금, 개인 대부금 또는 다른 부채에서 요구되는 지불 금액

유동적인 지출에는 다음이 포함된다:

- 식료품, 사 가지고 가는 음식, 저녁 외식비용
- 세탁과 드라이클리닝 지출뿐 아니라 의복 구입
- 애완동물 관리비용
- 개인 관리
- 선물
- 읽을 지료
- 오락
- 집안 수선 및 가구에 대한 지출
- 자동차 유지와 수리
- 교통비
- 교육비
- 현금 지급 의료 지출; 그리고
- 자선 기부금

이러한 유동적인 지출 부문에서 도박중독자의 도박으로 잃은 돈을

확실히 포함하라.

만약 일 년간을 하기 어렵다면, 최소한 과거 6개월 동안 이러한 정보를 수집하도록 시도하라. 이 일이 압도되는 일처럼 보이면, 최소한 과거 3개월 동안을 밝히도록 시도하라. 이러한 정보의 대부분은 지불 원부(原符), 은행 명세서, 수표책 기입사항, 그리고 신용카드 계산서를 통해 얻어질 수 있다. 가족 지출의 많은 부분이 현금으로 지불된다면, 가족의 수입에 기여하는 가족성원과 돈을 쓰는 가족성원의 원조를 얻어, 일부 조사 작업에 관여할 필요가 있다. 몇몇 지출 부문에 대해 대략적인 계산을 할 필요가 있다면 너무 걱정하지 마시오. 당신이 모든 필요한 기록을 찾아낼 수 있을 때까지 마무리 일을 연기하는 것 보다 이 일을 완성하는 것이 훨씬 더 낫다. 이 일은 도박 지출액에 관해 특별히 해당될 것이다. 도박중독자는 자신의 도박 지출에 관하여 충분한 정도로 드러내는 것을 마지못해 하거나 꺼릴 것이다. 만약 당신의 일부에 대한 직접적인 호소가 충분한 개방으로 끝나지 않는다면, 또는 도박중독자가 쓴 돈의 양을 정확하게 생각해낼 수 없다면, 당신은 어쩔 수 없이 대략적인 계산에 의지해야 할 것이다. 알려진 자산과 빚에서의 어떤 주요 변화와 가족 부채가 나왔다 들어갔다 하는 한 달 동안의 돈의 흐름에 근거하여 그러한 계산을 얻을 수 있다.

일단 당신이 그 정보를 얻으면, [표 9-3]과 유사한 서식에 각 달에 대해 그것을 기입하라. 만약 한 해 전체에 대한 수치를 얻으면, 당신의 서식을 부가적인 달을 포함하는 것에 따라서 수정하시오. 많은 가족들에 있어서, 그 해의 특정 달에 기록된 세금, 자동차 보험 지불 금액, 또는 기념일 선물 구입과 같은 유동적인 지출 때문에 지출은 매달 다양할 것이다. 예산 계획 목적으로, 월 평균 지출 수치는 보다 유용하다. 자료를 얻기 위해 월 지출 총액을 합계하고 개월의 수로 그 숫자를 나누어 월 평균 지출 총액을 계산하라.

**[표 9-3] 고정된 지출과 유동적인 지출**

| | 1월 | 2월 | 3월 | 4월 | 5월 | 6월 |
|---|---|---|---|---|---|---|
| ◈*고정된 지출* | | | | | | |
| 대부금 또는 임대료 | | | | | | |
| 재산세 | | | | | | |
| 가스/전기/연료 | | | | | | |
| 수도 | | | | | | |
| 전화 | | | | | | |
| 재산/채무/보험 | | | | | | |
| 의료 보험 | | | | | | |
| 자동차 보험 | | | | | | |
| 생명 보험 | | | | | | |
| 연방/주 소득세 | | | | | | |
| 자동차 대부금 | | | | | | |
| 기타 대부금 반환 | | | | | | |
| ◈*유동적인 지출* | | | | | | |
| 식료품 | | | | | | |
| 사 가지고 가는 음식/레스토랑 | | | | | | |
| 의복 구입/수선 | | | | | | |
| 드라이클리닝/세탁 | | | | | | |
| 개인 관리/화장품 | | | | | | |
| 애완동물 관리 | | | | | | |
| 선물 | | | | | | |
| 책/정기간행물 | | | | | | |
| 휴가 | | | | | | |
| 영화/극장/VCR 임대료 | | | | | | |
| 케이블 TV | | | | | | |
| 실내 가구/수선 | | | | | | |
| 자동차 유지/수선 | | | | | | |
| 기타 교통비용 | | | | | | |
| 교육 지출 | | | | | | |
| 아동 양육 지출 | | | | | | |

| 현금 지급 의료 | | | | | | |
|---|---|---|---|---|---|---|
| 자선 지출 | | | | | | |
| 저축 | | | | | | |
| 도박 지출 | | | | | | |
| 총 지출 | | | | | | |

월 평균 : 1월~6월 총액 ÷ 6 = ________________ (또는 한 해 전체로 확대하라)

(이전의 작업 동안 계산된)월 평균 소득과 당신의 월 평균 지출을 비교하는 것은 가족 또는 도박중독자의 현재 수입과 지출 패턴에 관한 보다 분명한 이해를 제공해야 한다. 만약 (도박 지출을 포함하여)평균 지출이 최근의 수입을 초과하고 있다면, 그것은 가족 또는 도박중독자가 자산을 소모하거나 빚을 지고 있다는 것을 의미한다. 한 번 더 이것은 그 문제를 개선하기 위해 조치를 해야 할 신호이다.

## 현재의 재정 안정화

일단 당신이 가족의 재정 상태에 관해 분명한 파악을 했다면, 첫 번째 할 일은 다가오는 달에 지출과 수입이 균형을 이루도록 확실히 하는 것이어야 한다. 우선, 도박중독자가 초래한 부채를 다루는 것을 무시하고, 과거 지출을 보여주는 당신의 서식에 집중하라. (가족 성원이 도박을 중단했다고 가정하고) 도박 지출을 공제하여 매달의 총액을 다시 계산하시오. 이것은 당신의 계산으로 감춰진 시기 동안 가족 성원에 의한 도박 없이 지출이 보여지는 방식에 관한 묘사를 당신에게 제공할 것이다.

다음에, 당신의 현재 상황과 잠재적인 수입-소득에서 예상되는 변화들에 기반하여 다가오는 12개월 동안의 수입을 계획하라. 한 해 순수입에 관한 평가를 얻기 위해 세금과 기타 지출에 대한 공제액에 관해 합리적인 평가를 하시오. 다시, 다가오는 연도 동안 당신이 예상하는 월 평균 수입을 얻기 위해 이 수치를 12로 나누시오. 당신은 이 정보를 소득 서식(표 9-2를 보시오)의 또 다른 사본에 기입할 수 있다.

또한, (예를 들어, 금년에 당신의 재산이 재평가되어 10퍼센트로 증가될 것 같다는 것을 알 것이다)당신의 계산에 의해 감춰진 시기 동안 지출과 비교하여 당신이 예상하는 변화에 근거한 총 지출을 미리 계획하라. 이 정보를 다음 12개월을 포함하여 확장된 [표 9-3]의 사본에 기입하라. 이것은 당신의 계획된 지출에 관하여 매달의 상황 파악을 당신에게 제공할 것이다. 다시, 당신의 지출이 매달 다양하기 때문에, 다음 12개월 동안 월 평균 지출 수치를 계산해야 한다. 다가오는 연도 동안 계획한 월 지출을 모두 합하고 그리고 나서 12로 나누어라.

이제, 당신이 예상하는 월 평균 수입과 예상하는 월 평균 지출을 비교할 수 있다. 가족이 예상하는 월 평균 수입이 당신이 예상하는 월 평균 지출 보다 큰 것인가? 만약 그렇다면, 당신은 현재 소비 패턴을 유지할 수 있고, 초과 수입을 현지한 도박 부채를 줄이기 위해 사용할 수 있다. 만약 가족이 벌어오는 것보다 많이 소비하려 한다는 것을 발견한다면, 도박 지출 이후 조차 무시되고, 지출을 수입의 선으로 가져오는 방법을 발견해야 한다. 당신은 지출을 줄이거나, 수입을 늘리거나 또는 두 가지 모두에 의해 이것을 수행할 수 있다.

많은 사람들에게 있어서, 지출을 줄이는 것은 가장 간단한 선택이다. 고정 지출은 생활방식에서 주요한 변화(예를 들어, 보다 덜 비싼 집 또는 아파트로 이사를 하거나, 자동차 없이 지내는 것)없이 줄이기가 어렵다. 당신은 무시할 수 있거나 연기할 수 있는 유동적인 지출에 집중하기를 원할 것이다. 당신은 다른 가족구성원들에게 지출을 줄이라고 요청하고 싶을 것이다. 왜냐하면 그들이 지출 감소에 의해 영향을 받을 것이기 때문에, 그들을 관련시키는 것이 당연하다. 더불어, 당신은 주요 삶의 방식 변화없이 줄일 수 있거나 연기할 수 있는 지출 영역을 확인할 수 있어야 한다. 예를 들어, 당신은 대량으로 음식과 집안 살림을 살 수 있다; 오락 지출을 줄이고; 할인 프로그램 이용, 연방/주이용 보조 프로그램, 또는 보다 덜 비싼 이용 서비스 계획으로 바꾸고; 차 대신 대중 교통수단 이용, 그리고 당신에게 필요없는 자동차는 팔거나 뒤로 미루어라.

대신, 만약 당신이 현재 일하고 있지 않다면 부업을 하거나, 풀타임 또는 파트타임 직업을 가지며, 집에서 하는 사업을 시작함으로써 가족의 수입을 증가시키도록 선택한다. 만약 당신이 후자의 선택을 한다면, 당신이 철저히 사업 기회를 조사할 것을 권유한다. 많은 재택근무는 자본의 초기 투자를 요구하며 단지 소수만이 성공한다는 것을 기억하라. 당신 또는 도박중독자가 실직 수당 또는 사회복지수당과 같이, 생활비에 대한 공공 자원을 받을 자격이 있는지 확실히 검토하라.

일단 당신이 지출을 수입에 맞는 선으로 가져오는 계획을 발전시키면, 영향권 안으로 들이기 위해 당신이 계획한 변화들에 근거한 균형 명세서를 재평가하라. 개정된 균형 명세서는 당신이 실제 수입과 지출에 대해 가족이 계획한 재정 실행을 추적하기 위해 다가오는 달에 지침으로 이용할 수 있는 예산이다. 이 문서를 주기적으로 실제 집행과 비교함으로써, 당신의 평가를 어느 정도 정확히 볼 수 있을 것이다. 이것은 그 해에 당신에게 실제 균형 잡힌 재정 실행을 유지하도록 지출과 수입에서 수정된 조정을 하도록 허용할 것이다.

## 부채 상환 전략 수립

당신이 지출과 수입을 균형 있게 가진 것을 확신하면, 가족 또는 도박중독자가 직면하는 부채를 제거하기 위해 전략을 만드는 데 주의를 돌릴 수 있다. 부채 상환을 위한 전략을 갖는 것은 당신을 운전자 좌석에 둔다. 부채를 가진 대부분의 사람들은 청구서를 휴지통에 내던지거나 계산서 수금원으로부터의 불쾌한 전화에 대답을 하지 않으면서, 그 상황에서 도망치려고 한다(최소한 그들의 마음에서). 그리고 나서, 그들은 가장 위협적인 편지를 보내거나 가장 위협적인 전화을 거는 채권자와 수금 기관 대표에게 반응한다.

사전 행동 전략을 개발함에 있어 당신의 첫 번째 단계는 당신이 부채를 줄이기 위해 매달 쓸을 수 있는 현실적인 양을 결정하는 것이어야 한다. 가족의 현재 욕구와 수입을 제공하는 현실적인 양을 선택하라. 당신은 채권자에 대해 과도하게 야심적인 약속을 하는 것을 피하고, 단지 당신이 장래 몇 달간 약속한 지불을 할 수 없다는 것을 발견하기를 원한다.

당신이 일단 부채 감소를 위해 각 달에 할당할 수 있다고 생각하는 목표량을 확인하면, 부채 지불을 고정된 월 지출로 간주하라. 만약 당신에게 자유롭게 수표를 떼도록 하는 은행을 발견한다면, 당신은 매달 일정한 양의 돈을 예금하는 분리된 수표 계좌로 부채 기금을 시작하는 것을 선택한다. 융자 또는 임대료, 공공요금 청구서 그리고 자동차 보험과 같은 다른 월 지불 금액에 더하여, 채권자에 대한 지불은 당신이 매달 쓰는 지불해야 할 수표 가운데 하나여야 한다.

만약 가족 또는 도박중독자가 여러 명의 채권자들에 의해 부채에 직면하면, 당신이 채권자에게 빨리 돈을 갚을 방법을 미리 결정하는 것이 중요하다. 첫째, 모든 채권자들과 당신의 순 수입 진술을 위해 수집한 정보로부터 각각에 대해 빚진 양에 관한 분리된 목록을 작성하라. 둘째, 채권자들을 세 집단으로 우선순위를 매겨라: (1) 필수적인 단기 욕구를 충족하는 당신 가족의 능력에 영향을 미칠 수 있는 사람들; (2) 지불 연기가 당신으로 하여금 다른 중요한 자산을 잃도록 할 수 있는 사람들; (3) 다른 모든 사람들. 첫 번째 범주에 저당 또는 임대료; 부동산 세금; 공공시설; 자동차 대부금, 자동차 보험 그리고 자동차 면허세; 아동 양육; 연방 및 주정부의 세금을 포함하라.

이러한 채권자들 또는 관계 당국에 대해 지불을 때맞추어 유지하지 못할 경우 집을 잃고, 기본적인 공공시설(가스, 수도)의 차단 및 실질적인 운송 수단의 상실, 또는 아동 양육 또는 세금에 대한 지급 거절에 대해 당신에게 법적 조치를 가져올 수 있다. 두 번째 범주에서 가족이나 관련자들이 은행 예금 계좌, 사업 자산 또는 가정용품과 같이, 담보로써 몇몇 중요한 자산을 저당 잡힌 부가적인 담보 제공 부채를 포함하라. 세 번째 범주에서 신용 카드 계좌; 의사, 치과의사 그리고 다른 전문가들로부터 청구된 계산서; 시내 가게와의 신용 거래; 그리고 담보로 제공되지 않은 모든 다른 부채들을 포함하라.

당신은 첫 번째 범주에서 채권자들을 상대로 때맞춘 지불을 계속하도록 할 수 있는 모든 것을 해야 한다. 일단 당신이 이것을 할 수 있다고 확신하면, 당신은 두 번째 범주에서 채권자들에게 지불을 시작할 수 있다. 당신의 부채 지불 자금 가운데 남은 돈은 세 번째 범주의 부채에 사용될 수 있다. 우선 두 번째와 세 번째 범주에서 채권자들 사이에 각자 자금을 할당할 때, 가장 높은 재정 부담을 가진 계좌에 빚을 모두 갚고 나서 가장 적은 미해결 잔액 계좌에 빚을 갚는다.

각각의 채권자들에 대해, 그들에게 빚진 돈을 줄이기 위해 매월, 반년, 일 년의 목표를 확인하라. 당신은 이러한 부채 절감 목표를 채권자 또는 수금 기관들과 협상하는 데 이용할 수 있다. 또한 그러한 목표를 갖는 것은 당신이 정확한지 아닌지에 대해 다가오는 달을 기억하고 있도록 할 것이다. 당신은 각각의 부채 절감 목표를 충족할 때 자신이나, 도박중독자, 예산 과정에 관련된 다른 가족 성원들을 축하할 입장에 있을 것이다.

한 사람의 과도한 채권자와 부채를 통합하는 시도나 높은 비율의 이자로 빚을 갚고 또 빚을 내는 시도에 저항하라. 많은 사람들이 부채 통합 또는 빚을 갚고 또 빚을 내는 것을 다수의 미지불 부채에 대한 즉각적인 압력과 채권자들로부터 반복되는 전화와 불쾌한 편지로부터 벗어나는 한 가지 방법으로 여긴다. 부채를 하나의 계좌로 통합하거나 부채 지불에 대한 기한을 훗날로 미루는 것은 흥미를 끄는 것처럼 보이지만, 결국, 거의 모든 경우에서 재정 부담에서 더 많은 돈을 지불하도록 하는 것으로 끝난다.

당신은 대부금을 지불할 자신의 능력을 확신하지 않는 한 자택 저당 대부금으로 부채를 통합하는 것 또한 피해야 한다. 자택 저당 대부금은 그들이 대개 많은 다른 대부금 보다 더 낮은 이자율을 제공하고, 대부금 상환은 당신의 소득세에 대한 공제로 이용될 수 있기 때문에 매력적일 수 있다. 만약 당신이 대부금 지불을 계속할 수 없다면, 당신은 집을 잃을 위험에 처할 것이다.

## 채권자 및 수금 기관 다루기

사전행동 접근은 채권자 또는 수금 기관이 당신을 위해 재정적인 상황을 관리하도록 허락하기보다 당신이 자신의 재정 상황을 관리하도록 허용한다. 당신의 첫 번째 목표는 그들이 수금 기관 또는 조직 내부의 수금 부서에 당신의 계좌를 돌리는 것을 피하기 위해 채권자들과 직접적으로 일해야 한다. 작은 사업, 의사, 다른 전문가들과 더불어, 그들과 직접적으로 일하는 것은 익스페리언, 에퀴팩스, 트랜스 유니언과 같은 주요 전국적 신용-보고 기관들의 하나와 부채에 대해 기록을 남기는 것으로부터 그들을 막을 것이다(어쨌든 대부분의 보다 적은 규모의 채권자들은 그러한 기록을 정상적으로 기록하지 않는다). 신용 카드 회사 또는 백화점과 같이, 종종 큰 채권자들은 이러한 전국적인 기관들 가운데 하나 또는 그 이상의 기관에 그들의 고객들의 지불 이행에 대해 매월 새롭게 갱신한 자료를 제공한다. 만약 당신이나 도박중독자가 이러한 큰 채권자에게 납입금에 대한 정기적인 지불을 하는데 실패하면, 당신의 신용 등급에 영향을 미칠 것이다. 당신의 가족이나 도박중독자에 대한 신용 등급을 회복하는 것이 당신의 최후의 목표여야 하는 동안, 이러한 목표를 충족하는 것은 해결되지 않은 부채를 청산하는 것을 우선 필요로 할 것이며, 당신의 초점을 부채 절감에 둘 것이다.

일단 당신이 자신의 부채 절감 전략에 관해 명확해지면, 각각의 채권자들(또는 계좌를 전환하는 수금 기관)에게 전화를 하거나 편지를 써라.

당신 가족들의 상황에 관하여 죄책감이나 수치심으로 당신 자신이 무능력하게 되도록 두지 말라. 그 상황을 설명함에 있어 사실에 입각하여 정직해라. 당신이 이제 가족 또는 도박중독자의 재정 업무를 관리하는 것을 진술하라. 또한 당신이 각각의 채권자에게 빚을 진 채무를 다루는 것에 대하여 구체적인 계획을 가지고 있다는 점을 설명하라.

대부금을 보관하고 있는 은행처럼, 당신의 가족이나 도박중독자가 생명 유지에 필요한 욕구를 충족하는 능력에 영향을 미칠 수 있는 첫번째 범주에 있는 채권자들과 더불어, 당신은 현재 지불액을 마련하는데 동의하고 단기간 내에 미해결된 부채를 모두 갚을 것이라는 일부 증거를 제공해야 한다. 예를 들어, 당신이 시간제 일에 고용되었으며, 2~3개월 내에 그 계좌로 잔액을 지불하는 데 충분한 소득이 제공될 것이라는 점을 진술하라.

두 번째와 세 번째 범주의 채권자들을 위해, 당신은 특정 날짜까지 지불하는 것에 동의할 수 없거나 특정 기간 동안 일부 지불에 동의하는 것을 할 수 있다는 것을 진술하라. 이것은 당신이 가족의 생명 유지에 필요한 음식, 쉴 곳, 공공시설, 의료 보호를 위한 욕구를 우선 처리해야 하기 때문이라는 점을 설명하라. 당신이 최후의 상환을 준비하는 것에 관해 진지하다는 것을 강조하고 당신이 적절한 재정 회복 계획을 가지고 있다는 것을 설명하라. 정기적인 변제 일정을 조정하기 위해 특정 날짜까지 그들과 재접촉을 할 것이라고 약속하라. 많은 채권자들이 이러한 접근에 만족할 것이다. 그들은 대체로 갚도록 기다리는 것이 비용이 덜 든다는 것을 알고 다른 방법으로 징수하려는 시도보다 훨씬 더 효과적이라는 것을 안다. 만약 당신이 일부 지불액을 준비할 수 있으면, 몇몇 채권자들은 부채를 지불하기 위한 충분한 지불액 보다 적은 것을 받아들일 것이며 심지어 전국적인 신용 ㅂㄱ 기관이 이전에 기록한 체납 기록의 삭제 또는 완전히 지불한 부채에 대한 기록의 삭제를 요청할 것이다. 비결은 정중해야 하지만, 당신이 조정할 수 있는 최선의 거래에 대한 압력에 있어 흔들리지 않도록 하라. 당신은 그러한 변화를 만드는 권위를 가진 기관의 지도감독자와 이야기할 필요가 있다. 만약 당신이 충분한 지불액 보다 적은 지불액으로 결산을 협상할 수 있다면, 새로운 계약에 서명하기 전이나 부가적인 지불에 동의하기 전에 서면으로 채권자로부터 동의를 확실히 하고 동의를 얻을 수 있을 것이다.

수금 기관 또는 기업 내의 수금 사무소에 양도하는 각각의 계좌에 대해, 동일한 처음의 접근을 하라. 수금 기관 직원은 당신이 계산서를 완전히 갚도록 설득하거나 더 높은 지불액에 동의하도록 설득하려고 노력할 것이다. 당신의 본래 계획을 견고히 하라. 당신이 왜 더 높은 지불액에 동의할 수 없는지 간단히 설명하라(예를 들면, "나는 어머니가 요양원에서 적절한 보호를 받도록 요양원에 정기적으로 납부해야 한다"). 실은, 수금 사무소는 당신이 전부 청산하도록 강요하는 실질적인 수단을 거의 갖고 있지 않으며, 대부분이 결국 당신의 계획된 상환 일정에 동의할 것이다. 당신이 즉시 납부하지 않을 경우 당신이나 친척의 신용 등급을 떨어뜨리겠다는 위협에 굽히지 말라.

기억하라, 당신의 생명 유지에 필요한 욕구를 충족하는 능력에 영향을 줄 수 있거나 부채를 전부 갚을 당신의 자산에 대한 소유권을 취할 수 있는 채권자들은 당신의 신용 등급을 손상시킴으로 당신을 위협할 필요가 없을 것이다.

## 당신의 법적 권리를 이해하기

재정적 어려움에서 회복된 사람들은 지나치게 열심인 수금원으로부터의 보호, 채권자 소송 상황으로부터 보호, 파산을 신청할 권리를 포함하여 많은 법적 권리를 가진다. 당신이 당신 가족의 재정 회복을 촉진하기 위해 적절한 조치에 관한 선택을 내릴 때 당신의 법적 권리와 의무를 이해하는 것은 중요하다.

### ▣ 과도한 부채 수금 제한

몇몇 수금 기관 직원은 당신이 계좌에 지불하도록 설득하려는 시도에서 합리적인 수단을 넘어선다. 수금 기관 직원이 당신을 괴롭힐 의도를 가지고 반복적으로 또는 지속적으로 전화를 거는 것은 불법이다. 그들은 오전 8시 이전이나 오후 9시 이후에 접촉하지 않는다. 수금 기관은 친구 집이나 직장에 있는 당신이나 도박중독자에게 전화를 걸지 않을 것이며, 만약 그들은 당신이나 직원이 불편하다는 것을 들으면 전화 거는 일을 직장에 허용하지 않을 것이다. 그들은 체포, 자녀의 상실, 또는 법적 기반이 없는 다른 조치들을 위협할 수 없다. 그들은 무례한 짓을 하거나 당신 가족의 이름을 공표하거나 그들 스스로 허위진술을 하는 것이 금지되어 있다. 그들은 친구나 다른 가족구성원들에게 전화할 수 없으며 그들에게 그 계좌를 청산하도록 설득하는 시도를 할 수 없다.

만약 수금 기관이 비윤리적이고 불법적인 종류의 일에 종사한다면, 당신은 그 기관에 대하여 소송을 제기할 수 있으며 연방공정부채상환실제법(FDCPA) 아래 당신의 변호사 비용을 1,000달러까지 모을 수 있다. 또한, 당신은 특히 터무니없는 조치에 대하여 형사상 손해뿐 아니라 정서적 고통에 대한 부가적 손해를 입었을 것이다. 그러나 수금 사무소가 법을 어기지 않은 상황에서조차, 연방정부의 법률은 일단 간단히 쓰여진 요구서를, 소위 "정지" 증서, 수금 사무소에 보내면 그들이 모든 집촉을 중난할 섯을 요구한다.

만약 당신이 원한다면, 당신은 변호사에게 당신을 위해 그러한 편지를 쓰도록 요청할 수 있다. 수금 기관 직원에 의한 괴롭힘을 중단시키는 또 하나의 선택은 의사소통을 괴롭히는 특성을 열거하는 정부 감시기관에 고소장을 쓰는 것을 포함한다.

당신은 연방고충위원회의, 소비자보호국에 편지를 쓸 수 있다. 또한 당신의 주 정부 사무실의 소비자 보호 부서와 지역의 소비자 보호 사무소에 편지를 쓸 수 있다. 이러한 편지의 사본을 수금 사무소에 보내라. 이러한 조치는 수금 기관 직원이 당신이나 다른 가족 성원들 또는 도박 관련자를 괴롭히는 일을 중단하도록 납득하는 데 종종 충분히 사용된다.

## ▣ 채권자 소송

만약 당신이 위의 지침을 모두 따른다면, 당신은 채권자에 의해 당신이나 다른 가족구성원들에 대하여 소송이 제기될 가능성을 줄일 것이다. 심지어 당신이 아무것도 하지 않을 때 조차, 소송은 특정 채권자에 의해 대개 마지막 수단으로 제기된다. 법적 조치는 비용이 많이 들고 시간이 걸린다. 많은 채권자들은 청산 해결이나 징수할 수 있는 것으로서가 아니라 계좌를 청산하는 것을 더 선호한다.

그러나, 만약 소송이 제기되면, 조언을 위해 변호사와 접촉하라. 이 장의 정보 가운데 확실히 어떤 것도 법적 조언을 대신하지 못한다. 법정에서 보낸 모든 증명된 메일과 통지서를 확실히 모니터하라. 당신 또는 가족 성원은 개별적인 소환 또는 소송 및 그 소송에 이의를 제기하도록 호소해야 하는 조치를 메일로 받을 것이다. 당신이 이러한 지시를 이해하는 것을 분명히 하고 소송이 신청된 공판의 유형에 관해 분명히 하라. 변호사없이 자신이 주장 가능한 대부분의 소규모 법정에서, 당신은 가질 것을 선택할 수 있다. 다른 주의 법정에서 우리는 당신을 대변하는 변호사를 고용하도록 조언한다.

규정된 시간 범위 안에서 법정 소환에 응하는 것을 확실히 하라. 만약 당신이 응하지 못할 경우, 당신이나 가족구성원에 반하는 자동적인 판단이 제기될 수 있다. 채권자들은 겸손이나 불안으로 인해 법정 통지를 무시하는 대부분의 사람들에게 의존되어 있기 때문에, 소송에 간단히 응하는 것은 채권자로 하여금 소송을 중단하거나 수습하도록 이끌 것이다. 유사하게, 만약 당신이 소송에 대항하여 어떤 합법적인 방어를 가지고 있다면(예를 들어, 채권자가 계좌를 정리하기 위해 부분적인 지불을 받아들이는 데 동의하고 지금 약속을 어기고 있다), 법정에 대한 당신의 응답에서 그러한 방어를 확실히 제기하라. 그러한 방어를 제기하는 것은 충분한 심리에 대한 비용을 피하기 위해 함께 채권자에 대해 소송을 중단하거나 수습하도록 압력을 줄 것이다.

법정 판단이 당신 또는 가족구성원의 뜻에 반하여 제기되면, 특정 종류의 또는 재산의 양이 주 법률 아래 압수되는 것으로부터 면제를 고려해야 할 것이다. 대부금에 대한 담보로 제출하는 자산이 압류에 대한 명확한 주제가 될 것이다. 그러한 법정 판단 이후, 당신은 채권자와 지불 동의를 함께 작업할 수 있을 것이다.

## ▣ 파산 정리

일반적으로, 당신이나 도박중독자는 마지막 수단으로 파산 신청을 고려해야 한다. 그러나, 파산 신청이 어떤 이점을 갖고 있는 특정 상황이 있다. 만약 당신이 부채에 압도되고 적당한 시간 내에 상환할 가능성이 거의 없다면, 파산 신청은 채권자들에 의한 압류로부터 집이나 차와 같은 중요한 자산을 보호하도록 할 것이다. 7장의 파산(빚의 청산)은 대부분의 지불되지 않은 부채를 갚을 법적 의무를 자동적으로 제거할 것이다. 13장의 파산(부채 재편)은 연장한 기간에 걸쳐 정리된 방식으로 부채의 지불을 허용할 것이다. 많은 사람들이 자신들의 신용 등급에 대해 파산 신청의 영향을 두려워한다. 만약 당신 또는 가족 성원의 신용 등급이 이미 심각하게 손상되어 있다면, 이것은 덜 고려되어져야 한다. 비록 파산 신청이 10년 동안 당신의 신용 경력에 남아있지만(다른 채무 불이행 대부금에 대한 정보보다 3년 이상 긴), 역설적으로, 당신이나 가족구성원들이 신용을 다시 받는 것이 더 쉽다–당신이 합당한 주택을 갖고 있다면. 채권자들은 당신이 다른 두드러진 부채를 따르는데 압도되지 않을 것이라는 점을 알고 있을 것이다.

만약 당신이 7장의 영향을 받아 신청한다면, 채권자들은 또한 6년 동안 또 하나의 7장 파산 신청으로부터 당신이 방해를 받는다는 사실에 의해 안심을 할 것이다. 현재, 파산 법률에 대한 개정이 미국 의회에서 활발히 고려되고 있다. 비록 파산 신청이 비교적 단순하고 비용이 들지 않는 절차이지만, 당신은 그러한 단계에 착수하기 전, 가족의 특수한 재정 상황으로 인한 파산에 관하여 찬성 및 반대에 대해 변호사 또는 비영리의 전문적인 신용 상담가로부터 전문적인 최근의 조언을 받아야 한다.

## 신용 구축 또는 회복

가족이나 도박중독자의 도박에 관한 재정적인 영향을 다룰 때, 당신의 목적은 가능하면 도박중독자와 밀접하게 함께 일하도록 해야 한다. 만약 당신이 부채를 전부 갚고 재정 상황을 안정시키기 위해 함께 일할 수 있다면, 결국 당신은 신용 등급이 손상된 도박중독자와 다른 가족구성원의 신용 회복을 재구축하기 원할 것이다. 도박중독자가 도박을 계속하거나 책임있게 행동할 수 없는 상황에서, 당신은 당신 자신과 도박중독자 사이에 "재정적인 방화벽(firewall)"을 세우는 조치를 취할 필요가 있을 것이다.

만약 도박중독자가 무책임하게 행동한다면, 아마 그는 이미 현존하는 자산과 소득을 다 써버렸을 것이다. 따라서, 당신은 도박중독자와 분리된 독립적인 재정 신분증명서를 만들고 도박중독자가 초래할 미래의 부채를 위해 당신의 책임을 제한함으로써 미래의 가족 자산과 소득에 대한 도박중독자의 접근을 제거하는 데 초점을 맞추어야 한다.

만약 도박중독자가 성인의 나이에 도달한 자녀 또는 중 · 장년이라면 이것은 비교적 쉬워져야 한다. 성인 자녀와 중 · 장년은 그들 자신의 부채에 책임이 있다. 보통은, 그들은 가족 자산의 공동 소유자가 아니고 가족의 재정 계좌에 대한 직접적인 접근을 하지도 않는다. 도박 중독 남편 또는 부인을 가진 배우자에 대해, 분리된 재정 신분증명서를 만들고 확실하게 하는 것은 어느 정도 보다 많이 복잡할 수 있다.

대다수 주에서 배우자들은 서로의 부채에 대한 법적 책임이 있는 것으로 고려되지 않는다(예외로, 몇몇 주에서, 아동 양육 또는 건강 보호와 같은 가족 비용에 대해 입은 부채). 이러한 주에서, 배우자의 도박 부채는 실용적이고 독립적인 재정 신분증명서를 개발한 다른 파트너에 대한 장애로 이용되지 않을 것이다.

지역사회 주들 가운데 소수에서, 배우자들은 서로의 부채에 대해 책임이 있다. 지역사회 주들로 애리조나, 캘리포니아, 아이다호, 루이지애나, 네바다, 뉴멕시코, 텍사스, 그리고 워싱턴을 포함한다. 만약 당신이 이러한 지역사회 주에 살고 있고 배우자의 현존하는 부채에 대해 지불할 책임이 있을 경우, 독립적인 재정 신분증명서를 개발하는 것은 더욱 어려울 것이지만, 불가능한 것은 아니다. 가장 중요한 단계는 이 장에서 제시된 지침을 따라 부채 감소 조처를 시작하는 것이다. 만약 당신이 배우자가 진 미래의 도박 관련 부채에 대한 당신의 책임을 염려한다면, 우리는 당신이 변호사에게 조언을 구하도록 추천한다.

몇몇 배우자들은 그들의 배우자와 공동 계좌를 갖고 있지 않거나, 그들의 배우자가 전통적으로 가족을 위해 모든 재정 문제를 다루기 때문에 독립적인 신용 경력을 갖고 있지 않다. 다른 배우자들은 공동 계좌와 자신들의 고유명의 계좌 모두를 가질 수 있다. 만약 당신이 공동 계좌를 공유하고 도박 중독 배우자는 도박을 계속한다면, 미래를 위해 당신의 분리된 신용 신분증명서를 만들려는 책임이 있을 것이다. 모든 경우에서, 신용 있음을 개발하는 수단은 같다.

배우자처럼, 모든 가족 자산에 대해 공동으로 기록하는 것을 확실히 하라. 세 가지 주요 전국의 신용 보고 회사로부터 당신의 신용 기록에 대한 사본을 요청하고 오류 또는 낡은 정보를 수정하라. 이렇게 하는 세부 방법은 이 장의 끝부분에 있는 참조사항에서 이용가능하다.

다음 단계는 당신의 수표 및 저축 계좌를 새로 만드는 것이다. 전당포 업자와 함께 은행에서 소규모 대부금을 준비하라. 대부금의 목적에 관하여 정직하라; 당신은 좋은 신용 경력을 세우기를 원한다. 몇몇 은행에서는 당신과 함께 일하는 것을 마지못해하지만, 특히 당신의 저축 계좌에 대한 예금 형태로 담보를 제공할 수 있다면, 많은 은행들이 당신의 직업을 개발하는 데 관심을 보일 것이다. 일단 당신이 그 대부금을 갚아주면, 당신의 신용 기록에 관한 또 다른 사본을 획득하고 해당 은행이 당신의 지불을 보고한 것을 확실히 하도록 점검하라. 이제 당신은 소매점을 위한 신용 카드 또는 주요 가솔린 회사 가운데 하나로부터 카드를 획득할 수 있어야 한다. 그러한 카드에 대해 정기적으로 지불을 함으로써, 당신은 마스터 카드(Master Card) 또는 비자(VISA)와 같은 주요 신용 카드를 신청하는 위치에 놓일 것이며, 당신의 독립적인 신용 신원을 밝히는 데 가까워질 것이다.

특히 만약 당신을 지역 은행 임원이 알고 있다면, 당신의 수표 또는 저축 계좌를 보유한 은행을 통해 은행 신용 카드를 신청하는 것이 가장 쉽다. 만약 당신이 이러한 단계식 형성 과정에서 어떤 어려움을 경험한다면, 낙심할 것이 아니라 한 단계 또는 그 이상의 단계를 되풀이하라. 예를 들어, 당신은 제 2의 은행 대부금을 끄집어내거나 부가적인 신용을 획득하기 전에 지역의 소매 카드에 대해 정기적인 지불에 관한 보다 긴 경력을 만들 필요가 있다. 이 같은 과정은 도박 중독에서 회복하려는 청년 또는 중·장년을 위해 손상된 신용을 재구축하는데 이용될 수 있다.

## 지지와 전문가의 원조 발견

많은 사람들이 재정 위기를 빠져나갈 때 가족 밖에서 전문가의 지지와 조언을 구하려고 할 것이다. 재정 회복에 관련된 많은 업무들이 당신에게 익숙하지 않고, 연방과 주 수준 모두 이러한 영역에서 법과 규제들이 끊임없이 개정되기 때문에, 우리는 당신이 그렇게 하도록 권장한다. 신용 문제에 직면한 몇몇 개인들은 영리를 목적으로 하는 신용 회복 기관의 서비스를 이용하고 싶은 유혹을 느낀다. 이러한 기관들은 당신의 재정 회복을 돕고 신용 등급을 회복하도록 돕겠다고 약속하면서 매스컴과 인터넷에 널리 자신들의 서비스를 광고한다. 대부분의 상황에서 우리는 당신이 이러한 기관을 피하도록 권장한다. 몇몇 기관은 합법적이지만, 대부분의 다른 기관들은 그들이 청구하는 보수를 거의 정당화하지 못한다. 이러한 기관들 가운데 일부는 잘못된 설명 또는 명백한 거짓말을 하며 믿을 수 없는 운영을 한다. 만약 당신이 영리를 추구하는 기관을 통해 부채 상담을 하려고 선택한다면, 그 기관에 대해 어떤 불평이 쌓이면 조사하기 위해, 당신이 살고 있는 지역의 상위 비지니스 사무국이나 주정부 사무실 또는 소비자 연합 사무실(Office of Consumer Affairs)을 접촉하라.

또한 기관이 청구할 모든 보수와 그러한 보수로 당신이 받게 될 것을 정확하게 이해해야 한다. 지역사회에 기관 조회를 요청하고 당신과 함께 일하도록 선정된 신용 상담가의 훈련과 경험을 문의하라.

외부 원조를 구하기 위한 바람직한 대안은 국립 소비사 신용 기금(National Foundation for Consumer Credit)의 후원으로 당신이 살고 있는 지역에 운영되는 비영리 신용 상담센터에서 발견될 수 있다(NFCC). 이러한 기관들은 재정 관리 및 채권자와 일하는 것에 대해 확실하고 낮은 비용의 조언을 제공한다.

지역에서 NFCC 회원인 비영리 센터를 찾기 위해 "신용 및 부채 상담(Credit and Debt Counseling)"에 속하는 지역의 전화번호부책을 보라.. 또한 당신은 NFCC와 직접(1-800-388-2227 또는 웹에서 http://www.nfcc.org) 접촉하여 지역의 상담 센터를 찾을 수 있다. 미국의 신용 상담 센터(Credit Counseling Centers of America; CCC)는 전국적인 지역 사무실에서 무료 또는 낮은 비용의 부채 상담을 제공하는 NFCC 회원이다(1-800-493-2222 또는 웹에서 http:// www.ccc.america.com). 지역의 CCC 사무소는 부채 상환 계획을 수립하기 위해 당신과 당신의 채권자와 함께 일할 것이다.

또한 당신은 많은 지역사회 대학과 성인 교육 프로그램에서 개인별 재정 관리에 관한 저렴한 비용이 드는 과정을 찾을 수 있다. 게다가, 우리가 이 장(章)의 끝부분에서 추천하는 것을 포함하여, 그 주제에 유용한 좋은 책들이 많이 있다. 부가적인 자료를 위해, 지역의 공공 도서관에서 도서관 직원과 의논하라.

## 위기 너머의 재정 생활

도박 중독이 재정에 미치는 영향을 다루는 일은 정서적으로 스트레스가 많은 경험이다. 게다가, 재정 회복과 관련된 업무들 즉, 감소된 혹은 제한된 수입에 대한 예산 편성, 부채 상환 전략을 계획, 채권자와 법률 관련자와 접촉하고 협상, 기한을 연장한 재정 기금 조성은 도전적이고 시간을 낭비하는 것일 수 있다. 하지만, 재정 상황을 이해하게 되는 것과 그것에 정통하는 것은 장기간에 걸쳐 실질적인 이익을 가져올 수 있다.

당신은 가족의 재정을 관리함에 있어서 새로운 기술, 지식, 자신감을 개발하려고 할 것이다. 그러한 위기는 당신과 가족에게 당신이 돈을 벌고 소비하는 방법과 가족의 장기 재정의 우선 사항을 재평가하는 소중한 기회를 제공할 수 있다.

또한, 당신에게 인생에서 돈의 의미와 역할에 대해 당신이 가지고 있는 태도, 가치, 신념, 느낌들을 평가하고 어쩌면 바꿀 기회를 제공할 수 있다.

우리들 대부분은 돈이 우리의 선택과 결정에 영향을 미치는 강력한 방식과 돈에 대한 우리의 관계를 충분히 이해하지 못하고 인생을 살아간다. 당신과 가족은 이러한 위기들로부터 당신의 재정 관리가 보다 큰 삶의 목적과 우선 순위들과 확실히 맞추어진 보다 큰 그리고 현명한 확신을 나타낼 수 있다.

# 제10장 치 료

이 장에서는 임상 치료의 세계를 탐험하는 방법을 설명한다. 치료는 도박중독자의 동의를 필요로 하기 때문에(치료가 법원 명령인 경우 외에는), 이 장은 바로 도박중독자를 다룬다. 이 장에서, 우리가 "당신"이라고 표현할 때, 우리는 도박중독자를 주요 독자로 여기고 있는 것이다. 동시에, 이 장은 모든 가족구성원들에게 도움이 될 수 있다.

핵심은: 올바른 치료를 받고, 치료를 마쳐서 당신이 좋아지는 것이다. 그렇게 하기 위해 당신에게 필요한 것은:

- 당신이 도박하는 것을 변화시킬 필요성을 인식하고
- 그렇게 하도록 동기화되고
- 치료가 당신을 도울 적당한 기회라는 것을 믿고
- 올바른 치료를 받는 방법을 아는 것이다

우리는 성공적인 치료를 검토할 것이고 당신이 그러한 치료에 접근하기 위한 방책을 알려줄 것이다. 우리는 치료를 마친 사람들이 좋아진 것을 보여주는 조사연구를 개괄할 것이다. 이 조사의 결과물은 당신이 자신의 도박에 관해 틀림없이 전문가의 의견을 구하도록 권장할 것이다. 그러한 자문을 구하는 것은 그 다음에 변화하기 위한 당신의 동기를 점진적으로 증대시키도록 이끌 것이다. 변화의 필요성을 인식하는 것과 그렇게 하도록 동기화되는 것은 종종 당신 자신과 당신의 행동 그리고 당신의 삶과 당신 주변 사람들에 미치는 영향에 대한 주의 깊은 관찰을 필요로 한다. 아직까지는 그러한 인식이 대체로 절대적인 과정은 아니다. 아래의 방침을 시작하는 것은 중요한 첫 번째 단계이다(6장의 "변화의 단계" 부분을 보시오).

## 시작하기

오직 당신만이 변화할 시기를 결정할 수 있다. 당신을 걱정하는 사람들은 당신에게 권할 수 있고, 어쩌면 당신에게 영향을 미칠 수 있다. 그러나 그 결정은 당신의 몫이다. 아마도 도박 문제를 갖고 있는 많은 사람들처럼, 당신은 자신이 문제를 갖고 있다는 것을 인식하는 마지막 사람이 될 것이다. 아마도 당신은 이런 속담에 익숙할 것인데, 그것은 원래 약물 중독자들에 적용되었다: "그는 최악의 상태에 부딪힐 때만 도움을 얻으려 할 것이다." 아마 당신은 자신이 오늘 있는 곳보다 더 낮은 밑바닥을 상상할 수 있기 때문에 지금은 변화를 시도하는 시기가 아니라고 확신할 수 있다.

상당한 금액을 잃어버린 모든 사람들에 있어, 자신의 평생 저축을 잃어버린 사람들과 그 위에 집 또는 가족을 잃게된 사람도 있다. 몇몇 도박중독자들은 부랑 생활로 끝난다; 다른 사람들은 파괴적인 우울증에 압도되고, 결국, 자살에 이른다. 당신이 변화하려고 결심하는 순간은 당신에게 최악의 상태이다; 그것이 누구든지 상상할 수 있는 가장 낮은 밑바닥일 필요는 없다. 그 시기는 당신에게 달려있다; 우리는, 당신의 가족처럼, 당신이 더 늦어지기보다는 오히려 더 빨리 그것을 하도록 격려할 수 있을 뿐이다.

## ▣ 치료자 찾기

당신이 선택한 임상 기술, 훈련 그리고 경험은 성공적인 치료에 핵심 요소이다. 현재, 도박 중독을 다루도록 훈련받은 정신보건실천가는 거의 없다(Mello, Drebing, Federman, Krebs, et al. 1999). 당신이 그를 찾도록 돕는 것은 부록 A에 실려있는 다양한 도박전문 클리닉을 체크하는 것이다. 그들은 당신의 지역에서 당신을 경험있는 전문가에게 안내하도록 도울 수 있는 근처 센터들을 알려줄 것이다.

당신이 이전에 정신보건 치료를 받은 적이 없다면, 당신의 치료 선택을 통해 구분하는 것이 혼란스러울 수 있다. 이러한 점들은 당신이 경험하게 될 세팅과 당신의 임상의가 훈련받은 특정 분야를 포함한다.

당신이 궁극적으로 선택하는 임상의는 개별 실천, 집단 실천 또는 클리닉에 있을 것이다. 임상의가 적당한 훈련을 받고 당신을 필요로 하는 다른 자원-예를 들어, 약물치료를 위해 평가되어야 할-에 쉽게 보낸다면, 이러한 어떤 세팅도 좋은 선택이 될 것이다.

정신보건 임상의는 다른 훈련을 거친 다양한 분야의 출신이며 그들의 지위에 다음 사항을 포함한다.

- 심리학자는 대학원에서 심리학을 전공하고 직접적인 임상 훈련을 마쳤다. 대부분의 주에서 면허를 얻기 위해 그들은 박사 학위, 철학 박사 또는 심리학 박사 획득을 요구받는다.
- 정신과 의사는 의과대학을 마친 의학 박사이며 정신의학에서 전문의 실습 기간 프로그램을 마쳤다.
- 사회사업가는 대학원에서 사회사업을 전공하고 임상 영역에서 직접적인 훈련을 마쳤다.

• 상급 학위, 일반적으로 최소한 석사 학위, 직접적인 임상 훈련을 가진 간호사.

이렇게 다양한 전문가들 사이에서 당신이 어떻게 선택할 수 있는가? 무엇보다도, 당신의 지역에서 그 분야에서 면허를 가진 실천가를 선택하라. 비록 당신이 다른 분야에 비해 한 분야를 선호할 수 있지만, 도박 중독을 가진 특수 경험뿐 아니라 개인의 종합적인 훈련과 임상 경험을 상당히 강화할 것이다.

당신은 당신에게 적절한 임상의를 결정할 때 질문을 해봄으로써 정신보건서비스의 소비자로서 당신의 권리를 행사해야 한다. 잠재적인 임상의를 결정하는데 고려하기 위한 질문들에는 다음 내용이 포함된다:

1. 당신은 얼마나 오랫동안 현장에 있었는가?
2. 당신은 면허를 취득한지 얼마나 오래되었는가?
3. 당신이 평가한 도박 중독을 가진 개인은 몇 명인가? 당신은 몇 사람이나 치료했는가?
4. 당신은 다른 정신과적 서비스 또는 의료 서비스를 위해 나를 의뢰할 자원은 얼마나 갖고 있는가?
5. 약속은 몇 시간이나 가능한가?
6. 당신의 사례비는 얼마인가?
7. 보험에 관하여 당신의 정책은 무엇인가? 당신은 나의 보험 회사 또는 HMO(health maintenance organization)에 공인된 공급자인가? 그렇지 않으면, 사례비 조정은 어떻게 해결될 수 있는가?

## ▣ 평 가

모든 효과적인 임상 치료는 당신에게 주의가 필요한 다른 정신적인 문제가 있는지 사정하고 당신의 도박 이유와 동기를 찾기 위한 충분한 평가로 시작된다. 예를 들어, 치료에서 심각한 도박중독자에게는 매우 높은 비율의 우울증이 나타난다(연구에서 50퍼센트 또는 그 이상의 비율로 나타난다)(McCormick, Russo, Ramirez, & Taber 1984). 도박이 우울증 그리고 역으로 이끌 수 있기 때문에, 어느 것이 먼저 왔는지 구분하는 것은 어려울 수 있다. 그럼에도 불구하고, 우울증은 치료되어야 하며, 몇몇 사례에서 성공적인 우울증 치료는 도박 문제를 크게 돕거나 해결할 것이다.

비슷하게, 물질 남용, 주의력 문제, 그리고 불안 장애는 보통 사람들에서 보다 도박중독자들에서 보다 일반적으로 발견된다(3장을 보시오). 물론, 일반적으로 발견되는 것은 아니지만 다른 정신적인 장애가 도박과 함께 있을 수 있다. 치료의 맨 처음에 포괄적인 사정을 하는 것은 타당한 계획을 위해 지극히 중요하다.

당신을 도박하도록 자극하는 것을 이해하는 일은(3장을 보시오) 당신과 당신의 임상의가 대부분의 도박중독자들에게 유용한 것들과 함께 당신의 특수한 욕구에 특정 치료 구성 요소를 포함시키는 것을 가능하게 도울 것이다. 도박 중독 말기에서, 당신이 고통만을 경험하고 손실을 쫓는데 당신의 모든 시간을 사용하는 것처럼 보일 것이다. 그러나, 보다 일찍, 당신은 도박에서 약간의 이득을 얻는다. 당신의 임상의는 치료 초기에 당신과 함께 이것을 조사하기 시작해야 한다. 종종, 도박 동기는 강박관념(complex) 그리고 의식의 외부에 있다. 이러한 동기를 결정하는 것은 당신과 치료자에 의해 함께 진행되는 작업을 필요로 한다.

## 치료의 유형

도박중독자를 위해 이용 가능한 치료는 자조 집단, 다양한 형태의 정신치료; 입원 치료 프로그램; 그리고 약물치료를 포함한다.

## ▣ 자조 집단

도박중독자들을 위해 가장 오래되고 잘 알려진 자조 프로그램인 익명의 도박중독자 모임(Gamblers Anonymous; GA)은 전통적인 12단계 프로그램인 익명의 알코올중독자 모임(Alcoholic Anonymous; AA)을 모델로 한 것이다. GA는 전 세계적으로 15개국 이상에서 대표를 가진 미국과 캐나다 전역에 걸쳐 지부를 갖고 있다. 다른 12단계 자조 집단은 지방 또는 지역(a local or resional presence)을 갖고 있다. 게다가, 알아논(Al-Anon)(부록 A를 보시오)처럼 문제 음주자의 가족을 위해 개발된 프로그램 이후 다시 이를 모델로 한 도박 중독자의 가족과 친구들을 위한 프로그램— Gam-Anon—이 있다.

익명의 도박중독자 모임에서 병적 도박은 도박중독자가 도박을 아주 중단하지 않으면 점점 더 심각해지는 진행성 질병으로 간주된다. 회복을 달성하기 위해, GA 멤버들은 모임에서 매주 만난다. 대부분의 멤버들은 하나 이상의 모임에 참석하며 따라서 일주일마다 다수의 모임에 참석한다. 그 모임들은 12단계 회복 모델에 기반을 둔 안정된 구조를 따른다(익명의 도박중독자 모임의 12단계는 부록 A에 제공하고 있는 그들의 웹사이트에 나와 있다). 이러한 구조 안에서, 개별 모임은 모임 성원들의 선호에 따라 자신들의 고유한 방식을 갖고 있다.

모임에서는 상호 지지를 제공하며, 성원들은 스스로를 돕기 위해 모임에서 도박에 관한 자신의 이야기를 자세히 얘기하고 다른 사람들은 도박을 자제한 상태로 남아 있다. 멤버들은 또한 모임 사이에 도박 충동과 같은 문제를 의논하기 위해 다른 성원에게 전화를 하고, 오래된 멤버들은 새로운 멤버들이 도박을 자제하도록 돕기 위해 그들에게 "후원자"로 활동한다.

### 평가

GA에 참석한 개인들을 체계적으로 철저히 규명한 연구는 없다. 그러나, 한 가지 주요 연구에서 GA 모임에 최소한 두 번 참석한 사람들의 9퍼센트가 여전히 자제했고 2년 후에도 GA에 참석하고 있었다(Stewart & Brown 1988). 그러나, 연구자들은 GA에서 빠진 사람의 80퍼센트 이상이 도박으로 되돌아간 것인지를 알지 못했다. 그래서, 9퍼센트는 GA에 머물러 있으면서 자제하고 있는 사람들만을 나타낸다.

### 권고

확실히, GA 하나에만 참여하는 것의 효과성에 관한 지식은 제한되어 있다. 그러나, 실제에서, GA는 종종 치료의 다른 형태에 대한 보조와 사후관리로 이용된다. 이런 방식으로 GA에 참여한 사람들은, 임상증거에서 Brown이 발견한 15퍼센트 보다 훨씬 더 높은 성공률을 시사한다. 12단계 모델을 받아들일 수 있다는 점을 발견한 도박중독자들은 포괄적인 치료 프로그램의 일부로써 GA에 참여하고 다른 치료가 완성된 이후에도 GA를 지속한다.

## ▣ 정신요법

도박 중독을 위한 정신요법적 치료에 관한 몇몇 중요 유형은 정신역동적 치료, 행동 치료 그리고 인지행동 치료를 포함하여 연구되었다.

### 정신역동적 치료

정신역동적 치료는 정신분석을 만들어낸 프로이드(Sigmund Freud)의 연구에 기반하여 20세기에 정신치료를 위한 원칙이 마련되었다. 정신역동적 학파 내에서, 두 가지 주요 접근이 두드러진다. 1958년 버글러에 의해 검토된 첫 번째 관점은 현대 연구자들 사이에 제한된 지지를 받고 있다. 버글러(1958, 1970)는 도박중독자가 일상생활의 구속과 현실에 조화를 이루지 못하고 그렇게 함으로써 무의식적으로 어버이 상(像)과 조화를 이루지 못한다. 그런 반항이 금기사항이었던 이래로, 도박중독자는 이기려는 의식적인 소망보다 중요한 것을 잃어버리는 무의식적 소망을 일으키는 무의식적 죄책감을 갖는다. 따라서 도박중독자는 잃어버리도록 운명지워진 것이다. 치료는 도박중독자가 이러한 무의식적 패턴을 발견하고 그것에 이르게 하는 근원적 갈등을 해결하도록 돕는 것을 지향하고 있으며, 그것에 의해서 도박에 대한 충동을 경감하는 것이다.

로젠달과 러글(1994)은 다양하고 잠재적이며 근원적인 동기 요소를 인식하는 정신역동적 원칙들에 기반한 정신치료에 대한 포괄적인 접근을 주장하였다. 그들의 접근에 관한 완전함의 아이디어를 제공하기 위해, 그들은 도박중독자를 위한 보상 상태로써 활동 또는 흥분을 단지 언급하는 것으로 만족하지 않는다. 오히려 그들은 특정 도박중독자에서 흥분을 일으키는 특수한 근원적 동기에 주의를 기울인다. 그러한 이유들로 성공적인 도박이 도박중독자가 사랑받는다는 것을 의미하거나 그가 손실 없이 위태롭게 삶으로써 자극을 받거나 혹은 위기가 그의 삶에 의미를 제공한다는 것을 포함한다.

그들은 익명의 도박중독자 모임에 충실한 참여를 포함하여 도박을 중지하려는 적극적이고 실제적인 접근과 더불어 이렇듯 보다 깊은 심리적 요인들의 통합을 주장한다. 또한 그들은 이러한 원칙들이 "다른 치료들(지지, 인지-행동, 약물학, 12단계)과 완전히 조화" 되는 것을 지적한다(Rosenthal & Rugle 1994, p.24).

### 행동치료

행동 변화는 행동치료의 가장 중요한 목표이며, 가장 인간적인 행동은 세 가지 기본적인 방식으로 학습된다는 것을 인정하는 것이다. 첫째, 서로 밀접하게 일어난 사건들은 마음에서 연상된다. 고전적 조건화 현상은 자신의 개에게 종소리와 고기 냄새를 연상하도록 훈련시킨 파블로브가 보여주었다; 그 다음에 개는 종소리에 침을 흘리는 것을 배웠다. 둘째, 행동의 결과로서 일어나는 것은 무엇이든 그 행동의 빈도에 영향을 줄 수 있다. 이것이 조작적(또는 스키너 이론의) 조건화의 원칙이다. 많은 사람들은 음식으로 보상을 받기 위해 키(key)를 부리로 쪼는 스키너의 비둘기에 관해 생각한다. 도박의 세계에서 이에 대한 가장 잘 알려진 비유는 슬롯머신(slot machine)이다; 사람들은 돈으로 보상받기 위해 레버를 당긴다. 셋째, 다른 어떤 종(種)보다 인간은 다른 사람들을 지켜봄으로써 배운다. 이것은 역할 모델의 중요성을 강조하는 것이며 가족과 동료 집단 내에서 행동의 유사점을 설명하는 데 유용하다. 예를 들어, 도박중독자의 자녀는 도박중독자가 될 가능성이 높다.

행동치료가 먼저 도박 중독 문제와 씨름할 때, 주요 개입은 혐오 치료이다. 모의 도박 상황(즉, 카드놀이를 하거나 모의 카지노 상황에서)에서 도박중독자는 그(또는 그녀)가 막 내기를 걸 때 가벼운 전기 충격을 받는다. 이것은 고전적 조건화에 기반한, 도박중독자에게 도박이 부정적이거나 괴로운 이미지라고 연상하도록 이끄는 불쾌한 자극—전기 충격—과 연관된다. 비록 이러한 치료가 일부 성공—다수의 연구들이 결합될 때 대략 40퍼센트 전반적인 향상 비율(Walker 1992) —을 가져왔지만 그것은 동등하게 또는 더욱 효과적인 그리고 논쟁을 덜 일으키는 치료를 위해 최근 15년 동안 대부분 중단되었다.

보다 최근에, 오스트레일리아의 연구팀(McConaghy, Blaszczynski, & Allcock 1988)은 도박에 대한 생각이 자극될 때 "행동 완성 기제"가 일어난다는 가설에 기반을 둔 치료를 조사하였다. 이렇게 함으로써, 그들은 도박을 상기하는 어떤 자극도 각성을 가라앉히기 위해 도박으로 사람을 몰아가는 도박중독자에서 각성 또는 흥분 상태를 일으킨다는 것을 뜻한다. 만약 도박중독자가 도박 자극물(복권을 판매하는 편의점에 있을 때)에 흥분하지 않고서 반응하도록 배울 수 있다면, 도박을 하게 하는 압력은 없을 것이다. 이 치료에서, 도박중독자는 그러한 자극에 대한 반응에서 긴장을 풀거나 심지어 지루하게 느끼도록 배울 것이다.

## 인지-행동치료

그 명칭이 의미하는 바에 따라, 인지-행동치료 또는 CBT는 행동뿐 아니라 인지 또는 사고에 초점을 둠으로써 행동 치료에 의거한다. 포괄적인 CBT 접근은 사고, 감정 그리고 행동을 고려하고 각각은 다른 것들에 영향을 미친다고 인식한다. 변화의 기제는 정서 상태뿐 아니라 이러한 것들에서 결과로서 일어나는 개선과 더불어 주로 사고와 행동 모두의 검토를 통한다.

캐나다의 연구팀(Sylvain, Ladouceur, & Boisvert 1997)은 대부분의 사람들이 도박에 관해 나타내는 것이지만 도박중독자에서 대체로 더 많이 진술되는 비합리적 사고에 초점을 둔 도박 중독의 치료에 대한 흥미진진한 특별한 구성 요소를 개발했다. 이러한 비합리적 사고에 대해 두 가지 핵심적인 요소가 있다: 도박중독자의 잘못된 신념과 통제(control)에 관한 착각.

**도박중독자의 잘못된 신념.** 이러한 잘못된 신념은 과거 사건이 미래의 임의적인 사건에 영향을 줄 것이라는 틀린 확신이다. 예를 들어, 정당한 룰렛 경기에서, 연속적으로 빨간색이 다섯 번 나오면 그 다음에 많은 사람들은 이것이 바퀴의 다음 회전에 영향을 줄 것이라고 생각할 것이다. 흥미롭게도, 몇몇 사람은 빨간색이 "운이 닿은"것을 뜻하며 곧

뽑힐 것이라고 생각하고, 다른 사람들은 빨간색이 갈 때까지 갔다고 생각하고 뽑히지 않을 것으로 생각한다. 사실, 룰렛 바퀴는 기억하지 못한다; 마지막 다섯 번의 회전에 일어난 것은 다음 회전에 아무런 관련이 없다. 모든 회전은 독립적이고 임의적이다. 우리는 경험으로부터 배우기 때문에, 과거에 기반을 두고 미래를 예측하려고 노력하는 것이 우리들에게는 자연스럽다. 그러나, 임의적인 사건이 있을 때(대부분의 도박 활동을 포함하여), 과거의 경향은 미래에 영향을 주지 못한다. 상당한 양의 돈을 내기에 걸고 이런 잘못된 신념에 기반하여 잃게 된다.

**통제에 관한 착각**. 이것은 우리가 실은 통제력이 없는 사건에 대해 영향을 미치려는 것에 관한 생각이다. 다시 한 번, 철저히 프로그램에 의한 학습 기제는 우리가 우리 자신의 행동을 우리 주변에서 일어나는 사건과 연관시키도록 돕는다. 대부분의 시간 동안, 이것은 우리에게 잘 이용된다. 그러나, 그것은 또한 많은 미신적인 행동의 기초에 놓여있다. 예를 들어, 야구 선수가 야구장에 가는 도중에 항상 스텝을 밟는 것과 같은 미신적인 의식을 개발하는 것에 관해 널리 알려져 있다. 도박중독자들은 종종 자신들이 하는 것이 도박을 하는 동안 그 결과에 영향을 미친다고 믿는다. 예를 들어, 그들은 승리의 기회를 증가시키기 위해 특정 방식으로 슬롯머신의 레버를 당기거나 주사위를 던진다. 다시 한 번, 그런 사고는 도박중독자에서 훨씬 더 두드러지고 강렬하다.

비록 도박중독자의 잘못된 신념과 통제에 관한 착각이 일반적인 형태를 갖지만, 그들은 각각의 도박중독자에서 특정 방식으로 존재한다. 그러므로, 캐나다 연구팀(Sylvain, Ladouceur, Boisvert 1997)은 도박중독자들이 사실적인 모의 도박 기간 내내 여섯 시간 동안 그들의 생각을 테이프에 기록하도록 했다. 따라서, 그들은 도박중독자가 비합리적으로 생각하는 특정의 구체적인 패턴을 발견한다. 이러한 정보를 연구하며, 그들은 이러한 각각의 비합리적 사고를 평가하고 직면하기 위한 단계적인 프로그램을 개발한다. 도박중독자들이 마지막 낙천주의자("last optimist")라고 부른 이후로(Bergler 1958, 1970), 이러한 비합리적 사고를 직면하는 것은 이전에 그렇게 체계적으로 개발되지 않았던 치료의 핵심 요소이다. 게다가, 이 연구팀은 또한 포괄적인 치료의 일부로써 문제-해결 기술, 재발 예방 기법, 그리고 사회 기술을 가르친다.

### 평가

1958년, 버글러는 정신역동적 정신치료에서 평가했거나 치료했던 대략 160명의 환자들에 대한 자료를 발표하였다. 오늘날보다 그 당시에 조사 기준은 훨씬 더 요구가 적었으며, 그의 연구는 결과에 대해 신뢰를 갖고 해석하는 것을 어렵게 하는 기술적 결함이 많이 포함되어 있었다. 예를 들어, 그의 치료 표본은 도박 문제를 갖고 있지만 자신의 모든 재산을 다 써버리지 않은 치료 동기가 높은 사람들로 사전에 선택적으로 구성되었다고 본다. 이러한 집단의 사람들 내에서, 치료를 마친 사람들은 훌륭한 성공 가능성(57퍼센트)이 있다. 불행하게도, 버글러의 연구는 장기간의 정신역동적 정신치료를 받은 도박중독자로 구성된 알맞은 크기의 표본에 관한 결과를 보고하기 위한 자료일 뿐이다. 로젠달과 러글(1994)의 정신역동적 모델은 도박 중독을 치료하기 위한 현대의 접근과 보다 많이 일치한다; 그러나, 그것의 효과성에 관해 잘 정리된 연구는 없다.

도박 중독에 관한 현대의 행동치료는 치료를 마친 개인과 더불어 좋은 결과를 보여준다. 대략 이러한 사람들 가운데 3분의 2가량이 도박을 완전히 중단하거나 그 다음 치료 2년에 걸쳐 수용가능하고 통제된 방식으로 도박하는 방법을 배운다.

캐나다 연구팀에 의해 개척된 통합적인 인지-행동치료는 치료를 마친 사람들과 더불어 매우 좋은 결과를 보여주었고 일 년이 지난 사후 조사에서 찾아낼 수 있었다. 이러한 선택 집단 사이에, 88퍼센트는 성공적으로 도박을 중단하였다.

## 권고

이러한 치료 방법들을 충분히 과학적인 엄밀성을 가지고 서로 비교하는 것은 불가능하다. 치료 결과에 관하여 정확한 비교는 환자들이 임의로 다른 치료에 할당되는 임상 실험을 필요로 한다. 이러한 연구들은 아직 행해지진 않았다. 이럭 저럭하는 동안에, 당신이 어느 치료를 따를지 어떻게 결정할 수 있겠는가?

그 연구에 관한 우리의 검토와 우리의 경험으로 포괄적인 인지-행동치료가 많은 도박중독자들에게 가장 효과적인 방법이 될 것이라는 점을 제안한다. 게다가, 당신이 익명의 도박중독자 모임과 같은 12단계 프로그램을 받아들일 수 있다는 점을 발견한다면, 많은 사람들이 이러한 집단들로부터 재발에 대해 부가적인 지지와 보호를 누린다는 점을 염두에 두게 될 것이나.

그러나, 치료를 위해 당신이 선택한 정신치료 학파 보다 더욱 중요한 요소들이 있다. 이러한 치료를 평가할 때, 치료를 마친 사람들에 관한 결과를 보고한 것이라는 사실을 이탤릭체로 하였다. 사실, 치료를 시작하고 마치는 것이 당신이 정신역동적, 행동, 또는 인지-행동치료 어느 것을 선택하는 것 보다 성공하는데 훨씬 더 중요하다. 치료를 마치는 것은 당신이 회복되는 것에 관한 기회를 두 배 또는 세 배로 늘리는 것으로 보인다. 대조적으로, 다른 접근들의 이익은 아마 10에서 20퍼센트 사이로 훨씬 더 적은 정도로 다르게 나타난다. 이와 같은 결과는 정신치료 문헌에서 반복적으로 발견된다. 다양한 치료 접근들은 종종(항상은 아니지만) 동등하게 효과적이다. 그러나, 치료를 시작하고 마치는 것은 누군가가 회복하는 방식에 상당히 큰 영향을 미친다.

요약해서, 비록 우리의 검토에서 인지-행동 치료를 지지하지만, 경험있는 임상의와 치료를 시작하고 마치는 것이 당신이 선택한 이론적 접근 보다 훨씬 더 많이 중요하다. 그 점을 염두에 두고, 당신은 정신역동적 치료 또는 행동치료를 확실히 선택해야 할 것이다. 정신역동적 치료는 정신병적 장애와 특히 심리학적 통찰 쪽으로 오리엔테이션 되어 있는 삶에서의 문제를 가진 다수의 사람들에게 임상적으로 효과적이다. 통찰 지향적인 접근(자신의 내부와 때때로 무의식적인 동기를 살펴본다)이 당신을 이끈다면, 당신은 도박 중독에 대해 전문 지식을 가진 정신역동적으로 오리엔테이션 된 치료자를 만나기를 원할 것이다.

## ▣ 입원환자 치료 프로그램

역사적으로, 도박 중독을 위한 입원환자 치료 프로그램은 매우 드물었다. 오늘날, 대체로 입원환자 보호와 특히 물질남용을 위한 입원환자 치료는 줄어드는 쪽으로 움직임이 있으며, 특히 도박 중독을 위한 많은 입원환자 치료 프로그램은 언제든지 이용이 가능하게 될 것 같지 않아 보인다.

미국에서 가장 오래되고 장기간의 연속적인 입원환자 프로그램은 오하이오주 브랙스빌에 있는 재향군인회 의료센터에서 1972년에 시작되었다. 치료로 정신교육, 집단 치료, 재정적인 회복에 대한 관심, 그리고 익명의 도박중독자 모임을 포함한다. 한 가지 사후 연구에서 치료를 마치고 6개월 때 접촉가능했던 사람들 가운데 약 55퍼센트가 도박에서 자유로운 상태로 남아있었다는 것을 보여주었다. 입원치료를 위해 입원한 사람들은 심각한 도박 중독을 갖고 있을 가능성이 있고, 이 점이 가망 있는 결과이다.

비록 도박 중독을 위한 입원환자 프로그램이 극히 적지만, 당신에게 개방된 것을 찾기 위해 당신의 지역에서(부록 A를 보시오) 반복적인 도박에 대한 전문센터들을 찾아볼 수 있다. 입원 치료가 다른 이유들(예를 들어, 우울증 또는 물질 남용)로 필요한다면, 이러한 지역에서 당신의 도박 중독에도 주의를 기울이고 전문으로 다루는 프로그램에 등록하는 것을 고려하라.

## ▣ 약물치료

도박 중독 치료를 위한 약물치료 연구는 초기 단계에 있다. 알코올 남용의 치료에서 갈망을 줄이기 위해 사용되는 약물인 날트렉손(Naltrexone)은 도박 중독에도 여러 사례에서 시도되어 왔다. 두 가지 보고서는 이러한 약물치료로 초기의 개선과 더 깊은 조사의 필요성을 시사한다(Crockford & el-Guebaly 1998; Kim 1998).

세로토닌 재흡수 억제제(SRIs)로 알려진 약물의 일종인 플루폭사민(Fluvoxamine) 판매명 루복스(Luvox)는 도박 중독을 가진 10명의 환자 표본에 통제되지 않은 실험에서 테스트를 받았다. 이 환자들 가운데 일곱 명이 8주 기간의 끝에 유의미한 향상을 보였다. 이 연구는 예비 연구이지만, 저자들의 견해는 플루폭사민(fluvoxamine)과 다른 SRI 약물치료의 효과에 관하여 보다 충분한 연구를 필요로 하였다(Hollander, DeCaria, Mari, Wong, et al. 1998).

### ∷ 평가

도박 중독을 위한 약물치료의 효과에 관한 연구는 매우 초기 단계에 놓여 있다. 예비 증거는 플루폭사민(fluvoxamine)뿐 아니라 날트랙손(Naltrexone)과 다른 SRIs가 더 깊이 연구할만하다는 것을 시사한다.

### 권고

도박 중독은 예를 들어, 우울증, 물질 남용 그리고 주의력 결핍 장애와 같은 다른 장애들과 종종 연관된다. 이와 연관된 장애들 가운데 일부는 약물치료에 매우 반응이 좋다. 게다가, 도박 중독이 가족 내에 유전한다는 사실(3장을 보시오)은 일부 개인이 도박을 하는 생물학적 경향(반드시 관련된 장애는 아니지만)을 갖고 있다는 점을 시사한다. 따라서, 약물치료가 당신의 상황에 적절한지를 결정하기 위하여, 필요하다면, 정신의학적 상담을 위해 당신을 보낼 수 있는 유능한 임상의와 함께 치료를 찾으시오.

## 치료 목표

당신의 도박을 변화시키기 위한 결정은 한 가지 중요한 질문을 제기한다: 당신이 도박을 전부 중단해야 하는가 또는 당신은 통제된 방식으로 도박을 조금씩해도 되는 것인가? 우리는 이것이 재발을 조장하는 상황에 당신이 노출되는 것을 줄일 것이기 때문에 당신이 도박을 완전히 중단할 것을 강력히 권고한다. 우리는 도박이 당신에게 다른, 보다 건설적인 방식으로 제공하는(예를 들어, 일시적으로 불안을 감소시키는) 이익을 얻으려고 시도해야 한다고 믿는다. 비록 현재 도박을 절제하는 것이 통제된 도박 보다 더 나은 장기 결과를 제공한다는 것을 증명하는 연구는 불충분하지만, 다른 중독 장애에 관한 많은 양의 연구문헌과 결합된 우리의 임상 경험은 도박을 절제하는 것이 보다 현명한 과정이라는 점을 시사한다. 만약 당신이 자신의 초기 목표로 통제된 도박을 추구하기로 결정한다면, 우리는 당신이 자신의 한계가 무엇인지 정확하게 글로 적어놓도록 제안한다. 얼마의 시간 동안 당신이 얼마나 자주 도박을 할 것인가? 당신이 내기에 거는 돈은 최대 얼마로 할 것인가? 하루, 한 주 또는 한 달에 대해 당신의 최대 손실액은 얼마로 할 것인가? 만약 당신이 조절할 수 있다고 생각하는 한계 내에서 머무르기 위해 노력하고 그리고 나서 그러한 한계를 초과한다면, 통제된 도박은 이 때 당신에게는 가장 적절한 것이 아닌 것이다.

당신의 도박 습관과 그와 연관된 질병과 붕괴를 바꾸는 것이 치료의 주요 목표가 될 것이다. 목표에 도달하기 위해, 당신은 아마도 당신이 선택한 치료의 종류가 무엇이든 간에 그 방식을 따라 몇 가지 부가적인 하위 목표를 달성해야 할 것이다. 치료에 관한 당신의 생각을 돕기 위한 하위 목표들 가운데 몇 가지에 관한 개관이 있다.

## ▣ 동시에 일어나는 장애를 치료하기

동시에 일어나는 장애의 성공적인 치료는 예를 들어, 우울증 또는 주의력 결핍 장애를 가진 개인들에게 때때로 해당하는 도박 행동에서 극적인 변화를 가져온다. 다른 장애를 무시하는 한편 도박에 과도한 초점을 두는 것은 대체로 도박에서의 성공적인 변화 가능성을 제한한다. 초기에 도박이 중단된 사례에서 조차, 개인이 만약 물질 남용과 같은 다른 장애들이 치료되지 않은 채 남아있을 경우 재빌할 가능성이 더욱 높다. 당신의 임상의에게 개방하라; 당신의 다른 문제에 관해 그(또는 그녀)에게 이야기하라. 당신의 임상의는 당신을 판단하기 위해서가 아니라 당신을 돕기 위해 그곳에 있다는 사실을 명심하라. 당신의 마음을 무겁게 하는 것을 드러내는 것은 당신과 당신의 임상의가 치료를 위해 훌륭한 계획을 하도록 도울 것이다.

## ▣ 다른 방식으로 도박의 이익을 얻기

아마도 당신은 일시적으로라도 자신의 문제를 잊고 불안을 제한하기 위해 도박을 할 것이다. 당신의 불안을 다루는 것, 그리고 향상된 불안

조절과 문제 해결 기술을 개발하는 것은 당신에게 도박보다 더 많은 유익을 제공할 것이다. 만약 도박이 당신을 사교적으로 만든다면, 치료는 당신이 자신의 사회적 욕구를 보다 건설적인 방식으로 충족하도록 도울 수 있다. 아마도 당신은 새로운 사람을 만나는 것이 어렵다는 것을 발견한 수줍어하는 사람일 수 있다. 당신과 당신의 임상의는 당신의 사회적 접촉을 제한하는 장애물을 극복하기 위해 함께 작업할 수 있다.

## ▣ 책임을 지는 것

인간의 모든 발달 단계에서 성장은 그가 속한 세계에서 역할과 자신의 행동 결과에 대한 책임감이 증가한다는 것을 의미한다. 아동이 어른으로 성장할 때, 그들은 자신들의 결정과 행동이 자신의 삶과 다른 사람들의 삶에 미치는 영향을 포함하여, 스스로 증가된 책임을 지는 것이다. 성숙 과정이 책임의 증가를 포함한 이래, 당연히 성숙과 성장을 촉진하는 정신치료는 이것을 목표로 가질 것이다. 따라서, 행동에 대한 책임을 지는 것은 도박 중독에 있어서 핵심적인 치료 목표가 된다.

당신이 자신의 도박 중독에 대한 책임을 연습하기 시작할 때, 당신은 동시에 당신의 행동이 당신의 가족에게 얼마나 영향을 미쳤는가에 대한 증가된 인식을 발견할 것이다. 당신의 가족이 얼마나 많은 영역에서 어느 정도로 영향을 받는가 하는 것은 당신의 도박 중독 정도와 기간에 좌우될 것이다. 그것은 재정, 신뢰, 그리고 의사소통에 손해를 입힌다. 가족 내에 걱정과 갈등을 증가시킨다. 그것은 별거 또는 이혼과 같이, 가족 구조의 극적인 변화에 한 원인이 된다.

도박 중독이 가족 내의 어려움에 대해 유일한 책임이 있다는 것을 말하는 것은 아니다. 이러한 방식 가운데 일부 또는 모두 당신의 가족에 영향을 미친다는 것을 이야기하는 것이다.

이러한 영역에서 당신의 역할에 대해 책임을 지는 것은 당신이 즉시

일(things)을 조정해야한다는 것을 뜻하지는 않는다. 정말, 많은 일들이 곤경에 대해 쾌히 받아들여지지 않는다. 그럼에도 불구하고, 당신의 역할에 대한 책임을 수용하고 신뢰와 더 나은 의사소통을 재건하기 위해 함께 노력하는 데 자신을 바치는 것은 당신의 가족에게 유용할 뿐 아니라, 자신의 치유와 성장을 촉진할 것이다. 호의와 이러한 이슈들을 이해하려는 의도를 가지고 가족구성원들과의 대화 유지를 시작하는 것은 유용할 것이다. 그러한 논의는, 심지어 가장 좋은 의도를 가지고 있을 때조차, 고통스러울 수 있기 때문에 가족 치료는 이러한 어려운 이슈들을 뚫고 당신을 안내하는 데 유용하다.

당신의 도박에 관한 재정 충격에 대해 책임을 지는 것은 특별한 주의를 필요로 한다. 당신의 재정적 어려움을 해결하는 것은 도전을 제공할 것이다. 게다가, 재정적 이슈는 손상된 많은 관계들을 갖는다; 보다 광범위한 당신의 관계 맥락에서 재정적 측면에 대해 책임을 지는 것은 치유를 촉진시킬 것이다.

책임을 수용하는 것이 경향, 초기 학습, 또는 현재 상황과 같이 다양한 힘들이 당신의 도박을 촉진한다는 사실을 모호하게 하는 것은 아니다. 그러한 요소들이 당신의 행동에 대해 책임이 지워져야 하는 것은 아니지만(6장의 "균형잡힌 책임 모델"을 보시오) 어떻게 그리고 왜 당신의 도박이 전개되었는지 이해하는데 유용하다.

## ▣ 도박에 관한 비합리적 신념을 수정하기

도박중독자들이 도박에 대해 알고 있는 만큼 도박을 아는 사람은 없다. 당신은, 배짱으로 도박 생활의 최고점과 최저점을 안다; 당신은 강렬함을 느끼고, 어떤 큰 것을 향하고, 추적한다. 당신은 도박 링고(lingo)를 이해한다. 당신은 도박하는 사람의 유형과 당신이 하는 도박의 유형을 좌우하는 사회 규칙을 안다. 이러한 방식과 직접적인 경험을 다루는 다른 방식으로, 아무도 당신과 같을 정도로 도박을 알지 못한다. 이 영역에서 당신의 경험 때문에, 많은 도박중독자처럼, 당신은 도박에 관한 당신의 지식과 생각이 개선의 여지를 남겨두는 영역을 인식하는 데 어려움을 가진다.

전형적으로, 도박중독자들은 앞에서 논의한 도박중독자의 잘못된 신념과 통제에 관한 환상을 포함하여 도박에 관해 잘못된 믿음을 갖고 있다. 포괄적인 치료 프로그램은 당신이 이 점을 이해하도록 도울 것이다. 당신의 임상의는 당신과 함께 다음과 같은 질문을 고찰함으로써 이러한 영역을 검토한다:

1. 당신이 하는 도박 활동은?
2. 이러한 것들 가운데 어느 것이 기술(단순한 행운이 아니라는 의미)의 요소를 갖고 있는가?
3. 이러한 활동 가운데 내기를 위해 당신이 갖는 방식(또는 방법)이 있는가? 당신은 승리의 기회를 증가시키기 위해 특별한 습관 또는 의식을 사용하는가?
4. 당신은 왜 이 방식을 사용하는가? 그것이 당신의 승리 기회를 향상시키는가?
5. 당신은 때때로 맞힐 듯하거나 빗나간 행운을 만나는가? 당신이 이것을 결정하는데 이용하는 증거는 무엇인가? 어떤 게임에서 이것이 일어나는가? 당신이 맞힐 듯하거나 빗나간 행운을 경험 중인 느낌은 당신의 게임에 영향을 미치는가?

만약 당신이, 대부분의 도박중독자들처럼, 완전히 논리적이지 않은 도박에 관한 믿음을 갖고 있다면, 이와 같은 질문들은 당신으로 하여금 결정할 수 있도록 도울 것이다. 기억하라, 우리는 경험으로부터 배우고 그 세계에 대한 이해를 하도록 모든 것을 계획한다. 이것은 우리가 그 시간의 대부분을 성공하도록 허용하는 학습 과정을 깊이 뿌리박히게 하는 것이다. 그러나, 그러한 깊이 뿌리박힌 믿음이 무작위적 사건에 적용될 때, 도박에서 일어나는 것처럼, 이 과정은 중대한 어려움을 야기하며 우리를 타락시킬 수 있다. 만약 당신이 완전히 논리적이지 않은 기회 게임에 관하여 일부 믿음을 갖고 있다면, 그러한 믿음을 인식하는 것은 도전적인 이슈들에 직면하는 준비를 나타낸다. 그러한 인식은 이러한 생각을 수정하는데 첫 번째로 중요한 단계이다.

당신이 어느 게임을 할지 결정하는 것은 게임의 기회(부록 B를 보시오)이며 논리적 기반이 결여된 게임의 기회에 당신이 적용하는 체계, 방법 또는 습관 아래 그러한 생각을 확인하도록 도울 것이다. 부분적인 기술의 게임에서 조차, 모든 방식과 방법들이 논리적으로 기초가 형성되어 있는 것은 아니다. 긴 안목으로 보면, 당신은 비교적 더 자주 이길 때와 당신이 비교적 더 자주 잃을 때가 있을 것이다. 많은 사람들은 이러한 것들을 유망하거나 빗나간 가능성이라고 부르기를 바란다. 그러나, 이러한 "가능성" 동안의 주어진 지점에서, 그들은 게임의 기회에서 다음에 일어날 일을 예측하지 못한다는 것을 유의하라.

당신이 가능성의 근거(부록 B를 보시오)를 이해하도록 돕는 치료는 또한 당신이 도박에 관한 비합리적 신념을 확인하고 수정하도록 도울 것이다.

## ▣ 당신의 기술을 증가시키기

다음 네 가지 핵심 영역은 도박 중독자가 그의 습관적인 행동을 조절하고 통제하는 데 성공할 기회를 크게 증가시킨다.

## 감정 조절

도박중독자는 불안, 슬픔, 그리고 분노를 포함하여 부정적인 감정에서 벗어나기 위해 종종 도박을 한다. 도박 중독이 다음에는, 증가된 불안과 우울증으로 이끈다. 이러한 감정 상태를 조절하도록 배우는 것은 도박의 이유와 도박의 고통스러운 결과 모두를 최소화하는 데 가장 중요하다.

치료는 당신이 정서적 불안을 관리하도록 도울 수 있다:

- 불안의 발생을 제한하거나 막음으로써
- 불안의 강도와 기간을 가라앉히거나 줄임으로써; 그리고
- 그러한 불안에 대해 당신의 인내력을 증가시킴으로써.

5장에서, 인지-행동 모델은 당신의 가족구성원들이 겪고 있는 정서적 고통에 대처하도록 도울 수 있다는 것을 소개하였다. 그 장에서는, 정서적 고통을 제한하고 가라앉히기 위한 기법들에 대해 간략한 소개가 있었다. 5장을 읽는 것이 당신에게 유익하다는 것을 발견할 것이다. 물론, 이 자료는 단지 서두일 뿐이다. 좋은 치료 프로그램은 보다 철저히 당신의 삶 가운데 이 영역을 목표로 할 것이다.

## 문제 해결

당신은 직업을 구하는 것, 재정적인 어려움에 대처하는 것, 적절한 치료 제공자를 찾는 것, 또는 건강 문제를 다루는 것과 같이 다양한 문제들에 직면할 가능성이 높다. 비록 문제 해결이 배울 필요가 없는 것처럼 들리겠지만, 치료는 당신이 이러한 영역에서 보다 숙달되도록 도울 수 있다. 문제 해결에 관한 한 가지 효과적인 접근은 다섯 가지 단계로 구성된다(D'Zurilla & Goldfried 1971).

1. **문제 정의** : 정확하게 하시오. 특정 문제는 특정 결과로 끝난다.

그 해결책이 더 이상 문제가 되지 않도록 바꿀 필요가 있는 것을 규명하시오.

2. **브레인스토밍** : 당신이나 다른 사람들이 상상할 수 있는 가능한 많은 해결책을 적으시오. 처음에 비현실적으로 보이는 것조차도, 지금은 어떠한 생각도 버리지 마시오.
3. **해결책 선택** : 각각의 가능한 해결책에 관한 모든 결과-좋고 나쁜-를 적으시오. 가장 좋은 균형을 가져오는 해결책을 고르시오.
4. **행동** : 당신이 선택한 해결책을 실행하도록 계획을 세우시오. 당신은 지금 그 이상의 도움을 획득하거나 부가적인 기술을 얻어야 한다. 가능한 장애물을 고려하고 그러한 장애물 극복을 염두에 두고 당신의 계획을 시연하시오. 당신의 계획을 실행하시오.
5. **결과 평가** : 당신의 행동이 그 문제를 해결했거나 또는 부분적으로 해결했는가? 만약 당신의 해결책이 효과가 없었다면, 그 과정에서 배우도록 노력하시오. 이러한 부가적인 지식을 가지고, 당신은 보다 초기의 단계(2단계 또는 3단계)로 되돌아 갈 수 있으며 당신의 해결책을 개선할 수 있다.

## ⁙ 대인관계 기술

대인관계 문제는 당신이 직면하는 가장 괴로운 어려움 가운데 하나이다. 당신은 직장 동료뿐 아니라 인접한 사람들과 확대 가족 및 친구들과 관계를 개선해야 한다. 그러한 과업은 가장 만족스러운 결과에 도달하기 위해 당신이 특정 대인관계 기술을 가지고 감정 조절과 문제 해결 기술을 결합하는 것을 필요로 한다. “대인관계 기술”은 광범한 용어이며 당신이 친밀한 사람들에게 안부를 전하는 방식으로부터 행동의 범위를 드러낸다. 당신은 자신의 삶을 통해 많은 대인관계기술을 획득했지만, 심지어 가장 뛰어난 사람들조차 종종 이 영역에서 향상을 위한 여지가 발견된다. 치료가 유용할 수 있는 두 가지 핵심 영역은 명확하게 의사소통하는 것과 공격적이지 않으면서 주장적인 것이다.

7장에서, 우리는 당신과 가족 성원의 대화가 안정되도록 돕기 위하여 분명한 의사소통에 관한 정보를 제공한다. 당신의 입장을 분명히 이야기하고 주의 깊게 듣는 방법을 소개한다. 당신은 이 영역에서 그 이상의 발전을 위한 출발점으로 이 자료를 검토해도 좋을 것이다.

사람들은 종종 공격적으로 되는 것 또는 주장적으로 되는 것에 압도되는 것을 혼동하며, 수동적이지 않은 방식으로 성공하는 것은 반드시 주장적이라고 믿는다. 그들은 주장적 행동이 수동적인 행동과 공격적인 행동 사이의 중간 지점을 차지한다는 것을 눈치채지 못한다. 주장적 행동은 누군가의 견해, 의도, 필요하면, 직접적이지만 위협적이지 않은 방식으로 누군가의 감정을 나타낸다. 공격적인 행동은 또 다른 사람의 물리적 또는 심리적 상태에 대해 위협적이며 종종 역효과가 나타난다. 비록 공격성이 다른 사람들에게 복종하도록 하지만, 그것은 오래 끄는 분노를 남기고 장기적인 관점에서 공격자의 목적을 훼손할 수 있다. 따라서, 매우 힘이 있는 사람들은 주장 기술을 배울 필요가 있으며 그 결과로 그들은 자신들의 주장을 관철할 수 있고, 궁극적으로, 자신들의 목적을 달성할 수 있는 더 좋은 기회를 가질 수 있다.

연속선상의 반대쪽에서, 많은 사람들은 수동적인 것과 주장적인 것을 쉽게 구분한다. 그러나, 분노가 금기사항이라거나 자신의 욕구를 표현하는 것이 받아들이기 어려운 이기적인 것이라고 학습된 사람들은 완벽히 돌보고 이해하기 위해 끊임없는 노력을 할 것이다. 그러한 사람들은 주장 기술을 마음 놓고 사용할 수 있기 전에 관심을 주고받는 것에 대한 합리적인 요구 또는 분노에 대한 자신들의 근원적인 이슈를 우선 이해해야 한다.

주장적으로 되는 것은 일련의 상황에서 유용하고 당신에게 도박을 해야 한다거나 도박이 있을 것 같은 장소에 들어가도록 제안하는 사람들에게 "아니오"라고 말할 수 있도록 되는 데 중요하다.

## 재발 예방 기술

도박할 기회는 우리를 둘러싸고 있다. 많은 편의점에서 복권, 즉석 복권(scratch ticket)을 팔고 다른 도박 기회를 제공한다. 신문에는 풋볼과 다른 경기의 득점 특집 기사가 담겨 있다. 심지어 도박이 비합법적인 유타주와 하와이주에서 조차, 카드 게임과 많은 불법적인 도박 활동(예를 들어, 스포츠 내기)을 할 수 있도록 인터넷이 도박에 편리한 접근을 제공한다. 어떤 사람도 자신을 도박 자극에서 완전히 격리될 수 없다.

다른 한편, 재발 가능성이 매우 높은 고위험 상황에 자신을 놓게 되는 것은 가능하다. 이것의 극단적인 사례는 카지노 가까이에서 휴가를 보내거나 "친구들과 즐기기 위해 그 경기장에 가는 것" 그리고 내기를 그만두는 것을 계획하는 것이다. 이러한 것들은 재발의 관행이다.

완전한 회피와 극단적인 고위험의 유혹 사이에 광범한 지대가 존재한다. 이러한 영역을 현명하게 빠져나가는 것을 배우는 것이 재발을 예방하는 데 가장 중요하다. 치료는 당신으로 하여금 다른 사람들과의 관계, 여가 활동의 범위, 그리고 당신이 시간을 보내는 장소들을 검토하도록 도울 것이다. 당신에게 도박을 하지 않는 친구가 있는가? 고위험 상황에 들어가지 않고 도박하는 친구들과 당신이 시간을 보내는 방법은 있는가? 당신이 도박하지 않는 활동에 도움이 되도록 여가 시간을 보내는 장소와 방법은 있는가? 이러한 내용과 치료에 연관된 질문들을 검토하는 것은 어떤 개인들과 장소들이 당신이 해낼 수 있는 도전을 나타내는지 그리고 당신이 피해야 할 저항할 수 없는 도전을 나타내는 것은 무엇인지 당신이 결정하도록 도울 것이다.

## ▣ 근원적 이슈들을 다루기

위에서 기술된 핵심 요소들을 포함하는 치료는 종종 많은 이익을 제공한다. 그러나, 몇몇 사례에서 근원적 이슈들은 해결책을 충분히 달성하도록 다루어야 한다. 당신은 이것이 자신에게 해당되는 것인지 결정하기 위해 이것을 당신의 임상의와 함께 검토해야 한다. 삶의 초기 또는 극도로 스트레스가 많은 기간, 외상, 강렬하게 정서적인 시기 동안 생긴 이슈들은 보다 집중적인 치료를 필요로 하는 경향이 있다. 자신들의 삶 초기에 혼란된 또는 심지어 외상 기간을 경험한 경우, 몇몇 사람들은 직면하는 데 두 배의 장애물을 갖는다.

보다 긴 치료를 필요로 하는 몇몇 이슈들은 도박 중독을 가진 개인들에서 더욱 일반적이다. 비록 우울증이 종종 비교적 단기에 잘 치료되지만, 몇몇 사례들은 보다 긴 치료를 필요로 한다. 도박을 한 부모를 가진 몇몇 도박중독자들은 자신들의 도박이 부모와 심리학적 관계를 가지는 상호작용 방법이라는 것에 직면해야 한다. 몇몇 사례에서, 성공과 실패에 관한 근원적 이슈는 다루어질 필요가 있다. 외상 경험이 있는 사람은, 외상 후 스트레스 장애를 가진 사람에서 조차, 적절한 치료 상황에서 이것이 다루어질 필요가 있다. 도박과 관련없는 법적 어려움을 가진 도박중독자들은 보다 광범한 행동 패턴의 맥락에서 도박을 다루어야 한다.

이러한 또는 다른 근원적 이슈들이 당신의 상황에 맞는가? 몇몇 사람들은 그러한 이슈들을 경시하거나 최소화하는 경향을 갖고 있다. 다른 사람들은 단지 언급한 가능성 가운데 하나로 자신의 상황의 구성요소를 보고 그러한 사례가 아닐 때 더 깊은 이슈가 있다는 점을 염려하게 된다. 이러한 문제들은 훈련된 임상의와 가장 잘 검토될 수 있다.

## 회복을 위한 여정

치료자와 치료를 받는 사람 사이에 모든 치료는 협력이 존재한다. 심지어, 환자가 충분히 협조적인 참여자이면서 낫기를 더욱 강하게 원할 때 많은 간단한 의료 절차는 더 나은 결과를 가진다. 당신이 본 목적지를 향해 보트로 여행하는 것과 같은 회복을 향한 여정을 상상하라, 그러나 당신은 그 길을 알지 못한다. 이제 당신은 그 길을 알고 있는 안내자를 찾았다고 상상하고 노 가운데 하나를 움직임으로써 당신이 거기에 도착하도록 도울 것이다. 만약 당신이 함께 당긴다면 당신이 혼자 하는 것보다 더 빠르고 더 쉽게 보트가 움직일 수 있다. 당신들 가운데 오직 한 사람만이 노를 잡아당기면, 그 보트는 원으로 목적 없이 움직일 것이다.

그러나 안내자를 발견하고 당신의 역할을 실행하는 것보다 우선되는 한 가지 질문이 있다: 당신은 여행하기를 원하는가? 만약 이 질문이 당신을 주저하게 한다면, 그것은 이해할 수 있다−그것은 최초에 직면하는 큰 문제가 된다. 오히려, 많은 짧은 여행으로 깨질 수 있는 것과 같은 여행을 생각하라; 당신은 각각의 여행이 어느 정도로 길어야 할지를 결정한다. 당신은 어떤 지점에서 중단하고 쉴 수 있다. 만약 당신이 그 여행을 좋아하지 않는다면, 당신은 시작하던 장소 또는 이전에 쉬던 장소에 빠르게 돌아갈 수 있다. 이 점을 염두에 두고, 적당한 질문이 있다: 당신은 그 여행을 시작하는 첫 번째 짧은 여행을 하기를 원하는가? 이제 안내자와 공유된 역할뿐 아니라 그 길을 따라 쉬는 장소로써 치료를 생각해 보라. 이러한 장소에서 당신은 자신을 다시 채울 수 있고 여행의 다음 구간을 위한 채비를 할 수 있다.

제11장

# 도박중독자와 가족의 안전을 유지하기

도박중독자는 자살 행동과 다른 사람을 향하여 공격적인 행동에 대한 위험이 증가되어 있으며, 그들은 또한 알코올이나 마약을 남용할 가능성이 많다. 도박중독자는 또한 물질 남용자가 될 가능성이 많기 때문에, 이것은 그들 자신 또는 다른 사람들을 향한 해로운 행동의 위험을 더욱 높인다.

비록 도박중독자의 대부분이 자살이나 폭력적인 행동을 하지 않지만, 이러한 사건이 널리 행해질 것이라는 점은〈전문가에 의해 진단내려지는 도박중독자에게〉 충분히 높다. 불행하게도, 많은 도박중독자들은 어떠한 종류의 평가나 치료를 위해 전문가에게 가려고 하지 않는다. 따라서, 당신은 당신 가족의 안전을 지키도록 돕기 위해 자진하여 행동을 취하는 것에 관한 결정에 직면할 것이다.

## 전문가의 조언을 구하라

분명히 하자. 만약 당신이 당신 또는 다른 가족구성원들이 여전히 안전할 것인지에 관한 어떤 의문을 갖고 있다면, 당신은 즉시 자격 있는 전문가의 의견을 들어야 한다. 만약 도박중독자가 진단을 위해 가지 않으려 한다면, 당신 가족의 상황을 탐색하기 위해 당신 자신이 자문을 얻어야 한다. 어떤 책에서도 당신의 하나 밖에 없는 가족이 위험한 상태에 있는지를 충분히 대답해 줄 수 없다; 어떤 책도 당신에게 충분히 가르쳐주지 못하기 때문에 그 결정을 당신 자신만이 내릴 수 밖에 없다. *의심스러워 망설여질 때, 전문가의 의견을 들어라.*

즉, 전문가의 지도에 대한 필요성을 역설하는 당신이 찾을 수 있는 몇 가지 위험 신호(red flags)를 강조할 수 있다. 이러한 위험 신호는 모든 일어날 수 있는 경고 신호를 포함하지 않는다; 당신의 관심 수준을 높일 다른 신호들이 있을 수 있다. 당신 가족의 독특한 상황을 진단한 전문가만 당신과 다른 가족구성원들을 위한 명확한 권고를 할 수 있다. 안전에 관해서는, 항상 주의를 기울이는 것이 더 좋다. 일반적으로, 전문가의 자문을 권한다; 만약 당신이 걱정스럽거나 괴롭히는 신호를 발견한다면 지체하지 않도록 하라. 만약 그 상황이 급박하게 보인다면, 119로 응급 전화를 하라.

## 자살 행동

심각한 도박중독자는 종종 자신들의 문제에 대한 해결책으로써 자살을 고려한다(Sullivan, 1994). 단도박 모임(Gamblers Anonymous) 회원들을 대상으로 실시된 표본 조사에서, 48퍼센트가 자살하려고 생각했고 21퍼센트가 자살을 시도했다(Frank, Lester, & Wexler 1991). 치료 노력을 하지 않은 심각한 도박중독자 가운데 지역사회 표본에서 자살 행동의 비율은 13퍼센트가 넘고(Bland, Newman, Orn, & Stebelsky 1993), 이것은 전체 인구의 자살 비율보다 다섯 배가 넘는다.

도박중독자 가운데 자살 행동에 관한 위험 증가는 지역 자료에서도 보여진다. 국가에서 가장 높은 사살 비율은 라스베거스(Las Vegas) 주변 지역이다; 아틀란타시(Atlantic)도 뒤처지지 않는다. 번영의 약속으로 세워진 아틀란타시의 카지노는 그 지역에서 이전에 나타나지 않은 높은 자살율로 이끌었다(Phillips, Welty, & Smith 1997). 루이지애나(Louisiana)에서, 일인당 복권에 쓰는 돈이 높은 구역일수록 자살율이 높았다(Campbell, Simmons, & Lester 1998~1999).

어떤 개인이 자살을 시도하는 이유를 충분히 이해하기 위해서는 인간의 핵심을 이해할 필요가 있다. 그런데, 일반적으로, 임상적인 우울증은 자살 위험을 높이고 도박 중독과 우울증은 종종 공동으로 일어난다고 알고 있다. 치료에서 도박중독자 가운데, 대략 절반이 임상적인 우울증을 가지고 있다; 몇몇 연구에서 75퍼센트로 높은 평가를 보였다(McCormick, Russo, Ramirez, & Taber 1984).

(도박중독자들은 자신들의 상황이 비참할 때만 치료를 하려는 경향이 있기 때문에 치료를 하지 않으려는 도박중독자에서 임상 우울증 비율이 더 낮은 것으로 드러날 수 있다는 것에 주의하라.)

자살하고 싶은 충동에 사로잡힌 개인은 종종 우울하기 때문에, 우울증의 신호와 증상을 인지하는 것은 중요하다.

우울한 기분 또는 슬픔은 종종 분명하고, 비록 어린이와 청소년에서, 성마른 기분은 더욱 명백하다. 또한, 대부분의 활동에서 흥미 또는 재미의 감소, 식욕 또는 체중의 변화(또는 어린이에서 기대되는 체중 획득의 결여), 수면의 어려움 또는 수면의 증가, 평소보다 빨라지거나 혹은 느려진 운동, 감소된 에너지, 걱정스러움 또는 죄책감, 집중력 감소, 우유부단, 죽음에 대한 생각 또는 자살 사고(DSM-Ⅳ 1994)를 보인다. 도박과 관련된 상실에 제한되지 않고 개인의 삶에 포함된 어떤 상실에 대해서도 경계하라. 이러한 것들에는 중요한 관계, 직업 상실, 또는 목표에 대한 희망의 상실이 포함될 수 있다.

자살하고 싶은 충동에 사로잡힌 개인은 자신들의 의도에 대한 암시를 종종 전달한다. 그들은 자신들의 자살 사고를 언급하거나, 그들이 죽는 것이 낫다고 하거나 자신들의 죽음이 다른 사람들의 삶을 향상시킨다는 뜻의 진술을 한다. 그들은 결의를 하거나 물건을 나누어 줌으로써 차례로 그들의 일을 내려놓는다. 그들은 색다른 방식으로 작별 인사를 한다.

이전의 자살 시도는 또 다른 시도의 위험을 현저히 증가시킨다. 또한 자살 행동에 관한 가족력은 그러한 행동에 관해 통계적으로 증가된 위험을 가져온다. 이러한 요인들은 위험을 높이지만, 그들의 부재로 인해 경계의 필요성을 배제하지 못한다-자살을 이행한 가운데 60퍼센트는 첫 번째 시도에서 일어난다.

당신의 가족구성원들에게 그가 생각하는 것을 질문하고 느끼는 것은 매우 유용할 수 있다. 만약 근심에 관한 어떤 이유가 있다면, 당신의 가족구성원에게 그(또는 그녀)가 죽음과 자해에 관해 생각한 적이 있는지를 직접적으로 물어보는 것이 좋다. 때때로, 사람들은 그러한 질문이 자살에 관해 생각한 적이 없는 사람에게 자살하고 싶은 충동에 사로잡히는 생각을 자극할 것이라고 두려워한다. 그런데, 그러한 질문은 그들에 관하여 이야기하려는 그들의 생각에서 두려워하고 고립된 사람들을 도울 수 있다.

6장에서, 우리는 당신의 가족 성원에 대한 당신의 책임과 그러한 책임의 한계에 관해 이야기하였다. 잠재적으로 해가 되는 행동의 경우, 당신은 더욱 솔선할 준비가 되어있어야 한다. 심각한 일이 일어날 경우, 당신의 잘못이라는 것을 의미하지는 않는다. 오히려, 취해질 조치와 통제의 수준이 당신 가족의 능력에 기반을 두어야 한다는 것을 말한다. 아동 또는 손상을 입은 연장자의 경우, 도박중독자가 인식 있는 완전한 어른이라면 당신의 역할은 반드시 더 커야 한다(6장을 보라). 우울증은 사람의 판단을 해치기 때문에, 아마도 그들이 자신들의 최신의 이익에서 행동할 수 없도록 만들고, 다른 사람들은 그들을 돕기 위해 보다 적극적인 역할을 떠맡을 필요가 있다.

예를 들면, 만약 어떤 사람이 자살하고 싶은 충동에 사로잡혀 우울한 상태라면, 법정과 정신보건 전문가는 그(또는 그녀)를 자해로부터 보호하기 위해 비자발적인 입원이라 할지라도 개입할 수 있다.

같은 방식으로, 당신은 또한 이러한 상황들에서 보다 적극적인 역할을 한다. 물론, 만약 당신의 가족이 우울하고 아동 또는 손상을 입은 연장자라면, 그 때 이러한 요인들이 결합되어 당신의 가족을 돕기 위해 당신의 역할을 증가시킬 것이다.

**취해져야 할 한 가지 중요한 예방 조치는 미국에서 행해진 자살 가운데 60퍼센트를 밝히는 총기(권총)에 접근을 제한하는 것이다.** 만약 당신의 집에 총기가 있다면, 그것들을 안전하게 처분함으로써 위험을 낮출 것이다. 다른 위험 요소들(예를 들면, 도박 중독, 우울증, 물질 남용)이 더 이상 존재하지 않을 때까지 그것들을 경찰서에 돌려주거나 신뢰할 수 있는 사람에게 맡겨 놓아라. 만약 도박중독자가 우울한 상태에서 총기를 소지하고 있다면, 그(또는 그녀)는 당신의 가족이 권총에 쉽게 접근할 수 없으면 더욱 안전할 것이라는 점에 동의할 것이다. 만약 그(또는 그녀)가 동의하지 않는다면, 이것은 당신이 전문가의 조언을 구해야 하는 또 하나의 이유를 제공해줄 것이다. 물론, 아동이 총기에 마음대로 접근해서는 안 된다.

## 폭력과 학대

비록 폭력적인 행동은 불시에 나타나지만, 많은 경우에 이미 학대하는 관계에서 나온다. 학대 관계의 징후를 인식하는 것은 학대가 철저한 폭력으로 확대되는 것으로부터 막기 위해 조처를 취하도록 한다.

학대 행동은 위협과 철저한 폭력뿐 아니라 비합리적인 통제로 특징지어진다. 통제는 심리적이고 경제적일 수 있다. 심리적인 통제는 학대하는 비난에 의해 명백해지는데, 당신이 원하는 것을 하거나 당신이 원하는 것과 관련된 자유를 비합리적으로 제한하고, 비합리적으로 시샘하는 것이다. 당신 가족의 행동이 얼마나 합리적인가? 모든 관계에 주고받는 것이 포함된 이래, 대부분의 사람들은 때때로 자신의 파트너가 활동들을 제한해줄 것을 요청하거나 약간의 질투심을 갖게 된다. 따라서, 이러한 범주에 해당하는 모든 행동들이 비합리적인 것은 아니다. 몇몇 행동은 의심할 여지가 없을 것이다. 다른 행동들은 성격이 뚜렷하지 않은 영역으로 분류된다. 당신은 그러한 행동들이 적합한 범위 밖으로 나뉘어지는 것인지 신뢰할 수 있는 친구, 가족, 또는 전문가와 검토하기를 원할 것이다.

경제적인 통제는 가족 재원(family funds)에 대한 당신의 접근을 제한하거나 당신이 당신의 소득을 발전시키거나 어떤 다른 방식으로 개인으로서 발전하는 것을 비합리적으로 막음으로써 나타난다. 다시 한 번, 그 열쇠는 당신 가족의 행동이 얼마나 합리적인가에 있다. 모든 가족 성원들은 자신들의 시간과 재정적인 자원을 할당하는 것을 협의해야 한다. 그래서 만약 당신 가족의 행동이 경제적 영역에서 합리적이라면 이해를 위한 지침은 심리적인 영역에서 우리가 제공한 조언을 따른다.

위협은 당신 또는 다른 가족구성원에게 존재할 수 있고 행동을 의미하거나 행동으로 전달된다. 행동상의 위협은 당신 가족구성원의 통제가 미약한 것으로 드러나서 무기를 보여주거나 평정을 잃어버리는 것을 포함한다. 철저한 폭력은 재산, 애완동물, 사람에 대한 손상을 포함한다. 폭력은 밀기, 밀치기, 찰싹 때림, 그리고 다른 직접적인 신체의 공격을 포함한다. 또한 폭력은 강세적인 성적 행동을 포함한다. 폭력은 특정 수준으로 일어나야 한다거나 당신이 조처를 취하기 전에 두드러진 손상을 포함해야 한다는 오해를 하지 않아야 한다. 어떤 위협 또는 폭력적인 행동은 심각하게 다루어져야 하며 당신 가족과 당신의 안전을 보장하기 위해 당신이 조처를 취하도록 자극해야 한다. 그 대신, 만약 심각한 위협이 있다면, 119로 전화를 해야 한다. 당신이 관심을 갖고 있다면, 자격을 가진 전문가와 접촉할 것이다. 또한 인터넷과 무료의 긴급 직통 전화를 통한 도움도 가능하다. 자원은 이 장의 끝에 제공된다.

우리의 목적은 당신을 불안하게 하기 위해서가 아니라, 당신에게 경계시키는 데 있다. 당신이 당신 가족의 안전에 관해 관심이 있다면, 자격을 갖춘 전문가와 접촉해야 한다.

## ▣ 자원

부록에 당신이 더 많은 정보를 발견하도록 돕고 당신의 지역에서 도움을 언도록 하기 위해, 전화번호와 웹사이트뿐 아니라 보다 상세히 읽을 자료를 소개한다. (부록 A 참조)

도박의 굴레에서 벗어나기

제12장

# 미래에 대한 기대

비록 당신은 어려운 시기에 직면했지만, 저명한 사상가들은 그런 기간으로부터 성장 가능성을 확인했다는 점을 명심해야 한다. 헤밍웨이(Ernest Hemingway, 1996)는 “세상은 모든 것을 깨뜨리고 그 후 대부분이 깨어진 곳에서 강해진다”고 썼다. 이후 빅터 프랭클(Viktor Frankle, 1998)은 “세상에는 아무 것도 없다... 누군가의 삶에 의미가 있다는 인식만으로도 최악의 상황에서조차 누군가가 살아남도록 효과적으로 도울 것이다.” 또한, 프랭클(Frankle)은 의미가 ”(1) 일을 창조하거나 행위를 함으로써; (2) 어떤 것을 경험하거나 누군가를 마주침으로써; 그리고 (3) 어쩔 수 없는 고통에 관하여 우리가 취하는 태도“에 의해 획득될 수 있다고 언급하였다.

이 책을 읽음으로써, 당신은 당신 가족의 문제를 다루고 있는 것이다. 우리는 당신이 이런 과정을 통해 자신을 돕기 위한 새로운 기술, 생각, 그리고 통찰력을 얻기를 희망한다. 우리는 미래를 통제하는 당신의 힘 안에 없는 것을 상기하는 한편, 치료와 당신 가족의 삶에서 향상된 의미를 장려하기 위해 당신이 할 수 있는 모든 것을 하도록 권한다.

당신이 목표를 세우고 결정을 내릴 때 장기적인 관점을 유지하라. 물론, 당신이 느끼는 압박과 걱정은 아마도 큰 그림에 대한 충분한 고려 없이, 당신을 즉각적인 안도감을 찾는 쪽으로 몰아간다. 변화는 여러 시간에 걸쳐 일어나고 일반적으로 예상할 수 있는 결과가 따른다는 것을 기억하라(6장을 보시오). 변화는 종종 느리고, 성찰의 시간, 의사결정, 시행착오를 필요로 하며, 언젠가는 새로운 행동의 숙달로 나아가도록 한다. 당신의 장기 목표와 그 상황(6장을 보시오)에 관한 필요성을 비교하는 것은 당신이 당신과 당신 가족에게 유리한 결과에 관한 최선의 기회를 제공할 결정을 내리도록 할 것이다.

당신은 그것을 치유하기 위해 필요한 일과 반대로 도박중독자와의 관계를 지속하는 가치를 비교하는 것에 관한 주요 문제에 직면한다.

## 만약 도박중독자가 도박을 중단한다면?

만약 도박중독자가 도박을 중단한다면, 그(또는 그녀)는 당신과 당신 가족구성원이 한 것처럼 상당한 칭찬을 받을 만하다. 우선, 그러한 변화를 가져온 기회와 도전에 달려들기 전에 당신의 가족이 이러한 성취를 축하하고 고맙게 여기도록 하라.

이제 당신은 가족을 치유하고 재건하며, 재산 상실이나 함께 하는 시간의 상실, 기본적인 신뢰와 상호 지지의 상실로 인해 야기된 상처를 회복할 기회를 가진다.

### ▣ 치유

얼마간의 치유는 단지 시간의 경과로 일어난다. 불행하게도, "시간이 모든 상처를 치유한다"는 것은 진실이 아니다. 당신의 가족 관계의 일부를 치유하는 것은 정확한 이해와 적극적인 해결의 추구를 요구할 것이다. 이러한 도구를 호의와 결합시키는 것은 당신이 관계에서 기초가 되는 탄성을 회복시키도록 도울 수 있다.

## 신뢰

인간관계의 기반이 되는 신뢰는 도박중독자와의 관계에서 종종 손상을 받는다. 만약 당신이 신뢰를 회복할 수 있다면, 당신은 관계의 다른 측면을 치유할 희망과 기술을 가져야만 한다. 따라서, 당신에게 관계의 지극히 중요한 부분을 회복시키도록 돕는 신뢰에 관한 사고방식을 보여줄 것이다.

4장에서, 신뢰는 일반적으로, 부정확하게도, 전부가 아니면 아예 포기하는 현상으로 생각된다. 당신의 신뢰를 침해하는 사람을 항상 주의해야 한다는 것을 암시하는, "나를 한 번 차면, 상대방에 대해 부끄러워하고; 나를 두 번 차면, 나 자신에 대해 부끄러워하라" 속담이 있다. 그런데, 대부분의 관계에서, 신뢰는 다양한 영역에서 획득되거나 손상된다. 예를 들면, 메시지를 획득하기 위해, 차를 고치기 위해, 아동에게 돌봄을 제공하기 위해, 정서적 지지를 제공하기 위해, 돈을 취급하기 위해, 가장 깊은 비밀과 꿈을 공유하기 위해 그리고 성적으로 충실해지기 위해 누군가를 신뢰한다. 이러한 영역 안에서, 우리는 한 개인을 다양한 정도로 신뢰한다. 1장에서 크리스와 린다를 기억하는가? 그들에게 되돌아가서 신뢰가 다양한 영역에서 측정될 수 있는 방법의 예로써 크리스에 대한 린다의 신뢰 그래프를 살펴보자.

비록 린다는 돈과 관련하여 크리스에게 사실상 신뢰를 갖고 있지 않지만, 그녀가 그를 신뢰하는 많은 영역들이 변하지 않은 채 남아있다.

그녀는 아동을 돌보고, 가족의 비밀을 은밀히 유지하고, 성적으로 충실하며, 그녀의 성적 욕구에 관해 관심을 보이는 크리스의 능력에 계속해서 높은 신뢰를 갖고 있다. 집안일에 대해 그가 끝까지 해내는 것에 대한 그녀의 신뢰는 70퍼센트이지만, 그것은 대략 그 수준으로 있어왔다. 정서적 지지를 제공하는 크리스의 능력에 관해 린다의 확신은 여러 해에 걸쳐 평균이었던 98퍼센트에서 60퍼센트로 떨어졌다. 그래서 그녀의 신뢰는 한 영역(돈)에서 심각하게 손상을 입었고, 다른 영역(정서적 지지)에서 절충하고, 나머지 영역들에서 바뀌지 않았다.

4장에서 살펴본 것처럼, 만약 누군가가 우리의 완전한 신뢰를 침해한다면, 완전한 신뢰의 부재를 신뢰하지 않는다는 결론에 도달하기 쉽다. 그런데, 크리스와 린다의 사례는 신뢰가 전부가 아니면 아예 포기하는 현상이 아니라 영역과 정도에 의해 변하는 것임을 보여준다. 이 점을 염두에 두고, 깨어진 신뢰의 치유를 시작하기 위한 다음의 단계를 추천한다.

1. 당신의 관계에서 신뢰가 깨어진 것이 얼마나 중요한지를 인지하라.
2. 하나의 결과로써 당신이 경험한 감정들(예를 들면, 슬픔, 분노)에 다가가고 존중하라.
3. 신뢰가 관계의 존재를 갖는지/존재했는지/존재해야 하는지 다양한 영역을 고려하라.
4. 당신의 생각을 기록하고 이러한 연습의 비율을 계산하기 위해 당신의 일지를 이용하라.

그 다음에, 다양한 영역에서 당신의 신뢰에 관한 상태를 사정하기 위해 〈표 12-1〉을 채워 넣으시오. 여섯 영역을 목록으로 만들었고 적용될 다른 영역에 대해 당신이 채우도록 여지를 남겨두었다. 표의 각 셀에, 그 영역에서 개인에 대해 당신이 갖고 있는 신뢰의 비율을 기입하시오. "역사적 신뢰" 칼럼은 당신이 도박 중독의 발생에 앞서 당신의 관계가 진행되는 동안 개인을 신뢰한 비율이다.

**[표 12-1] 당신 관계에서 신뢰 수준의 평가**

| 영역 | 현재 신뢰 | 역사적 신뢰 | 신뢰에 관해 최소한도로 받아들일 수 있는 수준 | 신뢰에 관해 예상되는 수준 |
|---|---|---|---|---|
| 집안 일 | | | | |
| 자녀 돌보기 | | | | |
| 가족 비밀 | | | | |
| 돈 | | | | |
| 정서적 지지 | | | | |
| 성관계 | | | | |

이러한 유리한 점에서, 당신은 신뢰가 붕괴된 곳과 강하게 남아있는 곳을 정확하게 사정할 수 있다. 대부분의 사람들은 신뢰가 일부 영역에서 유지되는 것을 발견할 것이고 이 점을 더 나은 발전을 위한 기반으로 이용할 수 있다. 게다가, 당신의 가족은 심삭한 문제를 통해 일하는데 성공적인 방식의 기록을 제공하면서 도박 자체를 성공적으로 헤쳐 나왔다. 그러나, 여전히 행해져야 할 실질적인 일들이 있다. 당신은 일어난 슬픔과 분노와 싸울 것이고, 이러한 감정들의 해결(5장을 보시오)은 계속해서 신뢰를 재수립해야 한다.

이 시기 동안 사람들이 직면하는 일반적인 장애는 이러한 과정이 얼마나 오래 취해지는가에 관하여 매우 다른 예상을 갖고 있다. 그것의 극단에서, 신뢰를 어긴 개인은 몇몇 진실된 사과가 충분해야 한다고 생각하고, 그 위반의 희생자는 관계의 모든 영역에 걸쳐 장기간의 참회가 필요하다고 생각한다.

어떤 극단적인 예상도 성공적인 결과를 생산할 것 같지 않다. 위반자는 그(또는 그녀)가 다른 사람이 필요로 하는 안심을 제공해야 한다는 것을 인식해야 하지만, 또한 신뢰에서 측정할 수 있는 증가와 달이 지남에 따라 안심에 대한 필요성의 감소를 구한다. 대략 1년 안에 이러한 이슈의 실질적인 해결을 이루는 것은 당사자들이 합리적으로 타협할 수 있는 시간에 달려있다.

당신이 신뢰를 회복하고 다른 방식으로 당신의 관계를 고치기 위해 함께 일하기 위한 7장에서 대화를 수립하는 것을 위해 배운 기술을 이용하도록 제안한다. 당신과 도박중독자는 대부분 관계에서 대단히 고통스러운 경험을 겪어왔다. 여러 시간에 걸쳐 많은 세션들에서 일어날 수 있는 정직하고 호의적인 대화는 증가된 상호 이해와 치유로 이끌 수 있다.

몇몇 사례에서, 상처가 너무 깊어서 그들은 전문가의 조언 없이 이야기하는 것이 어렵다. 가장 좋은 의도와 우수한 의사소통 기술을 가진 경우에서 조차, 몇몇 기억들은 관련된 두 사람이 외부 도움 없이 유익한 대화를 할 수 없는 연속된 감정을 자극한다. 그런 경우, 전문 상담가와 일하는 것이 현명한 선택이다.

## 공유

지극히 중요한 관계는 다른 자원을 공유하는 것뿐 아니라, 경험, 관심, 그리고 감정을 공유하는 데 기반을 둔다. 만약 이러한 것들이 혼란스럽다면, 공유는 치료를 위해 나아가기 위해 재수립되어야 한다.

첫째, 당신이 어디에 있는지를 평가하라. 당신은 함께 시간을 보내고 있는가? 다른 사람의 삶과 마음에 무엇이 일어나고 있는지 알고 있는가? 당신의 욕구를 충족시키고 있는지 그리고 지지받음을 느끼는가? 그 또는 그녀의 욕구가 충족되는지를 질문하시오.

이러한 질문들에 대한 대답은 도박 중독이 나타나기 전에 일이 있었던 방식의 배경과 대조하여 측정되어야 한다는 것을 명심하시오. 게다가, 정상적인 발달상의 변화는 관계들을 변화시켜 당신의 사정에서 또한 이러한 것들을 고려할 것이다. 예를 들어, 16세에 도박을 시작한 청소년은 이제 20세의 젊은이가 되었을 것이고 대부분의 20세들처럼 그가 4년 전에 그랬던 것보다 부모에게 덜 드러낼 것이다.

이러한 지식에서, 당신과 당신의 가족 성원은 유리한 위치로 나아갈 위치에 놓일 것이다. 그렇게 하는 것은 당신이 했었던 것처럼 당신이 즐길 수 있는 활동을 공유하도록 하는 것처럼 단순하고 간단한 것일 수 있다. 그것은 당신의 마음에 정말 부담을 주는 생각을 나누는 것과 같이 심오한 것일 수 있다.

그것은 당신이 다른 사람들에게서 원하고 필요로 하는 것을 이해하고 그리고 나서 서로 만족하는 해결책을 찾기 위해 함께 일하는 것과 같이 복잡한 것일 수 있다.

## 건강한 상호작용

부정적인 상호작용 패턴은 도박 중독의 기간 동안 발달할 수 있다. 저녁 식사 테이블에 앉는 장소를 주는 방식으로부터 일관된 행동 패턴을 따르는 경향 때문에 부정적인 상호작용은 심지어 도박 중독이 없어진 이후에도 계속된다.

예를 들어, 한 커플이 금요일 저녁마다 싸웠는데, 금요일 저녁은 남편이 최초의 도박 저녁이었을 때 만들어진 패턴이다. 이 패턴은 그가 6개월 동안 절제해 온 사실에도 불구하고 지속되었다. 비록 그녀는 자신의 느낌과 당연한 결과인 성마른 행동에 대한 이유를 잘 모르고 있었지만, 일요일 저녁이었다는 단순한 사실은 부인의 불안과 분노를 일으키는 데 충분했다. 이러한 상담 세션들은 이 커플이 자신들의 싸움에 대한 이유를 확인하고 금요일에 관련된 부정적인 연상을 함께 즐거운 시간을 보내는 저녁으로 정함으로써 호의적인 것으로 바꾸도록 하는 데 충분하다.

건강한 상호작용을 발달시키기 위해, 당신의 관계에서 부정적인 상호작용에 관하여 어떤 패턴을 찾음으로써 시작한다. 이러한 패턴들은 공동의 시간, 장소, 내용 영역(돈과 같은), 또는 주제(예를 들어, 당신의 욕구가 충족되지 않았다는 것을 알아차리는 것)와 관련된다. 함께 일하는 당신들 양쪽은 부정적인 패턴과 양립하지 않는 행동들을 발달시킴으로써 보다 건강한 패턴을 만들 수 있다. 건설적인 대화(7장을 보시오)는 당신이 낡고, 불필요하며, 건강하지 않은 패턴을 제거하는 방법이 될 것이다. 당신은 전문적인 상담이 이러한 패턴을 확인하고 변화시키는 데 가장 유용하다는 것을 발견할 것이다.

## ▣ 도전

도박을 중단할 때, 일부 새로운 도전들은 당신 가족이 새로운 환경에 순응하는 것처럼 나타난다. 이러한 문제들에 준비되는 것은 사실상의 해를 일으킬 가능성을 줄일 것이다.

### ⁙ 도박에 의해 숨겨진 문제들

아마도 도박 중독에 대한 초점이 너무 강해서 다년간 또는 최근에 생겨난 이슈들이 모호해졌다. 예를 들어, 한 커플이 그들의 결혼생활 동안 서툰 의사소통 기술을 가지고 있으며, 그 결과, 각각 다른 사람의 욕구를 만족시키는 것이 어렵다는 것을 발견하였다. 가족 전망을 좌우하는 도박임에도 불구하고, 이러한 다년간의 이슈는 알려진 주요 재정적 그리고 법적인 관심과 같은 배경으로 사라졌다. 도박 이슈를 해결하는 것은 주요 스트레스 요인을 제거하는 것이지만 기본적인 의사소통과 정서적인 이슈의 일부를 드러낸다.

전체 가족에 대한 주요 발달상 이슈들은 10대 아동의 도박 중독이 정서적 혼란을 일으켰을 때 이해되어졌다. 그러나, 도박 이슈의 해결에도 불구하고, 그 아동은 부모가 빈둥지*와 삶의 새로운 단계에 직면해서

싸워야만 하는 동안 독립과 상실의 이슈에 직면하도록 강요된다. 이러한 이슈들은, 비록 서의 틀림없이 도박 보다 더 깊지만, 도박이 야기하는 날카로운 압력들에 의해 방해받을 수 있다. 도박에서 멀어질 때, 그들의 출현은 중요하고 새로운 심리적 그리고 관계 압력들을 나타낸다.

새끼 손가락을 심하게 다치고 외과적으로 치료한 사람에 관한 오래된 이야기가 그 예가 될 수 있다. 그 치료 이후, 그는 외과의사에게 물었다, "의사 선생님, 제가 지금 바이올린을 연주할 수 있을까요?" "왜 안 되는지 모르겠군요," 그 의사가 대답했다. "우습군요", 그 환자가 말했다, "나는 예전에 결코 할 수 없었어요." 새로운 문제를 보는 것은 낡은 문제를 보지 않는 것도 새로운 기술을 제공하는 것도 아니다.

## 도박하는 동안 전개되는 문제들

암박하는 재정적, 법적 사건은 오래된 문제를 숨기는 것과 마찬가지로, 그들은 도박 기간동안 나타난 중요한 심리적, 정서적 이슈들을 그 배경 안으로 밀어 넣을 수 있다. 예를 들어, 아마도 당신은 도박 중독이 진행되는 동안 파트너의 속임에 의해 심하게 화가 나거나 감정이 상할 것이다. 그런데, 당신은 아동을 위한 재정적 안정을 유지하기 위해 당신의 감정을 무시하였다. 이제 재정적인 상황은 안정되고, 당신은 자신의 고유한 감정 상태에 초점을 두는 에너지를 가지며, 당신은 어떻게 화가 났는지에 따라서 압도된다. 유사하게, 성숙한 아동이 나이가 든, 그러나 도박을 잘 하는 부모를 막기 위해 서툰 방법을 적용할 때, 부모는 도박을 중단하면서 굉장한 분노를 느낀다. 아동이 적용했던-그렇지만 선의로 행한-방법에 관한 부식성 효과는 끝까지 작용되어야만 하는 오래 끄는 괴로움을 남긴다.

* 역자주 : 자녀들이 성장하여 부모 곁을 떠난 상태

## 당신이 지금 할 수 있는 것은 무엇인가?

걱정스러운 가족구성원들은 도박중독자의 복지와 이것이 가족에 미칠 영향에 자연스럽게 초점을 둔다. 여러 시간에 걸쳐, 이러한 근심은 점점 두드러지고 당신의 삶에 중심적인 초점이 된다. 당신의 행동이 "공동의존적"(4장을 보시오)이든 아니든 간에, 당신은 이제는 도박 중독에 시간과 에너지를 바치지 않는다. 물론, 당신은 이것이 효과라고 말할 것이다. 그러나, 그것은 또한 중대한 기회이며 당신의 주의를 모으는 새로운 방식을 세운 것처럼 당신의 일부에 대해 보다 많은 조정을 필요로 한다. 아마도 당신은 이제 당신의 삶 가운데 오랫동안 소홀했던 영역을 돌볼 수 있을 것이다. 그러나, 이것이 진실인 것만큼, 당신의 일부에 대해 약간의 조정을 필요로 하는 것은 당신에게 보다 많은 삶의 기회가 있다는 것이다.

도박 중독이 중심 단계를 차지한 만큼, 당신은 자신의 욕구와 발전을 소홀히 하였다. 도박중독자가 중단할 때, 십중팔구 당신은 소홀히 했던 자신의 열망 가운데 일부에 직면하는 시간을 가질 것이다. 이러한 이행되지 않은 욕구 가운데 일부는 도박 중독의 피할 수 없는 결과였다. 다른 욕구들은 어느 정도 도박 중독에 관련되지만, 도박에 초점을 둔 당신의 선택을 반영한다. 결국, 이행되지 않은 욕구들은 도박 중독에 전적으로 관련되지 않는다. 재현되는 모든 이슈들은 도박의 원인으로 돌려지는 경향이 있기 때문에 이러한 것들을 조심스럽게 가려내는 시도를 하라.

## 실수와 재발

성공적으로 도박을 중단하는 것에는 반드시 그 문제가 다시 나타나지 않을 것이라는 점이 포함되지는 않는다. 사실, 도박중독자가 훌륭한 재발 방지 프로그램에 참여할 때조차 당신과 도박중독자 모두에게 있

어 도박을 다시 하는 것의 위험을 깨닫는 것은 중요하다.(10장을 보시오)

재발과 실수 사이를 구별하는 것은 중요하다. 실수는 트랙에 걸거나, 현금 티켓을 구입하거나 스포츠에 거는 것과 같은 약간의 도박 행동(절제가 목표일 때)인 반면, 재발은 절제에서 도박 중독으로 되돌아가는 것이다. 실수는 하루 또는 상당히 길게 지속되지만 도박 중독에 관련된 문제의 범위와 강도로 끝나지 않는다.

실수와 재발이 연속선상에 있기 때문에, 전자가 후자를 흡수하는 정확한 지점을 정의하는 것은 불가능하다. 이러한 구별을 이해하는 것은 당신과 도박중독자 모두에게 있어 중요하다. 당신과 도박중독자가 이와 같은 생각으로 들어가는 것을 막기 위하여 실수를 인식하기: 도박중독자는 다시 도박 중독의 가장 좋지 않은 단계로 되돌아가고, 모든 것을 잃어버리고, 시도할 지점이 없다는 생각. 실수와 재발 사이의 차이를 이해하는 것은 당신들 각각으로 하여금 실수를 올바른 견해로 유지시키고, 전부가 아니면 아예 포기하는 사고를 막고(5장을 보시오), 이전에 성공적이었던 노력을 순식간에 파괴하는 신호로 도움이 된다.

## 도박중독자가 도박을 중단하지 않는다면 어떻게 할 것인가?

몇몇 사례에서, 도박중독자에 대한 당신의 최선의 노력과 도박의 영향에도 불구하고, 그(또는 그녀)는 도박을 지속한다–당신은 무엇을 할 것인가?

당신은 이제 계속해서 불안을 자극하는 상황에 직면한다. 5장에서, 불안이 회피성 행동을 유발한다는 점을 지적하였다. 따라서, 대부분의 사람들은 어쨌든 그 상황을 회피하거나 떠날 생각을 가진다. 도박중독자가 당신의 파트너 또는 배우자라면, 그 상황을 회피하는 것에 별거 또는 이혼이 포함될 것이다. 도박중독자가 당신의 자녀 또는 부모라면, 그 상황을 회피하는 것은 일정 시간 동안 신체적 또는 정서적 거리를 증가시키는 것을 포함한다. 우리는 이러한 행위들 가운데 어느 것이라도 반드시 권하지는 않는다. 오히려, 당신은 그러한 생각들이 당신의 상황에서 당연하다는 점을 알아야 한다. 도박중독자가 나이 적은 청년이어서 그 상황을 회피하는 당신의 가치와 가능하지도 그리고 일관되지도 않는다 하더라도 그런 생각을 마음에 품는 것은 자연스럽다.

신체적 안전에 제한되지 않는 것을 포함하여 그 상황의 긴급성에 대한 주의의 중요성을 앞에서 강조하였다.(6장을 보시오) 이 장에서, 우리는 당신이 어떤 긴급한 문제에 관심을 가지고 사정을 하고, 서서히 발전하는 위급 상황에 대한 경계를 유지할 것이라는 점을 가정한다.

도박중독자가 당신의 파트너 또는 배우자라면 당신은 별거가 최선의 선택일 것이다. 우리는 당신이 이러한 결정을 전문 상담가 또는 목사들과 조심스럽게 검토할 것을 권유한다. 떠나려는 결정, 또는 계속되는 스트레스 상황에 머물러 있는 문제에 대해서-은 당신의 삶과 여러 해 동안 당신에게 밀접한 것들에 대해 반향을 가질 중요한 삶의 결정이다. 중요한 삶의 결정, 자명한 일로서-은 최선의 판단을 필요로 한다. 만성적인 스트레스와 수반되는 감정적인 각성(불안, 슬픔, 분노)은 일반적으로 판단을 손상시킨다. 따라서, 우리는 전문적인 원조, 또는 적어도, 신뢰할 만한 가족이나 친구와 신중한 검토를 권한다. 어떤 책도 당신의 독특한 상황을 사정할 수 없으며 그러한 주요 삶의 결정에 대해 당신에게 충고할 수 없다.

당신이 혼란스러운 상태로 남아있는 동안, 당신이 이 책에서 배운 전략을 이용하는 것은 당신으로 하여금 당신 자신과 가족을 돌보는 것을 지속하도록 도울 것이다.

## 용서와 성장

어떤 점에서, 당신은 도박중독자를 용서할 것인지에 관한 이슈에 직면할 것이다. 용서의 개념은 종교적인 사고에 깊이 새겨져 있다. "서로 참고, 서로 용서하고, 만일 어떤 사람이 누군가와 싸운다면: 그리스도는 당신을 용서하고, 또한 너희들을 용서한다"(골로새서 3:13). 그리고 창세기에 관한 책에서, 요셉이 그를 배신한 형제를 구할 때 용서의 가장 극적인 사례를 보여준다.

용서가 유익한 것인가에 대한 개념은, 특히 아동의 성 학대와 같이 심각하게 부당한 행위의 경우에, 심리학계에서 논의의 여지가 있다. 심리학자 수잔 프리드만은 그 논쟁이 대부분 용서를 정확히 이해하고 용서를 관대히 봐주는 것, 눈감아 주는 것, 면제하는 것, 그리고 조정하는 것으로부터 주의 깊게 구별하는 것에 대한 실패에 기인한다는 점을 관찰하였다.(Freedman 1996)

용서하는 것은 위반자를 향한 누군가의 분노와 빈정댐을 눈감아주는 것이다. 많은 사람들이 완전한 용서는 위반자에 대한 이해와 동정을 포함한다고 믿는다. 이것은 용서가 폭넓은 범위를 포함하고 전부가 아니면 아예 포기하는 현상이 아니라는 점을 설명한다. 위반자에 대한 동정심을 베풀지 않고서 누군가의 분노를 눈감아주는 것은 확실히 가능하다.

그러나 용서는 어떤 위반도 헌신적이지 않다는 점을 의미하지는 않으며, 또한 위반이 좋다는 것이 아니며, 사과, 후회, 배상, 그리고 정의가 보장되는 것이 아니고, 가까운 대인 관계를 회복하는 점에서 조정이 필수적이라는 것도 아니다. 프리드만 박사에 따르면, 심각한 위반에 따르는 용서가 건강한 것인지에 관한 질문을 제기한 용서와 이러한 요소들 간에 혼란이 있다.

용서는 갑자기 일어날 수 없다. 그것은 한 과정의 최고점에 달하는 것이다. 기억하라, 용서의 필요성은 다치게 하고 화나게 하는 마음이 일어나게 하는 위반을 의미하며, 인정받고 존중받으며 해결되어야 한다.

만약 당신이 용서하는 것을 선택하고 당신에게 맞는 속도로 그렇게 한다면, 용서는 바꾸어진 경험이 될 수 있다. 과거 2천년의 종교적 가르침은 새로 등장한 심리학적 연구에 의해 이제 결합되고 있다. 이 연구는 용서 행위가 희망과 자존감을 증가시키면서 분노, 불안, 그리고 우울을 감소시킨다는 것을 나타낸다. 다른 연구에서 심리학적 그리고 신체적 에너지 모두 자유롭게 함으로써, 용서는 당신의 개인적인 발전과 성장을 촉진할 수 있다.

만약 당신이 이 책에서의 단계를 따르고 필요한 전문가 조언을 구한다면, 당신은 도박 중독을 중점적으로 다룰 수 있는 일을 하는 것이다. 본래, 이것은 의미심장한 것이다. 이제 당신은 시간을 가지고 당신의 성장을 다루는 데 집중을 하는가? 당신은 위기와 그것을 해결하기 위해 당신이 할 수 있었던 것에 직면하는 것으로부터 용기를 낼 수 있다. 이러한 인식은 당신에게 당신이 자신과 가족에 대해 갖고 있는 다른 목적들–대인관계, 교육, 직업, 영적 또는 여가–을 검토하는 데 강점을 주어야 한다. 이러한 것들 가운데 어느 것이 당신에게 우선순위인가? 당신이 추구하기를 원하는 것은 무엇인가? 도박 중독을 직면하는 것은 아마도 당신을 놀라게 한 개인적인 강점을 드러내는 것이다. 당신의 다음 목적을 향하여 이러한 강점의 물결을 타라.

# 부록 A

## ♣ 한국마사회 상담실

- 하는 일 : 도박중독의 심리치료, 가족상담, 병원(외래 및 입원)치료 지원.
- 위 치 : 서울시 용산구 한강로 4가 401-510
- 전 화 : 3781-3535, 080-342-0200

## ♣ 경륜운동본부 경륜건전클리닉

- 하는 일 : 도박중독의 심리치료, 가족상담, 병원(외래 및 입원)치료 지원.
- 위 치 : 서울시 송파구 방이동 88 올림픽공원 내
- 전 화 : 2240-5361

## ♣ 강원랜드지원 한국도박중독센터

- 하는 일 : 도박중독자 및 가족의 상담, 중독정신의학회 소속병원과 연계, 외래집중상담 및 입원치료 지원.

• 위 치 : 강원도 정선군 고한읍 고한 12리 121-14
• 전 화 : 080-7575-545

## ♣ 한국단도박모임(GA)

• 하는 일 : 만성적 도박을 끊고 건강한 성장을 도모하는 익명의 도박중독자들과 그 가족들의 자발적인 정기 모임. 전국 48개 지부모임 운영.
• 위 치 : 서울시 서초구 방배2동 450-24 천일빌딩 502호
• 전 화 : 02-521-2141, 02-522-8483
• 팩 스 : 02-521-2143
• 홈페이지 : www.dandobak.co.kr
• 사무국 e-mail : gakso@yahoo.co.kr / gaksok@nate.com

## ♣ 도박중독자 가족모임 사무국

• 하는 일 : 도박중독자의 가족들이 자발적으로 가족들의 회복과 자립을 위해 노력하는 정기 모임. 전국 47개 모임 운영.
• 위 치 : 서울시 서초구 방배2동 448-5번지 지하1층
• 전 화 : 02-522-8483, 02-3473-0879
• 팩 스 : 02-3474-7739
• 사무국 e-mail : lifelinbe@naver.com

## ♣ 강북삼성병원 도박중독클리닉

• 하는 일 : 도박중독자들에 대한 상담 및 병원치료(외래 및 입원).
• 위 치 : 서울시 종로구 평동 108번지
• 전 화 : 02-2001-2001

### ♣ 국립서울병원 알콜 및 기타 중독 진료

- 하는 일 : 도박중독자들에 대한 상담 및 병원치료(외래 및 입원).
- 위 치 : 서울시 광진구 능동로 51번지
- 전 화 : 02-2001-2001

# 부록 B

## 몇가지 도움 말씀을 드립니다

### ◎ 누가 이기는가 ?

이런 일이 일어났을 때 대부분의 사람들은 자신의 도박을 통제하지 못하고 그로 인해 가족들이 돈 걱정을 하는 것에 대해 죄책감을 느낍니다. 그럼에도 많은 사람들은 자신의 감정을 나타내지 않으며 도박을 그만둘 것을 요구받으면 화를 내곤합니다.

도박꾼들은 아주 공통적으로 잃은 것을 되찾을 때까지 도박을 계속해야 한다고 생각합니다. 도박빚이 커져감에 따라 도박꾼들은 잃은 돈을 되찾고 문제를 바로잡기 위해 놀음할 돈을 더 많이 구할 수 있는 방도를 생각하는 데에 점점 더 많은 시간을 보내기 시작합니다. 많은 사람들은 일상생활에서 다른 일에 대해 명확히 사고할 시간을 갖지 못합니다.

직장에서 이들의 능률은 떨어지게 되고 가정생활에 무관심하게 됩니다. 이들은 죄의식과 고민으로 인해 파트너, 가족 그리고 친구들에게 거짓말을 해서 문제를 숨기려 합니다. 그래서 가족과 친구들과의 관계가 위험한 지경에 이르게 됩니다.

## ◎ 징후 읽기

카지노나 탭(TAB) 그리고 포커머신에서 일주일에 1번 혹은 그 이상 도박을 하며 항상 자신의 제한된 돈과 시간의 범위를 지키기는 매우 어렵습니다.

당신의 가족 중 한 사람이 규칙적으로 도박을 한다면 스스로 예산을 세워 그 돈만을 갖고 나가게 하고 은행카드는 집에 놔두게 하며 또 친구와 같이 가도록 하십시오,

당신과 가까운 사람이 도박으로 인해 상처받게 되는 징후로는 다름과 같은 것들이 있습니다.

- 도박에 더욱 많은 시간과 돈을 쓰며 도박을 덜 즐기게 됩니다.
- 혼자서 도박을 하기를 원하게 됩니다.
- 집과 직장에서 멀어지게 되며 이에 대해 납득할 이유를 대지 못합니다.
- 직업이 있어도 항상 돈이 궁하게 됩니다.
- 친구들이 그가 돈을 빌렸다고 말해주며 여러 곳에서 돈을 빌렸을 수도 있으며 때로는 가족이 옷과 식품을 살 돈이 없고 집세 등을 못 낼 때도 있게 됩니다.
- 자신의 봉급명세서나 지불했어야 되는 세금고지서의 영수증 그리

고 은행 명세서 등을 당신이 보지 못하게 할 때도 있습니다.
• 갑자기 직장을 바꿀 수도 있습니다.

## ◎ 당신이 도움을 줄 수 있도록 도와줍니다.

문제점이 무엇인지 모르겠으면 조용한 때에 당신의 친구, 파트너, 형제자매 또는 자녀와 대화를 하십시오. 이들에게 당신이 보아온 것들을 이야기해 주십시오. 예를 들면 "요즘 무엇을 걱정하는 것 같으며 근처 팝(외국의 경우 가벼운 선술집)에서 너무 많은 시간을 보내는 군요."라고 말해보십시오. 그들에게 "당신 요즘 도박 때문에 문제가 있는 것 같아 걱정입니다."라며 당신이 어떻게 느끼고 있는지 말해 주십시오.

자신의 도벽 때문에 괴로워하고 있는 많은 사람들은 매우 수치심을 느끼기 때문에 이에 대해 솔직하게 말할 수 없을 것입니다. 그래서 그들이 도박문제에 대해 도움을 주는 안내문을 읽게 하는 것이 좋습니다. 이 소책자를 구한 곳에서 '**현명하게 내기를 하십시오. 더 좋은 승부를 선택할 수 있습니다.**'라는 제목의 특별히 도박꾼들을 위한 책자를 찾아보십시오.

당신에게 가까운 사람이 도박에 빠진 사실을 아시게 되면 자신 스스로 도움을 구하라고 긍정적인 권고를 해줌으로써 도움을 줄 수 있습니다–그러나 이러한 말을 너무 자주 하지는 말고, 또 대신해서 카운슬러와 예약을 해주지도 말며 빚을 갚아 주지도 마십시오. 이 모두는 이들 자신이 스스로 해야 합니다.

가족 모두와 공개적으로 대화를 나누어 서로 힘이 될 수 있게 하십시오.

# 게임을 이길 수 있는 가능성에 대한 몇가지 도움말을 드립니다.

## ◎ 자동도박기는 어떻게 작동될까요?

자동도박기는 순전히 기회의 게임을 합니다. 이기고 잃는 것은 전적으로 운에 달려있습니다. 비디오 블랙잭이나 비디로 드로 포커게임과 같이 기술의 요인을 갖고 있는 게임은 여기에 포함되지 않습니다. 이들 게임들도 기회에 의존하지만 좋은 게임전략이 있으면 이길 수 있는 기회를 높일 수 있습니다.

뉴사우스웨일즈 정부는 모든 자동도박기의 운영프로그램들이 엄격한 기술 기준에 부합하도록 점검하고 있습니다. 도박기계를 조작하거나 사전승인 없이 게임기기의 운영방식을 변경하는 것은 불법입니다.

기회에 의한 게임에서는 승패에 영향을 줄 수 있는 게임방식이나 유형이 존재하지 않습니다. 현대의 자동도박기는 기계를 통제하고 운영하는 임의 번호생성기라는 컴퓨터 프로그램을 갖고 있습니다. 게임을 놀기 위해 단추를 누를 때마다 이 컴퓨터 프로그램에 의해 운영됩니다.

## ◎ 자동도박기의 승률은?

뉴사우스웨일즈 내의 자동도박기는 장기적으로 도박에 건 돈의 적어도 85%를 이용자들에게 반환하도록 프로그램되어 있습니다. 이 비율은 '도박중독자 승률'이라고 불리며 주 정부의 법규로 정해져 있습니다. 실제로 도박중독자 승률은 평균 90% 정도 됩니다.

도박에 건 돈은 명백히 그 돈을 도박기에 투입한 같은 도박중독자에게 되돌아가지는 않습니다. 도박중독자 승률은 장기적인 평균이며 이는 결국 도박기가 거의 항상 이긴다는 것을 의미합니다.

## ◎ 당신이 이길 확률은?

각 릴 위의 정지 위치에 부여된 기호는 도박기에 프로그램됩니다. 예를 들면, 첫째 릴의 2, 18, 23 그리고 33의 위치에 퀸의 기호가 부여됐다면 이 위치는 영구적인 것이며 매 게임마다 변경되지 않습니다. 릴의 다른 위치에는 다른 기호들이 영구히 자리하고 있습니다.

정지 위치의 임의의 선택은 각 릴마다 별도로 그리고 독립적으로 이루어집니다. 5개의 릴과 각 릴마다 35개의 정지위치가 있는 기계에는 대략 정지 조합이 52,000,000개의 경우가 가능합니다.

뉴사우스웨일즈의 대부분의 기계들은 기계식 릴보다는 컴퓨터그래픽을 사용하고 있습니다. 임의위치선정의 원칙은 컴퓨터그래픽을 이용한 기계나 기계식 릴을 장착한 기계 모두에 적용됩니다.

최대의 상금이 걸린 기호는 일반적으로 각 릴의 오직 한 위치에만 부여됩니다. 이 경우 이 다섯 개의 기호가 모두 같은 줄에 위치할 확률은 52,500,000분의 1입니다.

물론 보다 작은 상금을 딸 수 있는 확률 1일치하는 기호들의 수가 그보다 적음은 훨씬 큽니다.

## ◎ 이길 수 있는 확률을 높힐 수 있습니까?

이전에 한 게임들을 포함하여 어떤 외부요인도 자동도박기 게임의 결과에는 전혀 관련이 없습니다.

이는 자동도박기의 움직임을 예측하기가 불가능하다는 것을 의미합니다. 떠오르는 각각의 기호가 임의로 선택되기 때문입니다.

다음과 같은 경우에 아무런 차이가 없습니다.

• 다른 사람이 크게 이긴 기계에서 바로 게임을 하는 경우.
• 오랜 기간동안 큰 돈을 잃지 않은 기계에서 게임을 하는 경우.
• 낮이나 밤, 특정한 시간에 게임을 하는 경우.
• 주중 특정한 날에 게임을 하는 경우.
• 단추를 특정한 방식으로 누르는 경우.

자동도박기에서 상금을 딸 확률은 어느 시기나 항상 똑같습니다.

일단 도박중독자 승률이 자동도박기에 프로그램되면 이것은 오직 허가된 기술자만이 다른 승률로 변경할 수 있습니다. 그 외 다른 사람이 승률을 바꾸거나 기계를 조작하는 것은 불법입니다.

## ◎ 상금은 얼마나 될까요?

뉴사우즈웨일즈에서는 하나의 도박가에서 한 게임에 이길 수 있는 상금은 최대 10,000달러입니다. 몇몇 도박장에서는 도박가들을 서로 연결하여 여기에 베팅된 돈의 일정 비율을 잭펏 '풀'에 들어가게 합니다. 연결된 도박기에 누진된 잭펏상금은 최대 100,000불까지 됩니다.

뉴사우스웨일즈에서 가장 많은 형태의 잭펏은 '임의의 연결' 혹은 '신비의 연결'이라 불리는 것입니다. 연결 제어기에 프로그램된 임의 번호 생성기는 잭펏으로 이길 수 있는 최소 액수와 최대 액수 사이의 상금액을 선택합니다.

잭팟에 연결된 기계에 베팅을 하기 때문에 게시된 상금의 액수는 점점 늘어납니다. 상금액수가 임의번호 생성기에 의해 선택한 액수에 다다르면 잭팟을 터뜨린 도박기에 그 상금이 지불됩니다.

뉴사우스웨일즈에 있는 또 다른 형태의 잭팟은 '표준연결누진시스템' 또는 '연결된 잭팟'이라 불리는 것입니다. '신비의 연결' 잭팟처럼 베팅이 연결된 도박기에 이루어지기 때문에 잭팟에 표시된 상금액수는 증가됩니다. 이 잭팟풀은 미리 결정된 특정한 조합의 기호(그림)를 맞춘 도박기에 지불되는데 이것이 바로 잭팟입니다.

## 당신이 당첨될 확률은 얼마나 될까요?

당첨될 확률은 참가하는 게임에 따라 다르며 그 당첨금도 다릅니다. 풀을 제외하고는 당첨번호와 당첨권은 무작위로 추첨됩니다. 그러므로 당신이 당첨될 확률을 높일 수 있는 게임진략이라는 것은 없습니다.

### ◎ 뉴사우스 웨이즐 로토 – "로토"

뉴사우스 웨일즈 로토에서는 1에서 44까지의 번호가 쓰여진 44개의 볼이 사용됩니다. 이중 8개의 볼이 기계에 의해 무작위로 추첨됩니다. 처음 추첨된 6개의 볼은 당첨번호이며 마지막 2개의 볼은 보조번호입니다. 한 장의 복권에서 적어도 4번의 게임을 해야 합니다. 25센트짜리 단일게임에서 6개의 당첨번호를 모두 선택하여 1부 게임을 이길 수 있는 확률은 7,059,052분의 1입니다.

### ◎ 로토 스트라이크

로토 스트라이크는 뉴사우스 웨일즈 로토를 기본으로 하고 있습니다. 게임 참가자는 1에서 44까지의 번호 중 4개의 번호를 선택합니다. 로토 스트라이크 게임에 참가하는 데는 1불이 소요됩니다. 하지만 같은 추첨에서 적어도 뉴사우스웨일즈 로토 4게임에 참여해야 합니다. 앞의 4개의 번호가 추첨번호와 같은 순서로 얼마나 많이 일치되었는가에 따라 당첨금이 결정됩니다. 4개의 번호가 바른 순서로 일치될 확률은 **3,258,024분**의 1입니다.

### ◎ 파워볼

파워볼에는 1에서 45까지의 번호가 매겨진 45개의 볼을 이용하는데 이중에서 5개의 볼을 무작위로 추첨합니다. 이때 파워볼이라 불리는 6번째의 볼이 1에 45까지의 번호가 써있는 45개의 볼을 담고 있는 다른 기계에서 추첨됩니다. 한 번의 추첨에서 적어도 2게임 이상에 참가해야 합니다. 파워볼의 상금은 보통 뉴사우즈웨일즈 로토보다 크나 파워볼에 당첨되기는 8배나 어렵습니다. 50센트 짜리의 단일게임에서 5개의 당첨번호와 파워볼을 모두 선택할 수 있는 확률은 **54,979,155분의 1**입니다.

### ◎ 오즈 로토

오즈 로토에는 1에서 45번까지 45개의 볼이 있습니다. 그중 8개의 볼이 무작위로 추첨됩니다. 처음 추첨된 6개의 볼은 당첨번호이며 마지막 2개의 번호는 보조번호입니다. 게임당 1불씩이며 1게임 이상 할 수 있습니다. 6개의 당첨번호 모두를 선택하여 1게임인 1부 게임을 이길 확률은 8,145,060분의 1입니다.

### ◎ 풀 – "38풀 중에서 6풀"

38풀 중에서 6풀 게임을 하려면 참가자는 1에서 38번 중 6개의 번호를 선택합니다. 당첨번호는 기계에 의해 무작위로 추첨하는 것이 아니라 영국과 호주간의 축구 경기 결과에 의해 결정됩니다. 6개의 당첨번호와 1개의 보조번호가 있습니다. 풀 게임은 게임당 50퍼센트이며 적어도 한번에 2게임을 해야 합니다. 6개의 당첨번호를 모두 맞힐 확률은 2,760,681분의 1입니다.

### ◎ 즉석 복권 – "인스턴트 스크래치"

인스턴트 스크래치라고도 불리는 즉석식 복권은 복권 위에 있는 숫자나 기호 또는 그림을 찾아내도록 되어 있습니다.

당첨될 실제 확률은 참가한 게임의 종류에 따라 다릅니다. 하지만 예를 들어 2달러 인스턴트 스크래치의 최고 상금에 당첨될 확률은 960,000분의 1입니다.

### ◎ 추첨식 복권 – "럭키 복권"

2달러 잭펏 로터리는 180,000장의 복권이 발행되므로 1장의 복권으로 1등상에 당첨될 확률은 180,000분의 1입니다. 하지만 매 추첨마다 10.000개 이상의 여러 다른 상이 있으므로 어떤 상이든 상에 당첨될 확률은 대략 18분의 1입니다. 이들 상의 가치는 대부분 다음 복권추첨에 참가할 수 있는 무료 복권 등과 같이 매우 작습니다. 잭펏은 특별상으로 평균 매 53번째 복권추첨 때마다 당첨됩니다. 단일 복권으로 잭펏에 당첨될 확률은 9,500,000분의 1입니다.

5달러 잭펏 로터리는 140,000장의 복권이 발행됩니다.

단일 복권으로 1등상에 당첨될 확률은 140,000분의 1이나 일반상에 당첨될 확률은 11분의 1입니다. 잭펏은 41회 복권추첨마다 한번 당첨됩니다. 단일 복권으로 잭펏에 당첨될 확률은 4,500,000분의 1입니다.

### ◎ 케노

케노는 등록된 클럽이나 카지노에서만 할 수 있습니다. 케노에는 1에서부터 80까지 80개의 번호가 있습니다. 엄격한 감시하에 20개의 번호가 무작위로 추첨됩니다. 참가자는 게임 당 1달러에 10개에서 15개까지의 번호를 선택합니다.

만일 당신이 7, 8, 9 또는 10개의 번호를 선택하면 당신이 내기 한 번호 중 일정 부분의 재펏에 할당됩니다. 10개의 번호 게임에서 잭펏을 이길 확률은 8,911,711분의 1입니다.

### ◎ 복권이나 케노에서 당첨될 확률을 높일 수 있습니까?

아니오-왜냐하면 당첨번호가 무작위로 추첨되어 '38풀 중 6풀' 게임을 제외하고 모든 일련의 번호가 똑같은 당첨확률을 지니고 있기 때문입니다. 모든 게임은 공정하게 시행되도록 뉴사우스웨일즈 주 정부에 의해 엄격히 통제되고 있습니다.

도박하기에 '가장 좋은 게임'이란 없습니다. 몇몇 게임은 당첨되기 매우 어려운 매우 큰 상금을 내건 반면 추첨식 복권이나 즉석식 복권은 상금은 작지만 매우 큰 당첨기회를 제공합니다.

# 당신의 승률은 얼마일까요?

카지노 게임은 기회나 기술에 의한 게임으로 빙글빙글 도는 룰렛이나 분배되는 카드 또는 구르는 주사위에 베팅하기를 즐기는 사람들에게는 흥미 있는 오락이 될 수 있습니다. 그러나, 카지노 또한 이윤을 내기위해 존재합니다. 스타시티는 뉴사우스웨일즈에서는 유일하게 합법적인 카지노입니다. 매 게임에는 게임에 건 돈에 대한 전체적인 비율인 하우스 마진이라는 것이 있으며, 이는 일명 하우스라고도 불리는 카지노의 수익금이 됩니다. 하우스 마진이 작을수록 게임하는 사람들에게 돌아가는 돈의 비율은 커집니다. 기술을 요하는 게임에서는 숙련된 도박중독자가 베팅기술을 이용해 하우스 마진을 줄일 수 있는 반면, 기회에만 의존하는 게임에서는 어떠한 베팅시스템으로도 하우스 마진을 변화시킬 수 없습니다. 장기적으로 볼 때 대부분의 도박중독자들은 결과적으로 이길 수 없을 것입니다. 각 게임은 뉴사우스웨일즈 주정부가 승인한 규칙에 따라 실행되어야 합니다.

## ◎ 블랙잭

블랙잭은 기회와 기술 모두 요구되는 카드 게임으로 베팅전략을 이용하여 이길 수 있는 확률을 높일 수 있습니다. 게임 참가자는 딜러에게서 2장의 카드를 받은 뒤 추가의 카드를 받을 수 있으며 카드의 총합산이 딜러의 카드 합산보다 21점에 더 가까우면 이기게 되나, 이때 21점을 넘으면 안 됩니다. 얼굴그림이 있는 카드는 10점. 에이스는 1이나 11점으로 그리고 나머지 카드는 쓰여 있는 숫자대로 1에서 10까지의 점수로 계산됩니다. 블랙잭의 하우스마진은 숙련된 도박군에게는 일반적으로 **5퍼센트** 미만입니다.

## ◎ 카리비안 스터드 포카

이 카드게임은 기회와 기술이 요구되는 게임으로 파이브카드 스터드 포카를 기본으로 하고 있습니다. '엔티' 라고도 불리는 최초 판돈을 건 뒤 참가자는 5장의 카드를 뒷면이 위로 향하게 받고 딜러는 4장은 뒷면이 위로 향하고 1장은 앞면이 위로 향하게 받습니다. 참가자가 딜러를 이길 수 없다고 판단되면 자신의 판돈을 포기합니다. 계속해서 게임을 하려면 참가자는 처음 판돈의 2배를 다음 판돈으로 내걸어야 합니다. 각 참가자와 딜러 중 가장 좋은 카드를 가진 사람이 이기게 됩니다. 또한 잭펏에 내기를 걸 수도 있습니다. 카리비안 스터드 포카의 하우스마진은 잭펏을 위한 공제액을 포함하여 대략 5.5퍼센트입니다.

## ◎ 미니 바카라

미니 바카라는 기회에 의존하는 게임으로 10보다 작은 숫자의 카드는 그 수의 가치를 10보다 작은 숫자의 카드는 그 수의 가치를 그대로 지니며 에이스는 1로 그리고 10카드와 얼굴그림이 있는 카드는 0의 가치가 부여됩니다.

두 장의 카드가 참가자와 뱅커에게 주어지고 이 두 카드의 합산 결과에 따라 세 번째 카드가 주어질 수도 있습니다. 이 카드들의 합산은 첫째 수가 없는 것처럼 계산되는데, 즉 총 15점인 경우는 5점이 됩니다. 카드의 합산 점수가 9에 가까운 사람이 게임의 승자가 됩니다. 참가자는 참가자 또는 뱅커에게 걸 수 있으며 또 양쪽이 동점이 되는 경우에 걸 수도 있습니다. 미니 바카라의 하우스마진은 약 1.2퍼센트입니다.

## ◎ 식보(sic bo)

식보 게임은 3개의 주사위를 던져 참가자가 다양한 수의 조합이나 합산 또는 결과를 예측하는 게임입니다. 하우스마진은 각 게임의 유형마다 달라 **2.8퍼센트**에서 12개 주사위의 큰 수, 작은 수 또는 조합을 맞히는 게임 3개 주사위를 이용한 특정한 게임에 적용되는 **16.2퍼센트**까지입니다.

## ◎ 룰렛

기회에 의한 게임인 호주식 룰렛은 37개의 번호가 있는 데 18개는 빨간색이며 다른 18개는 검은색 그리고 1개의 0의 수입니다. 윌은 한 방향으로 돌며 작은 비금속 볼은 다른 방향으로 돕니다. 게임 참가자는 스트레이트-업(특정한 번호에 가서 멈추는 볼에 베팅하는 게임)에 베팅하거나 여러 조합의 숫자, 빨간색이나 검은색, 홀수나 짝수 또는 낮거나 높은 수 1에서 18사이 또는 19에서 36사이의 수에 베팅하는 게임) 등의 게임을 할 수 있습니다. 하우스 마진은 **2.7퍼센트**로 항상 똑같습니다.

## ◎ 투-업(two-up)

투-업은 기회에 의존하는 게임으로 스피너(동전 던지는 사람)가 링 안에 서서 공중에 2개의 동전을 던집니다. 동전이 둘 다 겉이나 앞면이 보이거나 앞면과 뒷면이 하나씩 보이게 〔오즈〕 떨어질 수 있습니다. 게임참가자들은 둘 다 앞면이나 뒷면으로 떨어진 동전에만 베팅할 수 있습니다.

만일 동전이 오즈(하나는 앞, 하나는 뒤)가 되면 모든 판돈은 동결되고 스피너는 두 동전이 모두 앞면이나 뒷면으로 떨어질 때까지 계속 던져야 합니다. 동전이 계속해서 5번 오즈로 떨어지면 모든 베팅은 지게 되고 하우스가 유리하게 됩니다. 투-업의 하우스 마진은 3.1퍼센트입니다. 스피너의 판돈에 대한 하우스 마진은 **3.4퍼센트**입니다.

## ◎ 빅윌

이 게임도 기회에 의존합니다. 빅윌은 52개의 칸으로 나뉘어져 있는데 각 칸에는 7가지 기호 중 하나의 기호가 그려져 있습니다.

게임참가자들은 기호에 내기를 걸며 윌이 그 기호에 멈추면 이기게 됩니다. 하우스 마진은 모든 기호가 똑같이 7.7퍼센트이며 이를 적게 할 수는 없습니다.

## ◎ 승률을 높일 수 있을까요?

아니오–기회에 의한 게임에서는 안 됩니다. 왜냐하면 동전이나 주사위 그리고 회전 윌에는 기억장치가 없기 때문입니다. 동전이 6번 계속해서 앞면으로 떨어진다 해도 이는 다음 번에 던져지는 동전에 아무런 영향을 주지 못합니다. 기회에 의한 게임에서 하우스 마진은 규칙에 의해 정해집니다.

# 역자약력

## ▲ 김 정 연

- 경북대학교 사회복지학과 졸업
- 경북대학교 사회복지학과 대학원 석사
- 경북대학교 사회복지학과 대학원 박사
- (현) 경북대학교 사회복지학과 외래교수
  경북대학교 사회복지연구소 사회복지실천연구회 중독분과 위원장

## ▲ 최 은 지

- 경북대학교 사회복지학과 졸업
- 경북대학교 사회복지학과 대학원 석사
- 경북대학교 사회복지학과 대학원 박사과정 수료
- (현) 영남권역 해바라기 아동센터 상담원
  영남권역 해바라기 아동센터 중독분과위원

## ▲ 권 신 혜

- 경북대학교 사회복지학과 졸업
- 경북대학교 사회복지학과 대학원 석사
- 경북대학교 사회복지학과 대학원 박사과정 수료
- (현) 경북대학교병원 정신보건사회복지사
  경북대학교병원 중독분과위원

# 도박의 굴레에서 벗어나기


초판인쇄일 2006년 1월 15일
초판발행일 2006년 1월 25일



저 자 Edward J. Federman, Ph. D.
Charles E. Drebing, Ph. D.
Christopher Krebs, M.A.
역 자 경북대학교 사회복지실천연구회 중독분과



펴 낸 이 오 무 근
펴 낸 곳 도서출판 **하나의학사**

출판등록 1988년 4월 1일 제 2-541호
주 소 서울시 종로구 홍파동 13-4
전 화 02) 730-2555, 2556
팩 스 02) 730-2557

정가 18,000원





ISBN 89-87357-99-6-93510


※ 잘못된 책은 구입처에서 교환해 드립니다.